FIXING YO
Feet
Injury Prevention and Treatments for Athletes

護腳聖經

跑者、山友、舞者、健行者、
戰鬥人員、極限運動員
必備的傷害預防與治療大全

U0029331

約翰‧馮霍夫　John Vonhof　著

簡政章　譯

護腳聖經

跑者、山友、舞者、健行者、戰鬥人員、極限運動員
必備的傷害預防與治療大全

FIXING YOUR FEET: Injury Prevention and Treatments for Athletes

作　　者　約翰 馮霍夫 John Vonhof
譯　　者　簡政章
總 編 輯　汪若蘭
執 行 編 輯　陳希林、徐立妍
行 銷 企 畫　高芸珮
內 文 版 型　賴姵伶
封 面 設 計　李東記
發 行 人　王榮文
出 版 發 行　遠流出版事業股份有限公司
地　　址　臺北市南昌路 2 段 81 號 6 樓
客 服 電 話　02-2392-6899
傳　　真　02-2392-6658
郵　　撥　0189456-1
著作權顧問　蕭雄淋律師

2013 年 03 月 01 日　初版一刷
2016 年 04 月 21 日　初版七刷
定價 新台幣 380 元（如有缺頁或破損，請寄回更換）
有著作權 ‧ 侵害必究 Printed in Taiwan
ISBN 978-957-32-7154-3
遠流博識網 http://www.ylib.com E-mail: ylib@ylib.com

FIXING YOUR FEET, 5th EDITION by John Vonhof
Copyright © 2011 by John Vonhof
Chinese (Complex Characters) copyright © 2013
By Yuan-Liou Publishing Co., Ltd.
Published by arrangement with Wilderness Press
All rights reserved.

國家圖書館出版品預行編目 (CIP) 資料

護腳聖經 / 約翰 . 馮霍夫 (John Vonhof) 著；簡政章譯 .
-- 初版 . -- 臺北市：遠流，2013.03
　面；　公分
譯自：Fixing your feet : prevention and treatments for
athletes, 5th ed.
ISBN 978-957-32-7154-3(平裝)

1. 腳 2. 運動傷害
416.619　　　　　　　　　102002379

推薦序

　　身為國內極少數的足踝外科醫師及業餘的鐵人三項運動愛好者，平日臨床工作中也常接觸腳痛的跑者。看到這本《護腳聖經》的出版，我實在只能說一句：「讀它就對了！」。

　　台灣近年來長跑風氣日漸昌盛，許多馬拉松比賽上萬的名額，常在數日內即因為報名人數過多而截止報名，或是報名後「秒殺」的情況也很常見。但是跑步相關足部問題的參考書籍卻很少見。

　　跑者如果因為使用不當或過度訓練等等原因，造成了腳痛，除了求助於專業的足踝科醫師，其實很缺乏其他自我瞭解及保養的管道。所幸有識之士將此已經在美國風行十數年的護腳書翻譯出版，應可對廣大的跑步人口有所助益。

　　本書原文名 Fixing Your Feet（直譯的意思是「修理你的腳」）。作者身為資深的超級馬拉松跑者及運動防護員，把他研修的理論及實務經驗，全部鉅細靡遺介紹在這本書中。雖然這本書的原意，主要是為了指導耐力性運動員的腳部防護保養，但其中關於足部常見疾病的基本診斷治療、鞋具選擇、一般腳部保養等等資訊，也可供大眾閱讀參考之用。

　　個人從事足踝疾病的研究及臨床工作多年以來，發現國人普遍有兩大健康問題：第一是醫學知識不足，民眾常會道聽途說，聽信一些完全沒有科學根據的說法，有時還會造成自身健康的危害。第二則是運動實行不夠，大家明明知道運動的好處，但真正身體力行的人卻也不多。

　　因此，期待這本書的出版可以增加民眾對運動的認知，減少上述國人的兩大健康問題。在此，本人鄭重推薦《護腳聖經》為值得一讀的足部健康參考書。

朱家宏醫師
台灣足踝外科常務理事
行健骨科診所院長
人氣部落格 眼鏡小醫的腳丫故事館版主
2013.2.2

推薦序

2005 年，我首次參加台北大學 100 公里超馬賽，勉強於時限內完成。

跑過終點時，迫不及待的，我脫下鞋子檢視腳底，心底卻害怕出現太意外的情況。如果雙腳就此完結了，那該怎麼辦？如果再也無法跟跑友一起玩賽，那又該怎麼辦呢？解開鞋帶的那一刻，發現腳踝水腫，又見到腳上有鞋帶及鞋舌的深深印痕，就如同在賽事後半場的艱辛深刻；腳尖、足跟外緣、腳底都起水泡了。總算是傷皮不傷骨，真慶幸！

之後整整兩日，我都無法正常行走，尤其是上下樓梯時。後來從台北搭機返回東部的家，也因為邊走邊拐，撐著扶手緩慢移步，竟然引來地勤人員關切問候：「先生，要不要坐輪椅？」

天啊，不是跑馬的「勇腳」嗎，何故至此慘狀？真是深刻的經歷。然後嘗試了許多方法想要解決足部的問題，不過當時也只是知其然而不知其所以然。

目前國內關於路跑等運動相關的著作，內容重點大都放在訓練項目之上，甚少有針對運動生理、解剖，或運動傷害的預防、治療，作全面性的介紹。跑者為追求成績，往往會以「非人體工學」的方式使力，常需做出數倍於生理極限的衝擊力，而造成韌帶或關節受傷。一旦跑出問題，輕者以口耳相傳的各家偏方解決，重者只有求醫一途；然後，訓練——受傷——療傷、訓練——受傷——療傷……如此循環不已。結果，路跑比賽本來的目的是為了追求健康，為了紓壓，到頭來卻使得比賽籠罩於運動傷害的陰影之下。

你正在翻閱的這本《護腳聖經》整體內容實用，從了解自己的腳、選擇鞋子開始，接著涵蓋解剖、生理、預防醫學，以及治療等等項目，也幾乎介紹了現有大部分的極限運動觀念，並由極限運動員現身說法。書中也釐清了許多爭議性議題，例如，平衡的姿態、赤腳的優劣等，書中都有翔實的解說與建議，提供讀者依照自我狀況取捨。

個人很樂意推薦本書，希望對跑友有所助益。祝大家路跑愉快！

吳宏達　臺灣路跑馬拉松協會理事長
2013.2.3

致中文版讀者

你好！我很榮幸，能夠在此向各位讀者表達我的敬意。

我們人生下來就是要活動的。雙腳帶著我們前進，也是我們行動的主要工具。雙腳可以支援我們，也可以害我們動彈不得。雙腳帶著我們去上班，帶著我們回家，帶我們探索令人興奮的新環境。不管你住在哪裡，不管你是哪個行業的人，都必須靠著雙腳來前進。

雙腳健康的話，我們的人生就是彩色的，可以在一大早起來，穿上鞋襪或拖鞋之後，迎接美好的事物：行走或奔跑，參與各種活動；雖然這些活動都需要用到腳，但雙腳正在順利支持著我們。人生真美好！

雙腳受傷的話，我們的人生就很痛苦，腳下的每一步都感到不舒服，甚至很痛苦。雖然如此，日子還是要過呀，我們只好忍受著痛苦繼續前進。此時人生的各像事物依舊美好——除了我的腳在痛。

很多人並不珍惜雙腳。如果腳的狀況不佳，你在賽道上肯定無法繼續前進，你的職場和休閒生活也會受到負面影響。若要保持雙腳健康，我們就要投入一點心力才行。

《護腳聖經》是為了熱愛運動的人寫的，可是這本書對其他人，也就是所謂的「一般人」也很有用。本書的內容非常豐富，這些資訊可以幫助你好好照顧自己的腳。

書中主要分成三部分。第一個大段落介紹最基本的足部知識與足部用品知識，有了這些知識，你就等於有了一個堅實的「護腳根基」在那裡。這些基本知識看似簡單，卻屢屢被人忽略，這種現象我看多了。本書的第二個部分，則把重點放在「預防」，教導你主動防護的重要性，以期防範未然，免於足部傷害的造成。最後一部分的重點是「治療」，讓你知道可以採用哪些工具、產品以及作為來解決你的足部問題。

本書自從近 20 年前首度出版已來，內容早已經過檢驗與實證，書頁之間真的充滿了前人累積下來的智慧。

不管你有沒有在運動，都需要保持足部的健康，而且你真的有很多辦法可以預防問題發生。其中最重要的，首推「鞋子要合腳」，再來是要穿著高品質的襪子，免得皮膚上的濕氣累積（花在襪子上的錢，一定值得的）。不管是走路、跑步、登山或者做其他項目的運動，你都需要為你健康的雙腳準備一些高品質的足部用品。

　　很多台灣的讀者們居住在人口稠密的區域，這種環境對於足部保養尤其形成極大的挑戰。街道上到處是小轎車、大巴士、腳踏車、摩托車、三輪車及行人。人行道或店門口常有階梯、障礙或凹凸的地面，有時還擠滿了人。天氣也是個問題：高濕、高溫、降雨。我們的雙腳本來就已經很累了，在這些環境因素下還要承受更多的壓力。

　　就算住在鄉下，雙腳也要面對挑戰。石頭路面或登山小徑，街道上有時還有碎石子、坑洞、塵埃與泥土，草地底下可能隱藏著地面的凹陷等等。這些東西，在在威脅著你的腳踝和雙腳。

　　我過去好多年間都在協助運動員護理雙腳，遇見過來自各國各地的運動員，其中亞洲裔的運動員尤其讓我留下深刻的印象，因為他們最積極學習正確的足部護理技術。我相信，當你讀完《護腳聖經》這本書之後，一定會學到需要的知識，足以保護你的雙腳健康。

　　我也對於指壓、針灸、草藥等中醫療法，抱持最高度的敬意。除了本書提到的內容，各位更可以採用中醫療法作為補充，使你的雙腳堅強無比，帶著你走向更遠的境界。

　　還有，大家注意到了嗎？我在這篇中文版序裡面，一直反覆提到「健康」這個詞。我的心願是，願你們能夠有一雙健康的腳，從而提升體內的氣場，讓你迎向新的挑戰，投入新的冒險。

　　謝謝！

約翰‧馮豪夫
John Vonhof

前言

　　不管是參加 5 公里還是 150 公里的賽事，所有的運動員都需要適當的訓練，才能避免受傷。正確的訓練可以讓你體驗戶外活動的美好，讓你體會賽事競爭的刺激；而錯誤的訓練可能引發傷害，讓你不能參賽，害你棄賽。在極端的情況下，要是運動員在野外受傷，後果不堪設想。好的運動員固然必須訓練有素，同時也應該要有心理準備，隨時面對可能遇到的障礙。

　　身為一位耐力賽事運動員，我參加過極限冒險賽和鐵人三項，也深刻瞭解到「準備」和「預防」的重要。記得有一次我參加 24 小時越野賽，沿途要渡過好幾條河，走過高山隘口和狹窄的槽型峽谷，才能抵達終點。幸好，我的腳雖然痠痛，卻沒有大礙。我經過一個檢查站時，有個可憐的參賽者足部出現嚴重水泡，必須就地治療，只好棄賽。我也因此領悟到一件重要的事：雙腳是我身體最要緊的一部份，一定要好好照顧。我們用腳接觸周遭的地面，也用腳往下一個目的地推進。照顧好你的腳，你可以擁有全世界；忽視了你的腳，你的人生會很悲慘。

　　我在極地長征賽（www.racingtheplanet.com）擔任醫療主任時，親眼目睹了足部傷害的可怕。這種超級耐力賽跑對運動員形成極大的挑戰，參賽者必須在 7 天內跨越 150 公里，沿途盡是世上最嚴酷的地形。根據我的調查，運動員在賽事中受傷，八九不離十都是足部出問題，不過受傷的運動員中卻有 1/4 不需要接受治療。怎麼會這樣呢？答案就在訓練跟預防中。大部分的足部傷害是水泡，只要及早發現就可以妥善處理。事實上，我們的醫療團隊花了很多的時間，提醒運動員們要保護雙腳，方法包括塗抹潤滑劑、換襪子、檢查皮膚是否紅腫，並且持續補充水分及營養。然而，水泡或其他輕微的足部傷害如果處理不當，就會有嚴重的後果，例如皮膚感染，甚至可能導致被迫棄賽。

本書內容鉅細靡遺，由相關領域的專家提供最詳盡的資訊，討論足部的相關議題，以及傷害防治的方法。從本書中可以學到足部穿著的基本概念，還有最新的打赤腳跑步與極簡風的鞋子。預防措施則是把焦點放在鞋襪所佔的角色、藥物、腳底貼布以及各種極端氣候對你雙腳的影響。治療建議可以幫助你處理一般常見皮膚、肌肉和韌帶的傷害。本書從頭到尾滿滿都是實用的資訊，若有醫療人員要服務超級耐力賽跑或野外冒險賽時，我時常推薦這本書給他們作為參考。無論你是參賽的選手，或是服務選手的醫療隊員，我建議你隨手帶著一本《護腳聖經》。

極地長征IV「沙漠系列賽」醫療指導醫師
華盛頓大學及西雅圖兒童醫院運動醫學醫師
復健、骨科、及運動醫學
企管碩士
布萊恩 J. 奎巴克醫師

目錄

護腳聖經

簡介

「腳一旦開始痛起來，你是不可能不注意到它的。」
　　── 丹尼絲瓊斯，惡水超馬賽水泡女王

多年來，我在不少人的《護腳聖經》上面簽過名，並寫上：「祝您擁有健康快樂的雙腳。」我長期以來盡力學習腳部保養，動機就是希望能幫助人，我樂於見到選手雙腳無恙，平安通過終點線。

你現在手上拿著最新版的《護腳聖經》，代表你是個很活躍的人，熱愛戶外，喜歡挑戰，常常測試體能極限，而且常常是在不利的條件下活動：在雨中、冒著低溫、下雪，或是在充滿塵沙的環境裡，靠著一雙已經發痛的腳——絕大多數的情況下是已經起了水泡。若要說大部分運動員最怕的運動傷害是什麼，那水泡絕對是首選。

超馬選手馬克・史汪森談到預防水泡時說過：「不要忘了，對你有效的方法對你旁邊的人未必有效，這次對你有效的方法下次未必有效。不過，此時對你有效的方法很可能長期對你有效，還可能幫助到別人。」

這幾句話很有價值，有句俗語說：「適合我的未必適合你。」用在腳部保養，尤其是預防水泡，真的非常貼切。自從我寫了《護腳聖經》第一版後，我一直努力想告訴大家，要怎麼用各種方法和各式產品來預防水泡。

沒錯,水泡是運動員最大的問題,也是運動員最常問到的事。我希望我能夠用一個答案就可以解決你所有水泡的問題,可惜沒那麼簡單。這本書裡有幾百個預防水泡的祕訣以及治療用的產品可供選擇,你要找出其中哪些對你有效,並且自己做好功課,腳部的水泡問題就會迎刃而解。處理其他腳部問題的原則也是一樣的。

《護腳聖經》裡的資訊可以幫你維持健康快樂的雙腳。與其找出一個快速的方法來解決你的問題或傷害,我倒鼓勵你多去瞭解引發問題或傷害的原因,排除了根源之後,問題才能一勞永逸的解決。就先從下個單元「善用《護腳聖經》」開始吧。

在出版界中,書很少能出到第五版,《護腳聖經》可以做到,是因為它能持續提供解答。每一版的前言都提出一個觀點,用來強調一個獨特的重點:

■ 雙腳是我們移動的主要方式,需要關注和準備。 —— **初版,比爾 · 特羅蘭醫師**

■ 只要有妥善的保養,就可以避免大部分的腳部問題。 —— **第二版, 足科醫師大衛 · 漢納弗德**

■ 用心照顧好雙腳,它們就會陪我們接受新的挑戰和探險。 —— **第三版,探險越野賽創辦人丹 · 巴吉爾**

■ 你的雙腳快樂,你也會快樂。你的雙腳痛苦到想放棄,你也會痛苦到想放棄。 —— **第四版,「酷伯」迪米崔 · 庫伯納斯**

■ 我們用腳接觸周遭的地面,也用腳往下一個目的地推進。照顧好你的腳,你可以擁有全世界;忽視了你的腳,你的人生會很悲慘。 —— **第五版,布萊恩 J. 奎巴克醫師**

在第五版中,增添了兩章新的內容。首先,因應鞋子市場的變化,加入了〈赤腳及輕便鞋〉。許多工作人員必須為跑者、健行者、冒險賽選手們或任何有需要的人提供足部護理,〈團隊合作及支援隊伍〉這一章就是為了他們寫的,對於那些努力包紮選手雙腳讓他們可以繼續比賽下去的人,我心裡充滿了敬意。第五版有很多更新及修正,也有新產品和新科技的報導,尤其是與水泡貼布相關的段落。

《護腳聖經》是為你寫的,也是你雙腳的解答,歡迎寫下你雙腳的故事,寄到 john@fixingyourfeet.com,我會很樂意收到你的來信。

足之戀

我有一雙跑者的腳
邊緣有點粗糙
還沒脫落的趾甲也變黑了
鮮豔的顏色，可愛的妝點著我的雙腳。

腳趾是戰士
帶著我的身體去探險
面對艱鉅挑戰，還是勇敢向前
有時候會破皮長繭
仍是頑強的勁旅
勇猛的將石頭踩在腳底。

足弓是靈魂的跳板
撐起我踏出的每一步
緩衝我踩下的每一腳
而且隨時隨地準備好
讓我開心跳躍。

心靈如牧人，催促腳跟往前奔馳
腳跟也欣然回應
一次又一次觸地
將挫折踐踏在底下
使我心滿意足。

我有一雙跑者的腳
邊緣有點粗糙
卻是勇健強壯
而且極度配合
喔，我愛我的腳。

—— 麗莎‧巴特勒　超馬跑者 ——

善用《護腳聖經》

《護腳聖經》出版近 20 年來，我回答過無數關於腳部保養的問題，也在超級馬拉松、多日分站賽、馬拉松、健行賽中，幫幾千位選手們包紮過腳。我學到了一件事：大多數的運動員要等到問題出現，才想到要學習如何照顧雙腳。

雙腳出現問題時，你只能被動回應，努力解決眼前的問題。不過，事先預防雙腳出問題則是主動性質，讓問題還沒出現便得到解決。主動預防是在賽前花時間；而被動回應時，則往往必須在時間、資源受限的條件下面對問題，導致比賽結果受影響。兩種情況相比，我個人比較喜歡事先主動預防。

所以，你現在手裡拿著這本書，可能是你第一次看這本書，或許你看過之前的版本。問題是，你該如何從這本書得到最多的好處？

我建議先看一下目錄、前言以及本書的簡介，大致瞭解一下這本書裡有什麼內容。如果你剛好有某個特定的問題需要解決，就從你最需要的部分開始讀起。如果你是足部保養的新手，可以花點時間看看〈第一篇：腳部基礎篇〉和〈第二篇：鞋子基礎篇〉，因為這兩個部分是全書最精華的原點。接著再看〈第三篇：預防〉，把裡面你覺得重要的地方做記號。如果有空，再回頭詳讀跟你有關的部分，另外水泡貼片那一章倒是可以多花一點時間看。

〈第四篇：治療方法〉裡網羅了不少重要的資訊。要是此刻你的雙腳正好出問題，可以先讀相關的章節，其他的就簡單看一下或是略過。不過一定要仔細研究一下〈水泡〉那一章。如果你對本書裡提到的產品感興趣，可以上網查詢，雖然不是所有的產品都適合你，我敢保證適用的肯定不少。

主動預防水泡的成功故事

　　住在澳洲西北部金伯利地區的跑者奈森・威爾森曾經跑過馬拉松和幾場超馬，最長的距離是 100 公里。為了參加澳洲的 250 公里 7 日分站賽，賽前三個月他買了一本《護腳聖經》，學到了該如何準備這場艱苦的賽事

　　該項賽事共有 185 位選手參加，只有 118 人完賽，而且大部分的選手從第一天開始就遭遇水泡的問題。可是奈森學到了一件最重要的事：該怎麼處理先前比賽中碰過的問題。賽前他就採用適合的貼布，先貼在足部；而整場賽事中，他貼了三次腳。他也帶了 7 雙五趾襪，五指襪外面再套上美麗諾羊毛混紡襪。每天賽前，他先擦上 Hydropel 運動軟膏，然後在運動鞋裡加上具有減震功能的運動／骨科鞋墊來減少衝擊。要過河前，他會先脫下鞋子和襪子，到了河的對岸把腳洗乾淨後，再補擦一次 Hydropel 運動軟膏。每天晚上他都會把鞋子和鞋墊清理乾淨，進入住宿營區後會把腳擦乾，抹上一層碘酒，還有一次更塗上安息香，使腳更乾爽。他注意攝取電解質，以避免手腳腫脹。對他來說，這場賽跑的經驗相當愉快。

　　奈森從一開始就採取主動的預防。相較之下，其他人沒做好防水措施，不知道如何使用必備的腳部保養用品組，賽前也沒有在腳上黏貼膠布，或使用了不適合的膠布，要不然就是沒有調整好雙腳和身體的狀態，無法負荷背包的重量，只能消極的處理問題。

　　奈森認為：「《護腳聖經》告訴我們如何在重要賽事前進行足部保養，對我影響很大。讀完了許多人對於泡腳、去除厚繭、修磨趾甲的經驗談之後，給了我動機，讓我每天照著做。這本書也激勵我加強腳踝和小腿的訓練，來輔助我的雙足。如果少了這一項準備工作，雖然貼紮、擦 Hydropel 運動軟膏、穿五趾襪等等的做法，多少還是有些幫助，但效果應該會大打折扣。很多人跟我談到這場比賽，也說我一定有長水泡，我都笑著回答說：『連一個都沒有。』」

腳部保養懶人包

初版《護腳聖經》是於 1990 年代完成的。這麼多年來，我又學到了很多值得做的事，因此加以整理如下。許多內容都是取材自實地學習和部落格上的個人經驗，這些內容實在是太重要了，所以可能跟本書其他地方有所重複。另外，這裡也包含了一些常見問題的解答，以及我時常聽到的一些意見。你也可以上網查詢 www.fixingyourfeet.com。

5 個護腳小智慧

1. 你自己的腳，只有你能照顧。別想要靠別人幫你照顧腳。

2. 祕訣就是合腳。長度過短或不適合賽事性質的鞋子都會引發腳痛，帶來一大堆問題。

3. 要調適好你的腳，以便配合你從事的運動類型或項目，這樣足部才能忍受比賽的刺激和壓力。賽前訓練時，要穿上你比賽當天要穿的鞋子和襪子，再慢慢把距離增加到跟比賽一樣長。

4. 只要花一點心思保養腳趾甲，就能有效預防水泡和黑趾甲形成。趾甲如果修磨得好，就不會勾到襪子，也比較不會讓腳趾起水泡。

5. 厚繭常常會引發水泡；厚繭上面又硬又厚的死皮，被水氣浸軟後會形成皺摺，引發足部疼痛。

雙腳的黃金準則

　　一位名叫麥可的跑者，用「己所不欲，勿施於腳」來當電子郵件簽名檔。這句話吸引了我的目光。

　　麥可說，跑者的黃金準則就是：「善待你的雙腳，它們也會善待你。尊重、關懷你的雙腳，它們會在艱難時期幫你撐過去。如果你是你雙腳最好的朋友，那麼在你有需要時，它們也會當你最好的朋友。」

　　我很喜歡這種說法。我們太常把「腳」擺在最後一位。沒錯，我們花錢買好的鞋襪，僅此而已，卻時常忽略雙腳真正的需要。我們沒有好好保養趾甲，所以趾甲發黑時我們也不用太驚訝。我們忽視足部的厚繭，所以厚繭底下會起水泡，我們也不用覺得太奇怪。我們沒有處理好雞眼、足癬和腳部常見的其他問題；就算長了水泡，也沒多加思考長水泡的原因或學習預防和治療的方法。

　　我們忘記了黃金準則：「己所不欲，勿施於腳。」事實上，雙腳的保養相當簡單，一天花個幾分鐘就夠了。

基本腳部保養是你的責任

　　你準備要參加一場冒險時，不論是背包登山、50 英里賽跑、背包賽跑、走路旅行還是極限探險賽，你都該為自己的腳負責，而不是我。就算有醫療團隊支援，他們也無法為你的腳負責。這是你自己的工作。關於這點我要再解釋一下：

　　參賽前你要有心理準備，應付雙腳隨時會發生的狀況。你也應該依照比賽的長度、天數和類型，準備適用的腳部保養用品組。有了自己的腳部保養組，意味著你知道如何在開跑前就先貼腳來預防紅腫及水泡，懂得治療水泡，知道如何包紮，也知道怎麼保養腳趾、處理厚繭以及你雙腳特有的問題。

　　幾年前我在哥斯大黎加擔任一場 7 日分站賽的防護員團隊成員。賽事進行期間，每天晚上前來向護理人員求助的選手都大排長龍。我們三位護理人員忙著為選手包紮腳，雖然帶了很多材料，卻消耗得很快，往往前一天晚上才剛幫某位選手包紮腳，隔天早上在醫護站又要幫他包紮一次，接著當天晚上繼續再來一次。這樣下去的話，包紮材料幾天內就會用完。幸好有些選手自備包紮材料。我必須稱讚他們一下，因為他們幫了我們一個大忙。

　　進入任何賽事之際，你的腳必須是處於「已經準備好」的狀態。我指的是去除厚繭。我知道這些腳底死皮讓你很引以為傲，不過多少去除一點，不要讓它積太厚，否則要不了多久你腳趾底下的厚繭就會演變成問題，腳跟上的厚繭更可能毀掉你的比賽。趾甲需要保養才不會起水泡或變黑，〈腳趾問題〉這個單元還

可以查到更多相關資訊。用你的雙腳多跑幾公里，才能調適好狀況，因應激烈的比賽。每星期只練跑 32 公里，雙腳就無法接受 7 天 240 公里的煎熬。還有，練跑的時候還是要穿品質好的鞋襪，而不是拿已經磨壞的來穿。

以上說了這麼多，重點是什麼？重點就是，**準備是你的工作**。醫護人員沒有義務每天早上、晚上、還有在比賽中每一個醫護站幫你包紮雙腳，尤其是當你的雙腳根本還沒準備好參賽。醫護人員固然可以製造出一些小奇蹟，不過還是需要你的配合。你一邊看著我們工作的時候，就可以一邊學，下次你就會自己包紮了，這樣也等於是幫了我們一個大忙。

美國加州惡水超馬賽的醫療人員莉莎·布莉斯醫師也贊成我的說法：「如果選手們認為有醫療人員在現場幫忙處理水泡，那麼他們就不會花時間跟心思自己去學習，賽前也不會做適當的訓練。」她還說：「我不是不想幫忙處理水泡，而是不希望選手們對預防和治療一無所知。」

自我教育的重要

足科醫師羅伯·康尼奈羅曾在埃及的撒哈拉七日賽事中幫忙選手護理腳部。他說：「我當然願意每天去選手們的帳篷幫他們預防傷害，但重點是教導選手們自己學會貼腳，並且自行護理一些小問題。」

自我教育必須注意許多小地方，一方面要讓雙腳保持在最佳狀態去參賽，也要注意你鞋子的裡面，沒錯，是裡面。一般市售的鞋子或靴子只有搭配標準的鞋墊，有些鞋墊可能不錯，有的鞋墊只是很普通又沒有支撐力的厚紙板。把鞋墊拿出來，看看是否值得使用，不行就扔。接著再檢查鞋子有沒有不良的接縫或縫線，而且要瞭解你的腳型，找出最適合你的鞋。也要瞭解鞋子合腳的必要條件。

找出最適合你雙腳的鞋襪組合。探險越野賽媒體總監高登·萊特說過：「以我七年的極限冒險賽經驗，我只想加上三個字：五趾襪。以前我的腳趾之間很容易長水泡，自從改穿五指襪後，真的跑了很多很多英里都沒起過水泡了。」

對於可以減少摩擦的足粉及潤滑劑，你也要知道你的皮膚會不會有反應。學會採用五種不同的產品來貼腳和包紮水泡的五種方法，學習修剪趾甲的方法，學習怎麼強化雙腳和腳踝，學習「本體感覺」和「嵌甲（趾甲內嵌）」這兩個詞的意思，以及它們對你的雙腳有什麼影響。

你的腳準備好了嗎？

賽前我常跟選手聊天，其中有些人看起來已經準備妥當，他們瞭解水泡問題，也知道該穿哪種襪子。這些人要不是腳部曾經出過問題，就是想多瞭解一點。也有些選手看來蠻不在乎，沒什麼準備的樣子。

我通常會問他們：「你的腳準備好了嗎？」然後把下面列出的祕訣提供給他們。這些小撇步非常適合馬拉松賽的選手。這些祕訣有很神奇嗎？也沒有。只不過很多人，甚至是選手，也常忘記這些可以讓他們比賽經驗更美好的常識祕訣。

準備好雙腳參加比賽

比賽前

■ 趾甲太長會勾到襪子，修短一點。

■ 把趾甲磨到平滑。

■ 用修足機修平厚繭。

■ 把鞋子裡的雜質清除乾淨。

■ 檢查鞋帶，如果有磨損則需要更換。

比賽當天早上

■ 塗上一層你習慣的潤滑劑或乾粉。

■ 穿好襪子後要把皺褶撫平。

■ 鞋帶不要綁得太緊。

比賽過程中

■ 如果感覺有紅腫，可以黏貼貼片或貼布，並塗上一點潤滑劑，甚至有需要的話，可以在襪子和鞋子中間放一個能量膠護墊。

■ 如果腳背會痛，鞋帶就放鬆一點。

比賽後

■ 如果長出水泡，每天用溫水加瀉鹽泡腳三次。

■ 除非水泡長在壓力點上，否則不要戳破。

■ 把水泡邊緣多餘的皮膚修剪掉。

■ 雙腳腫脹的話,可以抬高冰敷。

鞋子先試穿再調整

有位鐵人三項運動員最近跟我說:「我的左腳背還在瘀血,原因是賽事時鞋帶出問題,這下學到了教訓:鞋帶不要綁的剛剛好,要綁鬆一點。」

她的意思是,她把鞋帶塞到鞋子裡,然後沒有調整好就開始跑步,這是很容易很常犯的錯誤。換鞋子的時候,你得先試試,然後調整一下,也要注意鞋子的其他部位可能發生類似的問題。

關於鞋子,以下有幾項禁忌:

■ 還沒試穿過的新鞋,直接穿出去散步、跑步或爬山。建議先穿上新鞋,然後在家裡活動幾個小時當作測試,因為鞋子常有不合腳、粗糙的鞋內接縫或是足弓不合等問題

■ 穿全新的襪子參加比賽。襪子的厚薄不一,跟鞋子的配合度也不同,所以建議在賽前,襪子應該和鞋子先配合過。

■ 更換鞋墊時,沒有比較過新舊鞋墊厚度的差別。鞋墊的厚度會改變鞋子內部容納腳的空間。

鍥而不捨找好鞋

運動員瑪姬怎麼樣就是找不到合她腳的鞋子。她寫道:「運動的各面向都需要找出『最適合我個人的作法』,不過最令我感到挫折的就是,我一直找不到適合的鞋子。有時候會找到不錯的鞋襪產品,搭配之後參賽,效果也很好。只不過,同樣的鞋襪搭配,在下一次的賽事中又變得沒用了。」

許多人都有相同的問題。如果你從來沒有遇過腳部問題,歡迎寫信給我,你可能天生雙腳基因優良,也有可能是習慣長跑,雙腳調適得很好。很多人像瑪姬那樣,已經窮盡一切方法還是不行。我很喜歡和這樣的人閒聊,他們有決心想找出可行之道而且絕不放棄。

許多人都在尋找最適合、最佳的鞋襪組合。他們熱愛運動,熱愛戶外活動、

跑步、爬山或健行，這是他們生活的一部分，他們只希望可以用快樂的腳來從事運動。也許你跟瑪姬一樣，在找鞋的過程中屢受挫折。我建議你，不要放棄，一定有解決的方法，一定找得到合腳的鞋子，只要研究一下，就可以學到很多關於合腳、襪子、鞋墊、矯正墊、綁鞋帶技巧、足跟穩定架、前掌寬度、外旋、內旋、鞋楦、窄的腳、寬的腳、摩頓趾、拇趾外翻等等的知識。多讀讀雜誌上對鞋子的評價，上網搜尋各種鞋款，在關鍵字裡加上「分析」兩個字。也可以問鞋店店員問題，或試穿不同廠牌的各種鞋子。只要讓你感覺不舒適的鞋子就不要買，不要勉強湊合，因為你的腳值得穿最好的鞋。

預防水泡

我花了一段時間才明白，今天預防水泡最適合的方法，明天可能就沒用了。曾有位登山客宣稱自己知道預防水泡的秘密：「預防水泡最好的方法就是先穿襯襪，再穿襪子，沒有什麼方法比這個更好用。」我回信給他：「所有人都適用的『預防水泡最佳方法』，其實並不存在。多年來我包紮過幾千隻腳，什麼都看過，什麼都聽過，我覺得每個人都可以找到最適合自己的方法，可能是使用乾粉、潤滑劑、襯襪、雙層襪、五趾襪、賽前貼腳、強化皮膚、保持皮膚柔嫩細緻等等，也可能是好幾種方法搭配使用。但你一定要知道，今天最適合預防水泡的方法，明天很可能就會失效。重要的是，要知道還有哪些其他的選擇方案可用。」

不少人要等到吃了虧以後才學到教訓：他們喜歡留著厚繭不修掉，結果厚繭底下長了深層水泡；他們沒穿最合腳的襪子，又不修剪趾甲，導致趾尖起水泡。到頭來他們才瞭解，原來昨天可以解決問題的方法，今天卻導致水泡產生。這種情況可能發生在任何人身上，而且還時常發生。

你比任何人更瞭解自己的腳，所以你要多做嘗試，找出最適合你自己的方式。

讓腳透透氣

你的腳舒服嗎？它們有像你身體其他部位一樣得到放鬆嗎？大多數人下班回家，立刻就會換上舒服、柔軟又寬鬆的衣服。

那你的腳都穿什麼？是舒適的鞋襪嗎？你穿夾腳拖、涼鞋或者打赤腳？什麼才是正確的選擇呢？

你的身體需要舒適的衣服，雙腳也一樣。一整天都穿著襪子、鞋子、尼龍

襪和高跟鞋之後，也該讓雙腳休息一下，讓它們透透氣，呼吸一下新鮮空氣。動動腳趾頭，按摩一下雙腳。根據美國足科醫學會的說法，雙腳大約有二十五萬個汗腺，每天排出約半公升汗水。你的腳需要有自己的空間，也需要每天至少出來透氣一次。體貼一下雙腳，讓它們出來透透氣。

尺寸很重要

　　常聽人說：「尺寸很重要。」這句話也適用在鞋子上。很多人在買鞋子或靴子的時候，常會跟店員說：「我穿九號半的鞋。」這句話可能正確，也可能是錯的。雙腳的尺寸會隨著年齡改變，一般來說會漸漸變大。年紀越大，腳底的脂肪墊也越薄，加上拇趾外翻及腳皮增厚等因素，在在影響鞋子的合適度。你以前穿九號半的鞋，現在可能得換成九號或十號。

　　每次買鞋最好都量一下腳的尺寸，以此決定自己該穿幾號鞋。可以請店家用量腳器替你量腳，左右兩腳都要量（很多人兩腳的尺寸不同，要以較大的尺寸為準），而且坐著、站著都要量（可是站著量出來的尺寸比較重要）。

　　用上述方法量腳之後，可找出最正確的尺寸。但是要記得，量好腳之後試穿鞋子，還是可能覺得不太對勁，因為不同鞋款的構造不同，不同公司生產的鞋大小也有差。穿上鞋子後，腳一定要感到舒適，否則就換大半號或小半號，看看有沒有好一點。

有哪裡不一樣？

　　我們就從一位跑者的故事作為開頭：「除了四年前遇過一次小問題之外，我以前從來沒起過水泡。上周末我參加阿肯色州旅行者160公里賽，才開跑25公里，兩邊腳跟邊緣就開始紅腫，我立刻拿出封箱膠帶貼腳跟，不過到了52公里處，水泡還是出現了，接著前掌腳底也紅腫起來。我重新貼上膠帶，也用了水泡貼，完全沒用。到達57公里時，不只右腳跟的水泡破了，前掌腳底原本紅腫的地方也出現了硬幣大小的水泡。我重新上膠帶，繼續跑。右腳側邊在92公里處開始出血，我又換了一次膠帶。回救護站的時候，右腳腳底的水泡破了，每走一步都在喊痛，到這裡我已經受夠了，終於撐到107公里，在此宣告棄賽。我的裝備，跟先前的三十場賽事完全一樣啊：鞋子、襪子、潤滑劑都沒變，也從來沒遇到過問題。這次到底為什麼？」

　　水泡令人相當不解。它可以在不同的時間，因為不同的原因，出現在腳的

不同部位。有位朋友說他很努力去除厚繭，很長一段時間都沒出事，後來有一次跑超馬的時候，雙腳卻出了很多問題，之後又得來找我幫忙。

對於以上兩個案例，我提出的問題只有一個：「有哪裡不一樣？」答案有時簡單，有時卻很複雜。有人說他們是首度長水泡，或是水泡長在新的地方，還有人說是他們的腳趾出了狀況。也有人說，自己努力去除厚繭，但雙腳的情況就是這麼糟，也不知為何。還有人提到厚繭深層長了水泡，或腳趾起了嚴重的水泡。

雖然狀況有千百種，但是問題始終只有一個：「有哪裡不一樣？」從另一個角度來看的話，問題變成：「有哪裡感覺不一樣？」即使鞋子、襪子和潤滑劑跟之前都一樣，其他因素可能變了。或許水分、溫度、濕度不一樣，也可能是你的練習不一樣（比賽前沒有跑夠長的距離）。

跑道的因素也要考慮，包含坡道、灰塵和砂礫、石頭、泥巴還有水。也許你在擦拭身體的時候，水沿著腿往下流，加上你沒穿綁腿，灰塵和砂礫經由鞋子表層的網布進入鞋內，引發紅腫。鞋墊老舊也是個可能性（鞋墊表布起了皺褶，或是鞋墊有粗糙的邊緣外露，都要更換）。其他引起水泡的因素還有足跟穩定架太硬、足跟穩定架布料破損或是與鞋墊的連接不夠緊密。甚至連鞋帶綁多緊，也會影響到腳跟的位置及腳跟上下移動的幅度。襪子也有可能引發水泡：襪子皺成一團、換了新襪子、穿了不會吸濕排汗的襪子（這樣更糟）或從來沒換過襪子。紅腫出現後多久才處理、紅腫和水泡有沒有貼好，也都可能是重要的因素。足部的某些部位在健行的時候比跑步的時候容易起水泡，這點不可不知。有時塗在腳上的潤滑劑脫落了而沒有再補擦，或是潤滑劑軟化了你的皮膚，都會導致水泡。也有可能是你沒有修剪趾甲，趾甲勾到襪子才讓腳趾起水泡，要不然就是鞋頭太短或是鞋頭空間不足，擠壓到腳趾。你的腳在潮濕環境中過久，皮膚潮濕後很容易引起水泡。更有甚者，你的腳踝可能變換了角度，因此改變了步伐，因而對從來沒發生過問題的區域施加壓力，引發水泡。因素實在是寫不完的。不管是哪個環節改變了，都必須由你自己辨識出「不一樣的地方在哪裡」，也許是單一因素，也許是很複雜的原因，甚至是多個因素共同造成的。

很多運動員保持良好狀態多年，也沒遇過水泡，卻在某次比賽中敗給雙腳，只能自認倒楣。每場比賽都不一樣，參加過一場又一場的比賽，腿、胃、心靈或腳全都沒出過問題的人可說沒有。所以，如果你的腳一直很好很健康，忽然卻有了水泡和其他問題，你就應該自問：「有哪裡不一樣？」

修剪趾甲

剪趾甲會有多困難？我想對很多人來說，這是一件大工程，而且他們從來都不做。我包紮腳多年下來觀察到，趾甲過長，是導致趾甲水泡以及黑趾甲的頭號元凶。襪子會勾到太長或邊緣不平整的趾甲，對趾甲床施加壓力，導致趾甲下方或腳趾尖端起水泡，趾甲往趾緣內推擠會造成趾甲疼痛。趾甲太長也容易受到鞋頭太短或太低的壓力。

那有什麼祕訣可以讓趾甲不作怪呢？趾甲應該修剪成一條直線，絕對不要把兩邊角落修圓，在拇趾外側角落留下一點點趾甲可以避免嵌甲。剪好趾甲後，用趾甲銼刀由上往腳趾前方拉，磨掉所有的粗糙邊緣。將你的手指放在腳趾的皮膚上，往上移動時如果感覺不平整，趾甲就得再磨得更平或剪得更短。你可以在藥妝店買到一種很便宜、用個幾次就丟掉的銼刀，叫做摩砂棒。如果願意花一點錢買一把金屬銼刀的話，更好也更耐用。市面上有一般的趾甲刀、趾甲剪，也有專為厚趾甲設計的剪刀，都可以用來修剪趾甲。如果你在附近的藥妝店或商店找不到適合的，www.footsmart.com 網站上有很多可供選擇。花點心思修剪趾甲，不只能有效預防腳趾水泡和黑趾甲，也能讓你的襪子穿得更久。

小腳趾三角地帶

我們每個人都有兩隻小腳趾。這兩隻小東西所帶來的問題，多到讓我驚訝。你或許會問：「他們能帶來什麼問題？」其實問題大多出在小腳趾的那塊三角型皮膚上。

觀察一下你的小腳趾，它們可能又圓又軟，要不然就是呈現出一般常見的三角形狀，三角形底部的皮膚又硬又厚，小腳趾底部的皮膚形成了三角形的尖端。問題就出在這裡，大多數人的小腳趾底部是又硬又厚的皮膚，會跟鞋頭產生摩擦力，在這股壓力下，皮膚底下很容易形成水泡。這塊硬皮又常常會疊在隔壁的腳趾下，又是另一股壓力。腳的外側，也就是小腳趾附近的區域，通常比鞋子內側來得濕潤，皮膚可能會泡軟，這塊皮膚一旦軟化，底下就很容易起水泡，或者更糟的情況是，皮膚整個剝離，繼而引發嚴重的皮膚問題。

小腳趾太小了，很難包紮妥當，透氣膠布（如 Micropore）和肌肉運動醫療用膠布（如肌內效）都算是不錯的選擇。依我看，最好的方法是減少硬厚的死皮。五趾襪蠻有用的，好的鞋子當然也很重要，最好是鞋頭有足夠的空間，讓腳趾頭可以扭動。小腳趾一旦長水泡，就用 2ndSkin 這種皮膚保護膜處理，但要修剪大小，以配合水泡，太大塊會變得很厚重，也會磨到旁邊的腳趾。

賽跑或爬山的過程中，要特別注意你的小腳趾，這一小塊潛藏很多麻煩的皮膚值得你特別的照顧。

給雙腳一些時間

多年來我見過很多人跑完馬拉松和超級馬拉松，大部分的選手表現很好，而且遭受的痛苦也只是一般的水泡、趾甲問題以及比較罕見的腳踝扭傷。可是也有些人跑完比賽後幾乎沒辦法走路，不斷抱怨說：「我整隻腳感覺就像是一顆大水泡。」或「我走不動了。」

這些抱怨的運動員通常有一個共同點：過度使用雙腳，超出了可以負荷的程度。最常見的一種情況就是在太短的時間內做太多的運動；另一種就是，他們沒有準備好，因此無法應付狀況。我們所有的人，不管是不是運動員，都可以拿這些經驗作為借鏡。

突然加長運動距離，會過度增加骨骼、肌腱、韌帶及腳部肌肉所承受的壓力。假設你平常每天走 4.8 公里，突然間走了 16 公里，雙腳一定會感覺到又痠又熱又痛。若你突然把日常跑步的距離從 10 公里增加到半馬的距離，結果肯定好不到哪去。跑者必須遵守一個重要法則，就是跑步的距離每星期不得增加超過一成。

健行或跑步時，可能會遇上突如其來的狀況，我們可能會踩空或是滑倒而扭到腳踝。沿著步道健行時，不熟悉的上下坡、樹根和岩石以及崎嶇的地面都會讓我們的腿、腳踝和雙腳痠痛。天氣很熱，我們流的汗比平常多，濕氣會讓腳紅腫起水泡。新襪子如果比平常穿的襪子薄，腳會在鞋子裡滑動，也會起水泡。穿上一雙比平常厚的新襪子，趾甲容易受到鞋頭擠壓而疼痛。

不論要從事什麼運動，我們都需要時間。我們必須花時間準備我的腳，它才有足夠的能力去忍受我們需要它應付的壓力。如果你即將要出發度假或參加馬拉松，不妨用月曆來計算你和雙腳所需要的準備時間，給你的雙腳足夠的時間，它們就會很快樂。

摸一摸你的腳

2004 年這一年裡面，我摸到的「壞腳」創下新紀錄。首先是在美國西部百英里極限耐力賽，然後是智利的阿他馬加寒漠超級馬拉松賽，為期 7 天，跑者要跑 225 公里。

每場比賽中，我都看到很多沒有把趾甲修剪好的選手，必須由我替他們治療。再加上鞋子太短或鞋頭太小，自然而然就引起了趾甲的問題。好幾位選手的趾甲掀起，或是趾甲瘀血，遇到這種情況就需要將趾甲下的壓力釋放出來。

我也發現很多選手有充分準備，找到適合他們雙腳的鞋襪組合，有蠻多人穿著五趾襪，通常用來當襯襪穿，外面再穿一層厚一點的襪子。不少人穿聰明羊毛襪（SmartWool），大部分也都穿兩層。幾位頂尖的選手們沒有遇到腳部的問題，他們說他們非常努力的去除厚繭，這樣對比賽很有幫助。阿他加馬寒漠超級馬拉松賽中獲得第二名的選手說，他花了一年的時間，終於讓腳部皮膚變得很平滑。還有一些選手會事先貼膠布當作預防措施。

其實，醫療防護員能做的有限。如果有選手帶傷參賽，那麼在賽事進行當中，防護員是沒有辦法把他們治療好的。我們沒有辦法現場解決運動員長年忽視的問題。厚繭、不合腳的鞋、運動過度引發的傷害、趾甲過長、過厚的灰趾甲、皮膚龜裂還有很多其他的問題都可以處理，不過還是會留下不同程度的不適，有幾位選手卻以為我們可以奇蹟式的將他們完全治癒。

先知先覺的選手

我很喜歡見到這一類的跑者或選手，通常他們瞭解雙腳需要什麼。腳部很少出問題的選手，大多數有以下幾個特質：

▨ 會在賽前先貼好腳，以預防紅腫及水泡。

▨ 會穿吸濕排汗的襪子。

▨ 會在出問題之前，就先換掉襪子和鞋子。

▨ 瞭解自己的腳部問題，是否有摩頓趾、拇趾外翻、厚繭、趾甲問題或是其他任何異狀。

▨ 會努力清除厚繭，因為他們知道厚繭底下起水泡是最痛苦的。

▨ 會使用乾粉來保持腳部乾爽。

▨ 會用高品質的潤滑劑來避免摩擦。

▨ 瞭解鞋子合腳的重要性。

▨ 會將趾甲磨平。

▨ 會帶著數種不同品牌的膠布和水泡貼片。

後知後覺的選手

　　還有相當多的選手似乎毫不在乎他們的雙腳，這點讓我很氣憤。腳部問題最多的選手，大多有以下幾個特質：

■ 沒有把襪子撫平就把腳往鞋子裡塞。

■ 亂穿襪子，也沒有注意看襪子裡面，是否有會讓腳趾起水泡的接縫。

■ 忽略鞋子的合腳問題。他們買鞋是因為朋友的建議，而不是因為穿起來最舒適。

■ 用 OK 繃護理水泡。

■ 腳弄濕了卻不常換襪子。

■ 不修剪趾甲，自己又在那裡疑惑為什麼趾甲會變黑或起水泡。

■ 練習的距離不夠遠，雙腳無法達到足以應付激烈比賽的強度。

■ 急著通過檢查站，只顧著吃喝，不顧雙腳。

　　正如比爾‧特羅蘭醫師在本書第一版的前言中提到的：「有一件讓我很訝異的事，就是有些個人或團體，常常把大量的金錢、時間和心思花在訓練、器材和旅行上，卻沒做到雙腳的準備工作。結果往往所有的準備工作在幾小時或幾天之內付諸流水，因為主要的交通工具長滿水泡，無法繼續前進。」這番話是1990 年代特羅蘭醫師寫下的，直到今天情況還是這樣。

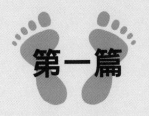

第一篇

腳部基礎篇

1

接受治療

　　本書的資訊與建議，旨在讓運動員解決腳部的問題，不過，書裡提到的祕訣和產品，並不能有效處理所有的腳部問題或傷害。重要的是，還是必須接受專業的醫療。

　　絕對不要忽視任何傷勢。受了傷卻繼續比賽，或是傷後還未復原就又參加比賽，都可能導致傷上加傷。你絕對不希望暫時性的傷害最後變成永久性的殘障。運動員常常喜歡自我診療，而不諮詢專業醫療人員。跑步或健行的途中或結束後，如果腳部問題還是不斷發生，或疼痛無法解決，建議你接受專業醫療人員的照護。

主要的足科專業醫師

骨科醫師是關節、肌肉和骨骼的專家，包括上肢、下肢和脊椎。你應該找專門治療腳部和腳踝的骨科外科醫師，美國骨科外科醫學會和美國足踝骨科醫學會都有轉介醫師的服務。

足科醫師是研究腳部往上到腳踝的足科醫學醫師（DPM），他們專精於治療及手術各種腳部疾病、畸形、意外傷害，以及處理趾甲、皮膚、骨骼、肌腱、糖尿病等相關問題。足科醫師處理這些問題時可以用手術、客製化矯形器（鞋內墊）、物理治療、注射、石膏和足踝支架、處方藥以及含藥性乳霜或藥膏。美國足科醫學會和足科運動醫學會都有轉介醫師的服務。

如果你長期受到足部問題所苦，或者你不確定雙腳想藉由疼痛傳達什麼訊息給你，可以考慮諮詢骨科醫師或足科醫師。仔細觀察你的全身，特別是雙腳，留意什麼情況下會開始疼痛，什麼會加劇或減輕疼痛，然後向專業醫師描述你的問題以及病史，你之前是怎麼處理的，情況有改善還是變得更糟。

骨科醫師和足科醫師兩者之間並沒有太大的差別，都能治療大部分的足部疾患。選擇專業醫療人員的時候，可先詢問一下醫師的專業訓練、經驗以及專科，我會從上述這兩個專科中，優先選擇專精於運動醫學的醫師。另外還有很多其他的專家可以提供協助。

足科專家

足形矯正師主要處理各種鞋子和靴子的構造、製造、合腳以及修改。足形矯正師經過認證通過，能提供處方鞋以及相關設備，他們會評估、修改各種鞋款。通過認證的足形矯正師，會根據製造鞋子用的楦頭找出最適合一個人雙腳的鞋，然後根據這個人的獨特生物力學，以及腳和鞋子的接觸面，來客製所需要的矯形墊，以便增加鞋子的合腳度以及效能。美國義肢裝具學會以及美國足部裝具協會都能提供資訊以及轉介服務。

運動醫學專科醫師的專業是處理運動相關傷害。一般來說，他們是受過運動醫學訓練的內科醫師。治療運動員的下肢傷害時，如果初步治療沒有讓情況改善，他們可能會請患者轉診足科醫師或骨科醫師。他們大多是美國運動醫學學會的會員，可惜這個學會不提供介紹服務。

物理治療師領有專業執照，可以在疾病及傷害癒後，協助回復身體功能，他們大多數與專業醫師合作密切。物理治療師使用各種復健的方法來修復功能和舒緩疼痛，包括按摩、冷熱療法、超聲波及電刺激、伸展和強化運動。美國物理治療學會可為你轉介物理治療師。

運動傷害防護師領有專業執照，可以處理運動相關傷害。他們採用的復健方法跟物理治療類似，不過在治療傷勢的過程中，他們也會特別注意維持心血管的健康。美國國家運動傷害防護師協會有轉介運動傷害防護師的服務。

按摩治療師幫助運動員們減少疼痛跟緊繃，尤其像是肌肉、肌腱、韌帶這一類的軟組織。美國按摩治療協會有轉介按摩治療師的服務。

整脊治療師是負責脊椎矯正術的醫師，專門研究身體的肌肉骨骼結構。骨盆、背部、脖子疼痛及肌肉失調一般都是由他們來治療，有些整脊治療師專門治療運動傷害。美國脊骨神經醫師學會和國際脊椎醫師協會，都提供轉介的服務。

有需要尋求專業醫療協助時，可以請你的運動同好介紹，查電話簿裡的黃頁，或在網路上搜尋。如果可以選擇的話，優先考慮運動醫學專家，會比一般醫師更適合。上述專業組織的連絡資訊，請參考書末的〈醫療專家及鞋類專家〉單元。

2

擁有健康快樂的雙腳

有一位讀者說過：「很多人對於自己的雙腳，感到完全陌生，不知道雙腳的結構和結構運作的原理。對於保養和保護腳的方法也一竅不通。」身為運動員，我們應該把雙腳視為第二生命。雙腳讓我們來去自如，我們常戴上腰包或背起背包就出門跑步，毫無顧慮到雙腳的感受；把它們塞進鞋子或靴子前，也不會花時間多看它們一眼。我們訓練得太急，讓雙腳承受來自崎嶇地面的壓力，讓它們太乾或太濕。然後我們才覺得奇怪說，腳為什麼會痛。

體貼雙腳

本書第四版的前言裡說到一句名言：「本書與你的腳有關。」積極的腳部保養，是擁有健康快樂雙腳的唯一方法。主動掌控所有的小問題，以免問題惡化。這也意味著你應該購買品質優良的鞋襪，主動照護皮膚和腳趾，並依照即將參加的比賽長度，好好調適雙腳，不要讓雙腳超出負荷。有必要時，也該讓腳享受充分休息。要是我們忘記體貼雙腳，很多腳部問題就會隨之而來。

每日必做的功課

每天早上穿上襪子之前，花幾秒鐘的時間，用手撫摸一下雙腳，檢查一下是否有異狀。萬一有的話，查詢本書的目錄然後找出相關的單元。檢查腳部時，要留意以下幾個現象：

- 是否有紅腫？

- 皮膚是否有裂隙或傷口？

- 指甲是否需要修剪？

- 是否出現鱗狀皮？

- 是否會癢？

- 是否有需要留意的舊水泡？

- 是否有疼痛？

- 是否有厚繭要處理？

- 是否看到雞眼或是足底疣？

- 是否有不尋常的地方？

諮詢醫師

　　醫師可以幫你把小問題在變成大毛病之前，先行辨識出來。請醫師幫你檢查，有沒有持續發炎、趾甲內嵌、腫脹、雙腳冰冷、腳麻、灼熱或搔癢感、持續性或異常的疼痛，甚至於皮膚癌等症狀。足部疾患有可能演變為長期的健康問題，讓我們不良於行，或是必須靠人照顧。根據美國腳和踝關節矯形外科醫學會的調查，每年有四百八十萬人次因為腳或腳踝問題就診，其中大多數的病患要是有穿好一點的鞋襪，多照顧雙腳，問題就不會發生了。

夏季腳部基礎保養

　　夏天很好玩，我們可以到戶外探險，也比較常走路、健行、跑步並參加各種運動。不過，很多活動都會增加雙腳的負擔，以下就要討論，我們在夏天該為雙腳做什麼準備工作。

　　很多人夏天喜歡打赤腳，這時要小心皮膚可能磨破或割傷。必要時，可以擦一點抗生素藥膏。打赤腳會使腳底的皮膚硬化形成厚繭，有人認為厚繭具有保護的作用，可以防止水泡形成。但要是水泡在厚繭底下形成，問題就大了。如果你喜歡你的厚繭，至少有點節制，不要讓它堆積太厚，建議可以用各種品牌的磨腳皮機、磨腳石或磨砂棒磨平。

另外要注意腳跟是否有龜裂（裂隙），裂隙可能有好幾層皮膚那麼深。一旦皮膚產生裂隙，必須由裡向外慢慢修復。早晚使用潤膚乳液對保健雙腳有神奇的功效，晚上擦好潤膚乳液或是厚繭去除膏之後，可用塑膠袋或保鮮膜把腳包起來，效果會更好。

維持腳部皮膚的柔軟，對腳趾頭好處不少。很多人腳趾底下長出一層硬皮，尤其是小腳趾，而這一層硬皮很容易形成厚繭，然後生成水泡。定期用挫板和潤膚乳液保養一下腳部皮膚。

趾甲必須剪短磨平，把指甲前端剪齊可以避免嵌甲，然後把趾甲邊緣磨到平順。邊緣粗糙或是太長的趾甲可能勾到襪子，把趾甲往後推入趾甲溝。趾甲太長也會頂到鞋頭內部，受到壓力而造成黑趾甲。要是趾甲鬆脫，務必用 OK 繃包好，防止穿脫襪子時勾到。

夏天時，最適合把全部鞋子拿出來，快速的檢查一遍。鞋面和鞋墊如果有磨損，可能會改變你的步態而引發問題；壓扁的鞋中底吸震力和支撐力都不足。如果鞋子的狀況還不錯，最後再檢查一下鞋墊，已經磨損到一定的程度就得更換。

強健的腳踝可以讓走路、健行還有跑步變得更輕鬆，用平衡板或腳踝運動來強化這些重要的關節。這裡提供一個不錯的腳踝運動，試著用單腳站立，也可以試著站在一顆軟的枕頭上，雙手向外平舉，習慣這個動作後，可以將眼睛閉起來。腳踝運動可以改善平衡感，增強腳踝的力量，還可以提升雙腳在跑步的過程中，對地形變化的反應能力。

冬季腳部基礎保養

冬天時，還是需要做好皮膚和趾甲的保養，也要注意厚繭。冬天時大概少有人打赤腳或穿涼鞋，因此許多人在冬天時比較容易忘記檢查雙腳。另外，要特別注意皮膚乾燥的問題。要穿上好品質的襪子，才可以保持雙腳溫暖，以對抗低溫和冰雪。不過厚襪子更容易讓腳流汗，所以得提防香港腳，使用抗黴菌足粉可以預防這個問題。可以利用冬天整理一下你的襪子櫃，把舊的或磨損的襪子丟掉，鞋子也一樣，換掉舊的鞋墊及鞋帶，有必要的話，也把鞋子丟了。

雙腳老化

隨著年齡的增長，雙腳也跟著改變。紐約蒙特梭利醫療中心骨科外科所屬的腳和踝關節科主任雪莉絲 · 戴爾醫師解釋：「隨著老化而自然發生的現象有

五個：雙腳漸漸變寬、變長，使得腳的尺碼變大。你會失去一些腳底的襯墊，因為脂肪墊分散變薄，腳步的彈力會降低。雙腳也會變得稍微有點僵硬，雙腳和腳踝的關節活動度也會縮小。你的平衡感會稍微出現一些問題。足弓會稍微下降，使得腳看起來好像變得比較扁平。這些變化都是自然的。」

許多醫療文獻都指出，隨著年紀漸長，腳部問題也增加。在這方面，足科醫師保羅‧蘭格的著作《雙腳健康一輩子：熟年的足部照護與鞋具》可以提供很好的參考資料①。保羅說，年紀較大的人最常抱怨趾甲和皮膚的問題、厚繭和雞眼、腫脹、拇趾外翻以及關節炎。

以下就是一些因應腳部老化的祕訣：

▨ 每次買鞋子之前，一定要先測量雙腳的尺寸。

▨ 選擇有額外吸震力和支撐力的鞋子。

▨ 改用加強腳跟吸震以及支撐足弓的鞋墊。Sorbothane 和 Spenco 矽膠鞋墊都是不錯的選擇。

▨ 多留意趾甲。隨著年齡增加，趾甲也會增厚，一定要盡量修剪整齊。

快樂雙腳十步驟

這裡列出我的十個腳部保養祕訣，可保你雙腳健康快樂。每一個祕訣在本書裡都有詳盡的解說：

1. 鞋子一定要合腳。

2. 買高品質的鞋子。

3. 穿著吸濕排汗的襪子。

4. 自我照護雙腳。

5. 處理好趾甲。

6. 強化雙腳和腳踝。

7. 讓雙腳休息。

8. 調適好雙腳再參加比賽。

9. 學習怎麼預防水泡。

10. 攜帶小型的足部護理組。

---

① 原書作者及書名為：Paul Langer，Great Feet for Life: Footcare and Footwear for Healthy Aging。

3

運動項目和雙腳

　　我們需要雙腳的大力配合，才能跑步、健行或參加極限冒險賽。足球、橄欖球等球場運動需要迅速改變方向或突然停止，對雙腳和腳踝施加不少壓力。滑雪或雪地健行時，雙腳套在硬梆梆的靴子裡，痛苦由腳踝來承受。運動或比賽場地的地面可能是泥土、岩石、草皮、柏油、水泥、木質球場、跑道、積雪、結冰等，每種運動都有其困難度。我們在步道或馬路上跑超級馬拉松做為自我挑戰，在極端天候中參加極限冒險賽來測試自己的極限，在雙項或鐵人三項賽中體驗多種運動的樂趣。不管我們從事的是哪一種運動，受到折磨的都是雙腳。

　　一場比賽可能只是短短的 10 公里，也可能是漫長的百英里超馬，途中得經過長距離的上下坡。比賽也可能是短、中程的雙項或鐵人三項賽，要不然就是更長距離的鐵人賽或超級三鐵賽。此外還有更多的極限賽跑運動，如 24 小時賽、48 小時賽、72 小時賽、6 日賽以及一千英里賽等等。跑步的地形可能是車道、跑道、森林防火道、步道、公路或混合賽道。參賽時，有可能你什麼都沒帶，也可能只帶一個水壺，或是一個腰包，還是一個輕背包，裡面裝著備用的襪子、食物和水壺。

　　爬山有可能一天來回，帶個小背包就好；有可能需要過夜，必須帶個中等大小約 18 公斤的背包，也有可能是一趟 10 天的高山脊登山旅程，需要帶的東西可能會重達 30 公斤。一般的背包登山客一天可以走 9 到 16 公里，輕便型的背包登山客可以輕鬆的前進 48 公里，而重視速度的背包登山客能推進 64 公里以上。每次出門的時間長短不一，可能是在你家附近山區過一夜，在沙漠裡過一星期，在山脊上好幾個禮拜，或是在高山步道或太平洋頂峰步道上度過好幾個月。

　　近來很多運動員選擇參加多日的跑步賽事或健行比賽，典型的項目是一個叫做「極地長征賽」的七日分站賽，先後在中國、撒哈拉沙漠、智利等地舉行過(www.racingtheplanet.com)，每一位參賽的選手都得背著自己的食物和裝備，完成 150 英里的賽跑。當然，多日賽的模式還是伴隨著很多腳部的問題。

　　許多極限越野賽名稱雖然不同，但都屬於極限冒險賽的一種。有些比賽是團隊競賽，最多五個人一隊，所有隊員都必須一起跑完全程，而且結合了各種運動項目，像是步道或公路賽跑、騎登山腳踏車、垂降、攀爬、泛舟、划獨木舟、騎馬、游泳、攀爬冰壁之類的，不熟悉的路徑加上地形不斷的改變，使得這些比賽非常具有挑戰性。因為是團隊比賽，所有的隊員都必須配合速度最慢的那一位。羅伯特・奈吉爾是世界最強的極限冒險賽選手之一，他回想起 1996 年參加 ESPN 極限運動競賽的經驗說：「我們這一隊原本遙遙領先，不過我的腳害得全隊速度變慢，勉強前進，中途大約落後了 12 個小時。不過還好最後拿到第三名。」他還記得比賽都過了一年半，ESPN 電視台還在播放他雙腳的影片。有了那一次經驗，他以後從沒忘記努力做好腳部保養，防止類似的災難再次發生。

　　大部分的運動都需要雙腳的配合，運動員們必須讓雙腳保持健康快樂，才能夠從事這些運動。不少運動員仰賴的腳部保養方法，是來自於傳統的做法，雖然這些傳統做法都還不錯，但最好的建議還是來自那些曾經有慘痛經驗的運動員們，他們從腳部問題的預防和治療中，學到了獨特的解決之道。你可以多聽各方的意見，多嘗試一些不同的方法。別怕違背傳統的做法，因為對別人無效的方法，也許對你會有效。

運動的共同點

　　以上討論到的比賽，有哪些共同點？有些運動項目會對雙腳產生很大的衝擊力道，也會對關節施加壓力，造成拉傷肌肉，而且時常是超出可以忍受的極限。在長時間、多日的競賽中，選手們雙腳很容易發生紅腫、起水泡、趾甲問題、踢傷、瘀血、扭傷、拉傷、足跟骨刺、足底筋膜炎以及跟腱炎等等問題。解決了這些常見的足部疾患，這些運動就會變得更有樂趣。

　　跑步的人每跑一步，都讓雙腳承受相當大的重量。登山的人移動速度雖然比較慢，不過他們背著裝滿東西的大小背包，還是會覺得雙腳吃不消。極限冒險賽的選手們在短程的比賽中，快速增加雙腳的壓力；而參加多日賽時，因為得背著必要的設備，雙腳受到更久的折磨。參加極限冒險賽時，選手們每隔一段時間就會碰到水，嚴酷的環境不時的改變，而且沒有時間好好保養雙腳。在這樣的情

況下，比賽的日數越多，我們也就越難想像他們雙腳所遭受的痛苦。

研究顯示，人體在移動時，背負過重的物品（比如沈重的背包），會提高腳部水泡生成的機率。另外，肢體活動的類型也是水泡生成機率的關鍵之一，活動的激烈度和時間增加，摩擦力也隨之增加。跑步、登山的人，還有極限冒險賽選手都脫離不了負重、激烈度高以及時間長的活動，參加比賽時，多數選手都會遇上至少其中的兩個難題。

雖然運動項目不同，但會對人體施加類似的壓力，所以必須針對所有的運動，做好水泡以及其他腳部問題的預防、保養和治療。無論是跑步、雙項或三項全能賽、爬山、背包登山還是極限冒險賽，唯有做好適當的足部照護，才能造就成功的戶外活動。

地形的不同

在跑步、爬山或者玩樂環境中，地形扮演很重要的角色。有人可能認為平滑有彈性的地面最為理想，其實不然。跑步的人大多是在馬路上或是步道上運動，而登山健行的人則大多選擇步道。其實，最理想的地面應該要持續改變對人體所施加的壓力，一方面可以避免傷害，另一方面也可以讓身體更強壯。如果經常改變一下你運動的地面，可以增強肌肉和反射。不要老是選一樣的地面，要混合搭配一下。

我們平常跑步或健行的時候，會碰到上下坡、地面凹陷或地面不平整等狀況，所以要留意自己的步伐和步態，視地面變化做適當的調整。

泥土和步道

對於跑步和爬山來說，泥土和步道算是柔軟的地面。有冒險精神的運動員在步道和防火林道上可以看到前所未見的新景色。有的步道維護良好，有的步道則疏於管理。軟土質的步道吸震力絕佳，很適合在意外傷害復原過程中使用。

不論是跑步還是健行，要注意步道上的危險物品，如石頭、樹根、濕葉子、爛泥巴或其他可能造成危險的東西，這些東西可能讓你扭到腳踝或跌倒。下雨的時候，爛泥巴和草地會變滑，不容易踩穩。步道上如果有草，要提防草底下的地面不平、樹根或是坑洞。步道上的沙土及大小石礫有可能彈起，然後卡在鞋襪裡，這些異物會引起紅腫、水泡，甚至割破皮膚。鞋子外面套上綁腿或鞋套可以解決這個問題。請參閱本書〈綁腿〉的單元。

背著背包在步道上健行時，重心在上半身，一方面要保持平衡，一方面又

得注意石頭、樹根和不平的路面，因此要注意踩穩腳步，以免扭傷腳踝。爬坡時，跟腱和小腿肌肉會拉長，而且骨盆會往前傾。下坡時，腳跟著地的衝擊會增強，而且身體會向後傾。持續的上下坡也可能引發腳趾、趾甲、腳跟的疼痛，或是足底筋膜炎和其他各種問題。

草地

草地算是很溫和的地面，只要多留意不平坦的區域、動物挖過的洞、濕滑的草地和偶爾出現的石頭。要是你容易受到路面衝擊而受傷，草地是很好的選擇。

道路

大部分跑步的人離不開馬路。馬路大多是柏油路面，和水泥地比起來較有彈性。不過，馬路的路面剖面略呈錐狀，也就是中心較高，朝著左右路肩傾斜下去。踩在較高路面的腿會往內傾斜，而位於較低位的腿會向外傾斜，因此使得鞋子和足部的下方都會承受較大的衝擊。花個幾分鐘檢視一下你最喜歡的馬路，研究一下它彎曲的角度，避免在傾斜的路面跑步過久，否則至少要在兩邊的路肩上花一樣多的時間。對於路跑的人來說，最大的危害是車輛，但也應該注意地面有沒有坑洞或人孔蓋。可能的話，選擇路肩較寬的馬路，逆著車流跑步。

水泥地和人行道

水泥地大約比柏油硬十倍，雖然表面通常很平滑，你的骨骼、肌肉和結締組織其實都在受到錘打。在這種地面跑步你的關節會互相撞擊，所以雙腳、腿、和背都會痛。在水泥地上跑步常會引發脛骨疼痛、壓力性骨折，以及骨筋膜室綜合症。在水泥人行道上跑步時，請注意腳步，避開邊緣的圓滑處以及高低差。穿著吸震力佳、有矽膠鞋墊的鞋子，便可以忍受在水泥地上跑步，不過還是儘量避免。

球場

球場的地面一般是柏油或木板。網球場有分室內室外，籃球、壁球與其他室內運動則通常採用木板地板。雖然球場的柏油或木板地板很硬，在這種地面上運動時承受的力道，主要來自於快速、突然的開始或停止動作。吸震力較強的鞋款或是動作控制鞋可以保護你的腳踝（但要看你足部的類型）。鞋子要合腳，加上吸濕排汗的襪子和鞋墊，紅腫和水泡就不易產生。

沙地

在沙地上走路或跑步都很辛苦。雖然沙地很軟，表面卻不平坦，不平的沙子會讓你的腳跟下陷，造成腳踝扭傷。如果是在海灘，靠近海水的沙子因為底下有水分支撐，所以比較硬，比較好跑。

雪和冰

在雪地或冰上跑步很有挑戰性，雪的下面可能是一層冰，除非你的鞋子裝有小耙釘或是特殊抓地裝置，否則抓地力一般會不夠。常見的危險來自於跌倒，滑倒也可能導致肌肉拉傷。

田徑場跑道

我們大多數人都在田徑場的跑道上跑步過，繞著圓圈跑（其實是橢圓形）的確很無聊，一圈又一圈。你可能覺得這種跑步很無趣，不過有時是必要的。跑道可以讓我們準確的計算出跑步的速度，所以我有時候用跑道做速度練習。我第一次參加跑道賽之前，先在附近高中的跑道跑了三個小時，感測一下跑道賽的「重複」特性。

連續跑同一個方向會對靠外側的腿造成壓力，所以偶爾換個方向。泥土跑道上如果有凹痕或不平的表面，可能會讓你跌倒，需要檢查。轉彎時移動到外側會讓壓力減少。

調適體能

調適體能不單指調整身體的狀況，也要根據你從事的運動，將雙足調適到最佳狀態。雙足跟雙腿一樣，都會對訓練產生反應，依序增加跑步或爬山的距離，能讓你的雙足有時間適應多出來的距離所施加的壓力。突然將長度加倍，會引發潛在的問題。如果你準備參加馬拉松、超馬或是多日登山賽，你可以連續訓練好幾天，讓雙足進入最佳狀態。經過調適強化的雙足比較不容易受傷，也比較不會痠痛和疲勞。

個人經驗談

記得 1991 年，我年紀還很輕，剛從澳洲過來美國，腳上還穿著一雙鞋尖有翼狀皮面雕花裝飾的九號皮鞋，乾淨又好看，柔軟的腳趾舒適的包在鞋

子裡面。

多年後的現在，我原本就有點笨重的雙腳，現在連十一號越野慢跑鞋都太小了，更不用說要把雙腳擠回舊的翼狀鞋尖皮鞋裡。我雙腳尺寸改變這麼劇烈，完全是靠調適。

1984 年起，我開始在澳洲參加極限冒險賽，當時穿的是八號鞋，長時間背著背包四處跑步、爬山，我的身體有了改變。這真的就是靠調適而已，原理就像農夫操作了重型機具幾十年，雙手也會變得異常的大。你只要走進美國中西部農業區的酒吧，很容易就可以看到一位矮小的老農夫，以前很合身的牛仔褲已經變得有點鬆垮，拿著啤酒杯的手卻是無比巨大。

所以，如果你想要一雙強健的大腳，那就花些時間在它們上面。雖然這樣常常會讓雙腳很痛，不過情況就是這樣，越痛效果越好。不是要你出去把雙腳弄得全是水泡，而是要你去走很遠的路，你的背包愛裝什麼就裝什麼，裝得越滿越重就越好，然後出去好好的虐待你的下肢。每天都做填字遊戲，你的字彙遲早會變得很強。每天都拿鐵鎚打鐵，你的手遲早會結繭。背著很重的背包爬幾個小時的山，你的腳遲早會變得又巨大又強健。

伊恩　‧　亞當森　極限冒險賽運動員

跑者布里克　‧　羅賓斯在踏上太平洋頂峰健行步道之前，已有豐富的跑步經驗。但不久他便發現，跑步並沒有調適好他的雙足。背上的背包重量對他的雙腳造成額外的壓力，走完 150 公里，他的雙腳已經又痠痛又瘀青。再走了 100 公里，等他抵達艾德懷／松樹灣這個休息點的時候，雙足起了嚴重的水泡，花了很多時間才治好。雖然平常他的雙腳狀況良好，又習慣跑步，卻需要額外的調適才能應付背包的重量。調適雙腳沒有捷徑，只能慢慢增加運動的距離，你的雙腳才能調適好狀態。

戶外健走名將凱倫　‧　波斯基 1998 年走完 3,500 百公里的阿帕拉契步道時，雙足的狀態還不錯。不過，之前一年，她的雙足狀況差到有時在外面走完一天 8 英里之後，腳跟外側就不知道為什麼起了很大的水泡，而且往往是背著背包走不到幾英里，腳底開始起水泡，還是在承受壓力較多的前掌腳底。

她擔心這種狀況會讓她無法走完阿帕拉契步道，為了解決這個問題，她先買了一雙稍大的新靴子，免得雙腳自然腫脹時，靴子會太緊或磨到。接著每個周末她都背著背包爬山，然後週間忙著處理腳上的水泡，到了週末又把這個過程再

重新來過。雙腳開始長繭後,她就在週間晚上慢跑,一方面練身體,一方面強化雙足。

所以,怎樣才能把你的雙足調適到最佳狀態?訓練時就要穿著你比賽要穿的鞋襪。參加多日健行之前,背上你的背包,多做幾趟短程的健行練習。使用搖搖板來強化腳踝,打赤腳走路也可以強化你的雙腳。慢慢加長訓練的距離,直到和即將參加的比賽一樣。解決問題,找出最適合這個活動穿的鞋襪。學學怎麼修剪趾甲,學學怎麼去除厚繭。找出支撐力最好的鞋墊,舒緩足底筋膜炎和腳跟疼痛。強化腳趾和腳踝。

簡單來說,出門參加大比賽前,請先做好功課,你的雙腳會很感謝你。

如果你是為了比賽做訓練,那麼至少有百分之六十的訓練時間,要背著跟比賽時大約相同重量的背包。這種練習可以訓練到你的全身,讓雙腳的肌肉、肌腱和韌帶能適應多出來的重量。訓練時,選擇的地形也必須跟比賽會遇到的相似,包含岩石、沙地、上下坡甚至是腳泡濕的狀態。事先瞭解雙腳會產生什麼反應,你對自己即將遭遇的問題就有心理準備。

最後一點,你的訓練距離必須跟比賽一樣長。每周長跑一兩次,會比短跑五、六次更好。要是訓練不足,多日賽對你雙腳的衝擊一旦累積起來,會讓你每一步都痛不欲生。

生物力學

參加過極限運動的選手們大部分都有過這樣的親身經歷:小問題拖久了,最後就變成一個大問題。一般來說,原因不外乎腳底的水泡影響了步伐,背包的重量影響到平衡和站立,使得肌肉疲勞或無力,引起人體力學上的失衡。

每一位運動員的強項、弱項、彈性、肌力和體型都不同,這些因素都決定了我們走路、跑步和移動的方式。只要加上個腰包或背包,或是一隻手拿手電筒,另一隻手拿水壺,你的人體力學馬上就變了。每一次你的腳著地,都會吸收大約身體 2.5 倍的重量,你每前進一英里,你的左右雙腳就各自捶擊地面約 800 次。

馬瑞娜曾經是「加拿大大自然挑戰賽」醫療團隊當中的一員,她是一位綜合療法醫師。她強調,整條腿和全身必須一起完整運作,不少人是因為腿部及其他部位(像是骨盆、膝蓋和腳踝)的排列出問題,雙足才會起水泡。骨骼錯位對於步伐的每一個階段都會帶來巨大的影響,從著地、推進到離地都是如此,可能會影響到足部,也可能是從足部連帶影響到腿部。瞭解生物工學也可以幫助我們看出其中的前因後果。

骨骼對齊的重要性

大家都知道，腳部的骨骼連接到腳踝的骨骼，腳踝的骨骼連接到小腿的骨骼。沒錯，這些骨骼的關節如果連接正確，我們移動時就不會有任何痛苦，長久下來也可以避免一些退化的問題。所以，全身骨骼的排列，是任何運動成功與否的關鍵。

要讓雙足健康的運作，讓它們帶你度過人生，有件很重要的事就是脊椎。脊椎也是整脊治療師特別注意的部位。脊椎把來自於雙足（以及全身）的感覺和動作訊息傳遞到腦部，只要有任何一塊脊椎骨稍微錯位或是僵住，可能就會影響到雙腳和腦部間的溝通，而發出錯誤的訊號。

雙足的關節，尤其是踝關節裡，有一種叫做本體感受器的神經，在你走路、站立或跑步時，會傳送出地形變化的訊息給腦部，腦部解讀後會微調你身體的每個關節（可能是頭部傾斜或是尾椎內縮），以保持你的身體直立。

整脊治療師有幾種類別，我推薦專門照護運動員、會調整四肢還有脊椎的治療師。整脊治療師有骨科認證，也能為你設計強化和伸展的復健計畫。求診前務必請其他跑步同好介紹，也要確認一下這位治療師適不適合你。

潘・亞當斯　整脊治療師

瞭解生物力學

生物力學研究的是生物的力學原理，尤其是肌肉和地心引力對於骨骼所施的力。足部指的就是腳踝以下的部分，是個非常複雜又令人驚奇的工程奇蹟。每一足都是由 26 根骨頭，以精密的力學結合而成，雙足的骨骼佔全身的骨骼將近 1/4。而每一足有 33 個關節，再加上 20 條肌肉操控腳部的動作，使得雙足非常靈活。肌腱就像橡皮筋一樣，連接著肌肉跟骨骼，當肌肉收縮時，肌腱會拉扯骨骼。每一足有 109 根韌帶，骨骼之間、骨骼和軟骨之間、以及腳部的整個結構都是靠韌帶連繫在一起。神經末梢讓雙足很敏感。你走或跑每一步，你的雙足都得承受你體重兩到三倍的力道，因此雙足很容易受傷。

大腳趾也叫大拇趾，主要功能是協助保持平衡，而其他腳趾的功能比較像是跳板。中間的三根蹠骨提供身體支撐，而外側的兩根蹠骨，每隻腳左右各一根，可以移動，以適應不平的地面。

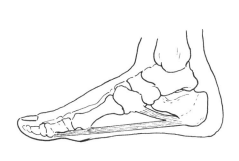

腳部骨骼側面圖

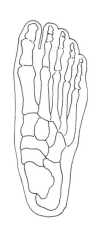

腳部骨骼俯視圖

　　你的雙足各由三個足弓支撐著，前腳掌下方處有一條橫向的橫弓，主要負責承載重量。內側縱弓對應著整個腳背的長度，走路或跑步時會往下壓，提供步伐彈力，當你坐下或躺下時內側縱弓會縮短。外側縱弓在腳的外側。兩腳的縱弓功能都是吸收衝擊以及平衡身體，一般我們把這三個弓合併稱為足弓。

　　我們的腳可以朝四個方向動作：往上叫做背屈，往下叫做蹠屈，往內叫做內翻，而往外叫做外翻。

　　大致瞭解足部的結構後，更重要的事來了：我們必須瞭解，自己對於身體的生物力學會造成什麼影響。在賽事的訓練期間，有時我們要模擬比賽的實際情況，穿上比賽時要穿的鞋襪、衣服，帶著相同重量的腰包和背包，在相同的天氣下做訓練。也許我們沒有意識到，不過這些因素都可以改變我們的步伐，使用到不同的肌肉群，對身體不同部位施力（當然也包含雙足）。

避免生物力學問題

　　身體靠雙腳支撐，雙腳排列不正，腳踝、膝蓋、骨盆及背部也會跟著出問題。足科醫師或是骨科醫師藉由我們站立、走路和跑步的姿勢，可以判斷出是否有機械性錯位，也可以想出矯正的方法。醫師也會檢查一下你的慢跑鞋，分析鞋墊的磨損狀態。

　　足弓的運作就是生物力學原理的一個例子。足弓過低，腳部過度內旋的話，就會形成扁平足，讓腳向內翻轉。而足弓過高時，就會讓腳向外翻轉。這兩種的腳部結構變化都會造成膝蓋、骨盆、背部的疼痛。當一邊的足弓比另外一邊的足

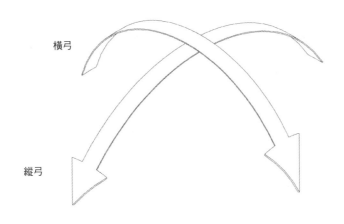

橫弓

縱弓

弓扁平時,腳踝內側會貼近地面,同一邊的骨盆也會往後下方傾斜,造成走路或跑步時長短腳的狀況。骨盆和背部也都會向較短的腳那邊傾斜,而且背部會歪一邊;此時另一條腿變得比較長,開始向外側歪斜,也會對腳踝、膝蓋、骨盆造成額外的壓力,這一邊的肩膀會向較低的骨盆方向傾斜。這些變化都是身體為了調適所做的補償,肌肉、肌腱、韌帶還有關節都伸展到最大限度,身體的排列也因此出了問題。整脊治療師潘・亞當斯已在前頁說明了她對這種情況的看法。

體內的壓力可以引起發炎,通常這就是腳痛的原因。用不平衡或不對稱的雙腳跑步會引起疲勞,疲勞後的痙攣導致腳部形狀的改變,接著,雞眼、厚繭、拇趾外翻、骨刺以及神經瘤都可能因為關節錯位而產生。

對於你的運動傷害,以及為了配合你的跑步風格所需的鞋子和配備,要注意不要妄下定論。若跑步引起疼痛,應該接受足科醫師或骨科醫師的檢查。如果我們腳跟疼痛,卻自行嘗試用腳跟墊來解除痛苦,到頭來說不定發現疼痛的問題根本不在腳跟,反而是足弓,結果可能已經影響到身體排列的生物力學。

如果你一跑步膝蓋就開始痛,很可能你的膝蓋出了問題;如果跑了一段時間膝蓋才開始痛,很可能不是膝蓋的問題,而是生物力學的問題。同理,你或許自認為自己是個里程數很高的跑者,所以要穿加強吸震的鞋子。根據這個自認,你買了吸震鞋以及吸震效果最強的鞋墊,再穿上襯墊很厚的襪子。不過,實際上,你需要穿的可能是穩定鞋款。這就是需要專業醫療人員幫助的地方,他們受過訓練,可以判定生物力學相關問題。

1991 年間,戶外運動健將克雷格・史密斯和他弟弟去爬大陸分水嶺步道,他們計畫走完其中 480 公里就好,也先做好了訓練。一開始兩人各背著將近 26

公斤重的背包。兩天後，才走了 35 公里，克雷格的兩個膝蓋開始劇烈疼痛，痛到最後必須放棄這趟旅行。克雷格用撕破的上衣布條包裹著膝蓋，兩兄弟又花了四天的時間才走完 35 公里的回頭路。經過了好幾星期的調整治療，他才算恢復了行動。克雷格現在絕對不背太重的背包，也會做一些集中強化膝蓋的運動，下坡時也沒忘記用枴杖。他差點就成了膝蓋部位生物力學問題的受害者。

　　要記得，大部分運動員之所以會遭遇足部問題或傷害，都是因為短時間內做太多、做太快。穿著適當的鞋襪，調配好進度，做力量訓練，以及用你參加比賽會用的裝備做訓練，就可以避免生物力學上的問題。

訓練用產品

DYNA-DICS 的材質跟健身球的相同，可以用一般的球針和打氣筒充氣，有十四吋和廿四吋兩種規格。DYNA-DICS 一邊是平的，另一邊有凸起，很適合用來做平衡訓練、腰際、骨盆穩定以及重心轉換運動。有的廠商也供應平衡搖搖板。參見 www.lifestylesport.com

OPTP（整形外科物理治療產品）提供一系列的設備，可供平衡、自覺、按摩及伸展力量等訓練。www.optp.com

登山杖可以吸震，保持膝蓋健康，幫你保持平衡，也讓你舒適地走更遠。不管你是走路、健行、背包登山還是參加冒險越野賽，登山杖有很多的好處。材質是鋁合金或玻璃纖維，很多都有抗震裝置及玻璃纖維把手。北美重要的廠商包含 Black Diamond、Komperdell、Leki、MSR 還有 REI 等，一般稱為登山杖或是健行杖，運動用品店或露營用具店都有賣。有些人習慣拿兩枝，而有些人拿一枝就夠了，可以到附近的戶外用品店找找較輕的類型。

搖搖板可以增強平衡感和力量，保留受損肌肉，增加肌肉記憶，鍛鍊中樞肌肉力量等。Fitter First 公司提供最完整的系列產品，也有訓練表和訓練計畫。www.fitter1.com

體態和健康

　　只要你的體態好，不論你是健行、跑步、爬山、划船還是騎自行車，只要是用到雙腳前進的運動，那麼你因為生物力學問題而受傷的機率，就會比一般人小。不過，要是你因為背著背包的方法不正確導致身體歪向一邊，或者腹肌力量不夠導致身體往前傾，或是手臂太累讓肩膀無力下垂，還是股四頭肌痠痛到抽

筋，都有可能導致你的身體排列「不對齊」，這些生物問題最後慢慢影響到雙腳，由雙腳出面負責代價，此時你的步態跟步伐都會改變，接著導致你的雙腳又出現新的問題。

所以，什麼是步態？我們就引用維基百科的定義：「使用人類肢體達成的運動。」

維基百科還寫道：「走路是最常見的人類步態，特徵是左右下肢交互踏出，可以提供一般日常活動足夠的前進速度，能源效率接近最高。跑步幾乎跟走路相同，唯一的差別在每跑出一步人體會懸空。這是人類主要的高速步態。跑步的節奏較快，每跑一步所經過的距離也較長。跑步耗費的體力比走路多……慢跑也屬於一種跑步的步態，步距較小而且雙腿很少超出身體的中心線。」

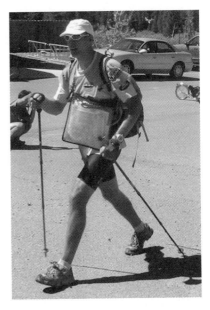

登山杖可用來支撐以及幫助膝蓋

所以，步態的最佳定義就是：你自己獨特的走路或跑步風格。而步態決定了雙足和雙腳不同區域所承受的力道。沒有哪一種步態適合所有的人，不過如果你走路或跑步時感到不適，尤其是背部、骨盆或是膝蓋疼痛，建議你找足科醫師或物理治療師做步態分析。

史蒂芬‧普里布特醫師在他的網站 www.drpribut.com 發表過一篇〈步態生物力學〉的文章，解釋了步態分析是什麼：「步態檢測的過程中，我們仔細觀察『對稱』，找出雙腿長度是否不一致。雙腿長度不一致的指標，包含：手臂擺動的對稱性、頭部不平均擺動、單邊骨盆下傾、步伐不等長等等。另外一些應該注意的地方是腳跟的接觸點、過度跳躍的步態、腳部過度旋前、腳跟過早離地、步態的角度等等。」

不管從事什麼運動，你都應該好好思索，再加上聰明的訓練，以便維持良好的體態。確認一下你的鞋子沒有磨損，不要等到鞋子已經失去支撐力及吸震力，還捨不得換掉。使用優良的鞋墊，不但能增加腳的平衡度，還可以改善腳跟與足弓的支撐力和排列。用特定的運動來強化腳踝和膝蓋，做上肢運動來強化腹部、背部、肩膀等處的肌肉。操練手臂也能幫助你維持平衡，改善體態。學習腳踝扭傷或膝蓋拉傷時如何包紮，用漸進式的方式訓練，距離不要增加得太過突然或太多。以你實際參加比賽用的裝備做訓練，慢慢增加重量，避免一次就背著所有的東西。使用登山杖輔助支撐並幫助膝蓋。瞭解你身體的弱點，找出可以強化這些肌肉和關節的運動。

　　在挑戰極限的過程中，我們每個人都可能碰上生物力學的問題，聰明的訓練加上聰明的賽跑就可以從腳開始保有全身的健康。

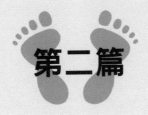

第二篇

鞋子基礎篇

4

神奇的吻合

以下數據取自 www.foot.com 網站：「一般人一生平均走超過 115,000 英里，約等於繞著地球走四圈多一點。另外，一般人都沒穿合腳或是舒適的鞋子。」我同意這個說法。

合腳是關鍵。大家一起張嘴，再跟我說一次：**合腳是關鍵**。沒穿合腳的鞋子或靴子，你的雙腳會遇到很多問題，這些問題還會引發新的問題。如果鞋子太鬆，雙腳會在裡面滑動，產生摩擦。如果你鞋子的某些部位太緊，會過度壓迫雙腳。太鬆或太緊的鞋子，都會改變你腳著地的生物力學，接著影響到步態以及整個步伐和平衡。這樣造成肌腱和韌帶受壓迫。把雙腳和腳趾塞到過緊的鞋子裡，再加上襪子，會讓鞋子變得更緊，血液循環會受阻。最糟糕的是，你會很痛，而且上述這些狀況都會讓你的身體更累。這樣很有趣，對吧？

可惜，這類問題常害了很多運動員棄賽。他們能前進多遠，得看他們的雙腳可以撐多久，不過常常不如他們預期的那麼久，而且可能離終點線或結束的地方還相當遠。有必要這樣嗎？由你來決定。

合腳的第一步就是合適的鞋子加上品質好的鞋墊。不管你的襪子多貴，貼片貼得多好，或是其他條件多配合，如果你的鞋子大小不對，就會出現問題。

作家凱倫・伯格在《背包戶外活動要義》這本書裡對健行靴的合腳，做了精闢的解說①，同樣的道理也適用於所有的運動鞋：「靴子和足部不一定完全契合，這點和婚姻是相同的。如果你觀察別人的腳，一定會看到各式的凸起、腫

---

① 該書原文為 Karen Berger, Advanced Backpacking。

塊、足弓和腳踝骨，而這些東西全部都套進相同的硬皮牢籠裡面。你需要時間來適應，等靴子和雙腳都軟化了，才能進入一種舒適的慣性。」正因為每個人的腳都不一樣，必須靠著許多因素全部到位，合腳問題才能解決。

超馬跑者、內科醫師助理瑞奇・謝克認為，鞋子要合腳的關鍵就在鞋墊：「如果腳和鞋墊不合，鞋子為了配合腳就必須撐大，要不然就是鞋子裡還有多餘的空間，就會造成水泡和其他腳部問題。」他認為，「直鞋楦」、「曲鞋楦」、「半直鞋楦」之類的名詞大家都不太懂，因此需要澄清一下：

> 把鞋墊從鞋子裡拿出來，將腳跟對準鞋墊上腳根的位置，你的腳趾最前端到鞋墊最前端應該要有 2.5 公分到 3.75 公分左右的距離。腳趾或是腳的任何部位都不能超出鞋墊。超出的話，就要判斷是因為鞋墊過窄，或是因為足部太過彎曲而鞋墊太過筆直，還是足部太直而鞋墊太彎？腳和腳跟距離鞋墊的邊緣，不能大於 0.6 公分，否則鞋子就太鬆。檢查一下鞋墊的足弓襯墊是否吻合你的足弓。最後，這些條件都符合之後，就可以試穿鞋子了。此時要注意的問題只剩鞋頭是否太緊、接縫和鞋面會不會磨到腳。

很多製造商會依照特定的活動、運動以及特定類型的腳，提供適用的款式。原因是很多鞋子是為了特定的腳型所製造，而且很多人的腳比較適合穿某些特定鞋款。相關的運動雜誌裡也有產品介紹可供參考。本書附錄裡有鞋子和裝備評比網站的資料。

適合你的鞋子難道就只有一雙嗎？有所謂完美的鞋子嗎？以下是一位登山健行客克里斯多福・偉利特的親身體驗。2003 年他走完太平洋頂峰步道全程賽（全程超過 4,000 公里），邊走邊買鞋，一共換過四雙。他穿的是十五號鞋，步道周邊的戶外用品專賣店都沒這麼大號的鞋子，所以一路上他從不同的地方上網或打電話訂鞋襪，貨就直接送上步道給他。一開始，他是穿一雙 Brooks Adrenaline GTS，很適合南加州炎熱的路程。下一雙亞瑟士 Eagle Trail 對腳底的保護力稍差，不過鞋底紋路設計得還不錯。而 New Balance 806 雖然整體結構不錯，不過鞋底的設計不良，遭他列入永不錄用的黑名單。最後的 1,000 里他是穿著亞瑟士 Gel Trabuco V 走完的，耐用度和鞋底設計都很好。

在這四雙鞋中，有沒有哪一雙鞋全程適用呢？除了 NB 806，其他三雙中應該都全程適用，不過考慮到步道上的天氣和地形多變化，克里斯如果只穿一雙鞋，一定會遇到問題。就算是最完美的鞋還是會有一些小瑕疵，像是透氣性、鞋底紋路設計、吸震力、腳底保護功能等等，而這些特性就決定了鞋子最適用於何種狀況。

買鞋子要小心

　　報紙上和郵件裡，可以看到不少低價的運動用品店和百貨公司的廣告，廣告裡的鞋子品牌大家都沒聽過。雖然很多大的生產商會專門為折價商店生產鞋子，品質或許也不錯，但我可能不會買來當成運動時的裝備。

　　大多數的運動員都很小心，也知道應該到專賣店買慢跑鞋，可是很多人並不是這樣。有些剛開始跑步或健行的人去買鞋時，沒得到專業銷售人員的幫助，沒人提醒他們一些很重要的細節如腳型、鞋頭大小、足弓支撐、腳跟防滑等，更不用說鞋子的種類，像是控制鞋款、吸震鞋等等。更沒有人幫他們找適合比賽的鞋子，也沒人提供鞋子壽命的資訊。

　　消費者把鞋子帶回家，繫上鞋帶就開始跑步。其中一小部分的人一年之後還會繼續跑，大部分人則因為腳傷而停止，或者因為不知道什麼時候該換新鞋，鞋子穿壞了之後把腳弄傷，然後就放棄了。

　　要是你有認識的人準備開始認真的健行或跑步，你不妨花一點時間，跟他們分享一下你買好鞋子的經驗。很多鞋廠出產中低價位的鞋子，我不希望這些次等的鞋子害了有心想出去運動的人。買鞋子要很小心。

買鞋

　　買鞋已經變成一件非常複雜的事。買鞋的人往往必須研讀他們喜歡的跑步、超馬、極限冒險賽、鐵人三項、戶外活動雜誌及網站的最新內容，或是查詢製造商網站上的資料，否則連術語都聽不懂。衝擊係數科技跟我有關嗎？IGS 真的可以引導我的雙腳「從腳跟到腳趾踏出自然舒服的每一步」嗎？就算我知道三角支撐架是什麼，不過跟足弓支撐系統有什麼相似處嗎？

　　拜託，我們又不是要買車，只是想買雙鞋而已。不過，近來挑選鞋子的過程複雜了好幾倍。如果你想找到最好的鞋子，你就要多看資料。上面提到的術語或詞彙很令人困惑，但有些製鞋公司的網站有圖片及淺顯易懂的解說，非常有用，不過有些就一無是處。

　　最重要的是，我們要找的是一雙很合腳的鞋，不會跑幾公里就壞掉，而且穿起來沒有任何不適。買了一雙自己很喜歡的鞋之後，還要擔心它會不會半年後就停產，因為出現了新款式。其實品牌忠誠度是有點道理的，我自己就很忠誠，尤其是找到一雙非常合腳的鞋子時。相信不少人也會跟我一樣。

我們可以說是身在一個買鞋的天堂，隨便一個角落就有賣鞋的店，隨便看本雜誌或上個網站，就有無數的新鞋子新靴子廣告。鞋子都一樣嗎？這裡我必須大聲說：「不一樣！」

我們先看看一般購物中心裡的商店，通常是連鎖的鞋店，店員欠缺任何「鞋子是否合腳」的知識，這些店也常賣一些其他地方很少見的鞋子，舉例來說，New Balance 是一家很棒的製鞋公司，不過這家公司批給連鎖鞋店的鞋款，在慢跑鞋店和慢跑雜誌上都找不到，這些鞋子不太一樣，品質也沒有很好，卻能讓一般逛購物中心的人很滿意。

在慢跑、背包登山、露營這類戶外用品專賣店裡，展售的鞋子品質好又有口碑。這一點很重要，因為在網路上和專業運動雜誌裡，常可見到有關這些鞋子的評比，有了這些背景知識，我們就知道，買到的鞋子是專為我們從事的運動類別所設計製造的，也會很好穿。這些店的銷售人員懂得合腳問題，也可以告訴你鞋子的優缺點。

市面上有慢跑鞋（路跑鞋以及越野慢跑鞋）、休閒鞋、多功能訓練鞋以及其他特定運動用的鞋款。我可以穿慢跑鞋走路，但不能穿休閒鞋去慢跑，大部分的多功能訓練鞋都適合走路或跑步，但是休閒鞋和慢跑鞋就不適合穿去打籃球或參加其他球場運動。我可以穿路跑鞋去跑山間步道，不過抓地力和支撐力可能稍嫌不足。我也可以穿上越野慢跑鞋去路跑，不過會比較笨重、彈性較差。

我穿鞋比較喜歡照著鞋子原本的用途，我有路跑鞋也有越野慢跑鞋，而且我會依照各自的用途做使用。選擇鞋子很重要，買鞋子的時候，最好選擇專為你的運動製造的鞋子，參加比賽時，也要穿專為此項運動設計的鞋子。

我個人買鞋前絕對會先試穿，走來走去，跑一段距離，或是做一下斜板測試。我很喜歡逛附近的慢跑鞋店、健行用品店以及登山或戶外用品店，可是有些連鎖鞋店就讓我避之唯恐不及，因為它們常賣一些我從來沒聽過的鞋款，有時候甚至是有名的大公司生產的。我會收到一些郵購公司的目錄，上面有各式鞋款和相關產品，有時我會上網看購物網站的鞋子，如果我看到我認識的鞋款也知道它和我的腳很合，我可能會郵購或網購，不過我很少這樣做，我還是習慣在店裡買鞋。我重視商店人員的服務，他們幫我合腳，注意我穿新鞋時的步態，檢查我的舊鞋（沒錯，也把舊鞋帶過去），問我新鞋子的預定用途，問我的腳型，問我的受傷史，也可能會問之前穿過什麼鞋款。他們拿鞋子給你看時，會說明鞋子的特色；我試穿鞋子時，他們會檢查鞋頭內的空間（長度和高度）是否足夠，也會要我穿著鞋子試走，甚至要我出去跑步感覺一下。最重要的是，我想要好用的鞋子，越合腳越好，而且適合我要做的運動，而這些都需要一位好店員的幫助。

你喜歡在哪裡買鞋都沒關係，不過請記得，要避免鞋子或靴子產生問題，

最重要的因素之一就是合腳。你家附近的鞋店努力提供高品質的鞋款和服務，這是郵購或網購所缺乏的。你能穿的鞋不只一雙，可能有五、六種款式適合你的腳，鞋店的專家可以建議幾個廠牌和款式，讓你做出最適合的選擇。

認識你的雙腳

如果有了生物力學的基本知識，又瞭解自己的特殊腳型，買鞋時就會做出好的選擇。買鞋子或靴子時，先試穿幾雙不同廠牌的產品，初步篩選哪些穿起來很舒服，哪些穿起來怪怪的。知道哪些產品合你的腳之後，才有辦法下最後的決定。

運動時，運動員會以較有效的生物力學方式進行：腳跟的後側先著地，往內翻轉（旋前）時吸收震動，腳繼續往前時腳板平貼地面，接著翻過前腳掌，然後翻轉向外（旋後）直到離地。腳跟向前翻轉時要是太過偏向內側，就叫做過度內旋。

對於買鞋前的準備，有兩種說法。第一說建議你在走路或跑步時，由你的朋友觀察或錄影你雙腳的運動狀態，分析著地的情形以及你平常的體態。根據這些資料再加上你舊鞋子的磨損狀況，買新鞋子時就可以判斷需不需要配合內旋不足、過度內旋、嚴重過度內旋，還是用一般的穩定型鞋子即可。這些資料可以幫助你做出以下的選擇：內旋不足的腳穿彈性運動鞋，過度內旋的腳穿穩定型運動鞋，嚴重過度內旋的腳穿動作控制運動鞋，穩定型的腳穿一般的運動鞋即可。

另一說則建議，先把跑步和生物力學方面的需求列入考慮。比如說，你最常跑的是哪一種地面，然後再從以下五個選項中選出最適合你的鞋款：動作控制型、穩定型、吸震型、輕量運動鞋、越野慢跑鞋。接下來，確認你的腳是屬於正常足弓、扁平足還是高足弓（參見後頁的說明）。綜合以上資訊後，就可以從對應的類別中選出鞋子。

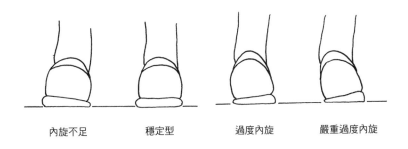

內旋不足　　　穩定型　　　　過度內旋　　嚴重過度內旋

買新鞋的時候順便把舊鞋也帶去，鞋墊的磨損狀態有助於推測出你跑步的方式，藉此選出適合你的鞋子。正常的磨損出現在腳跟外圍以及前腳掌。腳前旋則是在腳跟外圍和鞋子的內側留下磨損，而腳後旋會在腳跟和沿著鞋子邊緣處出現磨損。

瞭解你的腳型，就是跑鞋能否合腳的關鍵。你可以打赤腳把腳沾濕後，走過堅硬的地面，再觀察一下你的腳印。

足弓的三種類型

扁平足的腳印幾乎完全沒有足弓的弧度。這些運動員低頭俯視自己的足部時，會看到雙腳像鴨子腳一樣呈現外八。他們最適合穿半彎楦頭或直型楦頭的鞋子，可以提供穩定性以及動作控制。他們的腳大多過度內旋，通常使用足弓墊會有一定的幫助。

正常足弓的腳印從腳前端到腳跟之間是完整的，足弓部分則是呈現內凹的弧形。這些運動員俯視自己的足部時，會看到腳踝、雙腳與小腿形成一直線。他們適合穿半彎楦頭的鞋子，因為他們的步態通常蠻省力的，一般的吸震型或穩定型鞋款對他們也很適用。

高足弓的腳印可以看出，腳前端和腳跟由很窄的弧形足弓相連。吸震功能良好彎曲型楦頭的鞋子最適合你，高足弓的運動員一般來說內旋不足，應該避免穿動作控制型的鞋子。

買鞋子或靴子時，常見有人跟店員說：「我穿九號半的鞋。」這種說法可能正確也可能不正確，因為經過一段時間，我們的腳會改變，通常是變大。年紀越大，腳底的脂肪墊越薄，拇趾外翻以及厚繭都會妨礙鞋子合腳。你以前穿九號半，現在可能必須要穿十號，也可能是九號。

每次買鞋之前都應該再度量一下腳，這點很重要。鞋店會用量腳器測量你的雙腳，以決定鞋子的尺寸。兩隻腳都要量，先坐著量然後站著量，不過站著量出來的結果比較重要。很多人兩腳大小不同，買鞋的時候得配合比較大的腳。

這個簡單的測量動作，對於找出最合腳的鞋，卻是非常重要。不過請記得，量過腳後試穿鞋子時，還是可能覺得怪怪的。鞋子的構造可能不同，不同廠牌但相同尺寸標示的鞋款，很可能大小卻不同。鞋子穿到腳上的感覺必須是舒適的，不然就換大半號或小半號，看看有沒有好一點。

多跑幾家店，才能找到穿起來很合的慢跑鞋。合腳的鞋還可預防水泡。研

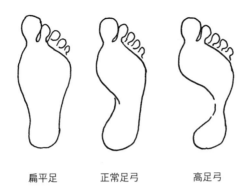

扁平足　　　　正常足弓　　　　高足弓

究顯示太緊的鞋子或靴子會增加對腳部的壓迫，同時提高水泡發生的機率。而太鬆的鞋子會讓足部在鞋子或靴子裡滑動，增加足部和鞋子的摩擦，提高水泡發生的機率。

　　穿上鞋子或靴子走走，確認一下穿起來舒適，沒有任何壓力點。有些鞋子或靴子的鞋筒較高，可能會壓迫到腳。有些鞋子前段和腳趾空間彎曲的點不同，造成腳跟到腳趾之間的銜接動作不順暢，或是擠到腳趾。鞋子裡可能有接縫，會磨到你的腳；壓力點可能會引發水泡。要密切注意整體的舒適度。

　　如果店員直接給你一雙九號鞋，然後在腳趾的地方壓一壓說：「好，不會太緊。」這樣並不算是「找出合適的鞋子」。試穿時，鞋頭（鞋子前面蓋住腳趾的部分）是鞋子最重要的部位之一，稱職的店員會特別強調這一點。你腳尖部位的腳趾需要空間，高度跟寬度都要。好的鞋頭是你腳趾的救星，不好的鞋頭是你趾甲的剋星。

　　鞋頭如果合腳，腳趾在鞋子裡就有空間可以移動和呼吸，感覺會很舒適。鞋頭不合腳的話，可能是寬度太窄，也可能是高度不夠，沒有空間讓腳趾移動和呼吸，而且會擠壓到腳趾。寬度不足會讓腳趾擠在一起，甚至重疊；而來自上方的力量也會壓迫到足趾，這個方向的施力在下坡時很可能帶來足趾瘀血傷害或俗稱的黑趾甲。如果你的趾甲沒有修剪好，或是太長，腳趾頭碰撞到鞋子的前端時，會更加壓迫到趾甲，引發趾甲床的問題。

　　請參考這個基本準則：穿好鞋子站著時，最突出的腳趾尖端和鞋子前端內側，應該保有一個空隙，約是一個大拇指的寬度。不過，要是你準備參加多日賽、健行等活動，則這個空間要留大一點，也就是說，你要考慮購買比平常大一到兩號的鞋子。

　　我剛剛提到，「最突出的腳趾尖端」，對我們大部分的人來說這就是大腳趾。

但是，對大約百分之十五的人來說，卻是大腳趾旁邊的腳趾。這種情況叫做摩頓腳或摩頓趾，通常是遺傳性的，需要找適當的鞋子來配合腳趾。

有時你找到很合的鞋子，卻發現唯一的問題是腳趾受到擠壓，要不然就是腳上因為有些地方長了雞眼或拇趾外翻，穿入這雙很合的鞋子之後，直接壓迫到雞眼或拇趾外翻的地方。面對這種問題，有些人用刀子劃開鞋子側邊或是鞋頭，好讓鞋子更合腳。也有些人則是把鞋子會引發問題的部位直接挖掉。如果你有這樣做的話，要小心不要犧牲掉鞋子的結構完整性，也要注意這樣可能引發的另一個問題：沙土或是小石頭很容易跑進鞋子裡，造成紅腫或水泡。

如果你的足部屬於較窄或較寬的類型，可考慮購買能變化鞋帶綁法的鞋靴。這些鞋靴的鞋帶孔不是上下對齊，而是左右參差交錯。在本書的〈鞋帶秘法〉單元有不同類型的鞋帶綁法。

美國骨科外科醫學會提供買鞋的建議時指出，最重要的重點就是，鞋子一定要符合雙腳的形狀，而不是強迫你的雙腳去配合鞋子的形狀。靴子的情況亦同。

合腳的要素

一些常識，加上一點運氣，就可以找到合腳的鞋。找到後，趕快多買幾雙，輪流穿，不過，把最好穿的那一雙留給你即將要參加的賽事。

試穿鞋子或靴子時，請運用常識。

試穿鞋子的常識小祕訣

▧ 試穿鞋子時，兩隻鞋子都要把鞋帶綁好。

▧ 鞋子穿起來應該要很舒服，雙腳的任何部位都不應該有不適。

▧ 用手摸摸鞋面內部的縫合處，是否有任何粗糙的地方。

▧ 鞋內要預留空間，因為雙腳需呼吸，也會腫脹。

▧ 腳趾需要足夠的活動空間，所以鞋頭的高度和長度不可以太短，最突出的趾尖到鞋子前端內部的距離，至少得保持 1 公分半到 2 公分。

▧ 綁好鞋帶之後，腳背不該有緊繃感。

▧ 鞋子前端的形狀不可以壓迫到小腳趾。同理，拇趾的關節應該要在鞋子最寬的地方。

■ 確認一下足跟穩定架（包著腳踝和腳跟的部份）不會磨到腳。你的腳跟應該要穩穩的套在足跟穩定架內，不能上下移動。足跟穩定架必須和你的腳跟密合，但也不能太緊。

■ 兩邊的足弓都需要鞋弓支撐，不過鞋弓必須對應你的腳型，不可以太高、太後面或太前面。

■ 鞋子的形狀（鞋楦）要搭配腳型，太彎或太直都不夠舒適。

■ 看你訓練或比賽時要穿哪一種襪子，鞋子必須和跟襪子先合過。

■ 鞋子必須適合你會遇到的地面。鞋子彈性要夠好，彎曲的部位要正確，才能有助於提供腳踝支撐力，防止腳跟移動到腳趾的動作產生不適，並避免壓迫到腳趾。

■ 鞋子能確實保護你的腳底，才能對抗岩石及不平的地面。

■ 鞋子本身就應該要合腳，而不是綁好鞋帶後才變得合腳。

■ 用你喜歡的方式綁好鞋帶後，鞋帶不可以鬆脫。

■ 鞋子的外底必須配合你要參加的比賽類型，也必須幫助雙腳在鞋子裡的定位。

■ 如果附送的鞋墊輕薄脆弱，你又決定要買這雙鞋的話，就換上一雙有支撐力和吸震性的鞋墊。

■ 如果你要使用矯正墊的話，確認一下跟鞋子合不合，不能把你的腳推太高頂到鞋面，也不能太過往前。

合腳的祕訣

不管是為了跑步、健行、球場運動、踢足球還是打高爾夫球買鞋，合腳是關鍵。你挑的鞋子必須能夠配合你選用的襪子、鞋墊、矯正墊（如果有的話），以及你要穿著它們去參加的活動。同一雙登山鞋，在店裡試穿，和在家裡背著三、四十磅背包試穿，感覺可能會不太一樣。

以下是一些找出最合腳鞋款的方法：

▨ 鞋子購買建議指南，看看就好。一定要試穿過之後，再決定要不要列入考慮名單。

▨ 各種價位的鞋子都試穿看看，不要為了省幾塊錢犧牲了雙腳。不同的鞋子也會有驚人的差異。

▨ 不要以鞋子標示的尺寸為準，以穿在你腳上合不合為準。

▨ 試穿或買鞋時，帶一雙你自己的襪子，不要穿店裡提供的試穿襪。

▨ 除非是皮靴，不然不要買一雙「過一陣子或許會比較合腳」的鞋。現在買鞋子不需要磨合期。

▨ 每一次買新鞋都要量腳，坐著量，也要站著量，才能確定你雙腳的延長係數。

▨ 新鞋子必須適合你比較大的那隻腳，以及你最突出的腳趾頭。

▨ 試穿鞋子要在晚上，最好是在跑步或走路之後，因為你的雙腳站了或坐了一整天之後，通常會稍微腫脹。

買鞋的人常常忘記要在鞋子內預足夠的腳趾空間。穿鞋子時，足弓會自動下降，因為足跟穩定架固定住腳跟，你的腳只好往前移，如果鞋頭裡沒有多一點額外的空間，腳趾就會擠在一起，趾甲問題、水泡、厚繭就隨之而來。

雙腳會變老

隨著年紀增加，雙腳也跟著改變。可以肯定的是，隨著年齡增加，腳底的脂肪墊越變越薄，雙腳也向外擴張，變長也變寬，所以尺寸有可能會增加一個尺碼。另外，關節通常會變得比較僵硬，足弓變得比平常扁平一

點。人年紀大了，並不代表一定會腳痛，從此不能走路、跑步或從事我們喜歡的活動。只要記得雙腳老化所引發的變化，然後購買合適的鞋子，我們還是可以繼續運動。所以，問題自然就是：「我們該怎麼辦？」這裡提供三個步驟，可讓老化的雙腳快樂：

1. 每次買鞋都量一下雙腳的尺寸。

2. 要買符合你腳型的鞋，鞋頭要夠寬夠長。

3. 花小錢買一雙好的鞋墊，增強吸震和支撐。Sorbothane 和 Spenco 的矽膠鞋墊都是不錯的選擇。

訂製鞋子

購買鞋子或靴子時，把手指伸進鞋子裡，四處摸摸看是否有粗糙、重疊處、隆起的接縫，或是其他有可能引起紅腫或水泡的問題點。有的話，應該有辦法可以磨平或軟化。也可以請店員再拿一雙出來，比對看看問題點是這個鞋款的特色，還是只有這隻鞋子才有。如果這一款的鞋子或靴子都有一樣的問題點，就要請足形矯正師或修鞋店幫你修正，要不然就是再找另一款鞋。

鞋子從腳底開始一直到腳踝頂端或腳跟頂端，都必須保持很平滑。如果有任何的高低差、隆起或突起物，就會摩擦到你的腳而引發問題。這些隆起或突出形成的原因，可能是縫線、泡棉或設計不良。

如果你找不到可以搭配你特定腳型、品質又好的鞋子，可以考慮找通過認證的足形矯正師。足型矯正師科克 · 艾伯特指出，足型矯正師的工作內容是：

具體來說，足型矯正是藉由設計、搭配、製造以及修改鞋子和矯正墊的方式，幫助或減輕因為先天畸形、受傷、疾病以及過度使用所引發的問題。足型矯正師是聯合醫療照護團隊中的一員，患者經過醫師（家庭醫師、骨科醫師、足科醫師等等）的診斷，取得傳統非手術性療法處方箋之後，就會轉介給足型矯正師製作治療鞋或是客製化矯正墊。製造鞋子的 3D 立體腳形模型叫做「鞋楦」，兩隻鞋楦同一尺寸，而且完全對稱。可惜，人的左右兩腳很少長得一模一樣。足型矯正師可以根據鞋楦找出最適合患者雙腳的鞋子，再依照患者獨特的生物力學需求以及鞋子的界面，做出一個客製化的矯正墊，讓鞋子更合腳更好穿。這樣的話，運動員或喜歡戶外活

動、長時間站著工作的人，就有專為他們獨特雙腳設計的鞋子可穿。

　　我服務的對象包含拿到醫師處方箋的病患，以及想要鞋子合腳好穿的人。我跟物理治療師合作密切，我們在確定雙腳的狀態和分析病患的步態之後，一起做一份足型矯正評估，然後我根據這些資料推薦特定鞋款，並製作客製化的矯正墊。

　　可以查一下電話簿，或是請骨科醫師或足科醫師介紹。附錄〈醫療專家和鞋類專家〉中列出美國足部輔具協會的資料。

5

鞋子和鞋墊

　　很多人認為鞋子是簡單的基本配備，不需太過花費心思。不過，鞋子、靴子、襪子不合腳的話，會引發水泡；鞋墊也可能無法配合你從事的運動類型。這些因素，都可能害你在面對腳部問題時吃敗仗。挑選鞋子時，要將你從事的運動、運動的地面，還有你的經驗等級列入考慮，價格則未必是考慮。

　　本章的重點是慢跑鞋、運動鞋、登山靴、客製鞋、涼鞋及鞋墊的種類，像Vibram FiveFingers 五趾鞋這類的輕便鞋在下一章討論。襪子在預防問題中扮演的角色相當重要，所以稍後將用完整的一章來討論。

　　我們的雙腳獨一無二，雖然看起來很像，卻又跟指紋一樣獨特。就算我們可以穿得下尺寸相同、形狀相同的鞋子或靴子，腳和鞋子的吻合度還是有差異。影響鞋子合腳的因素有很多，包含雞眼、拇趾外翻、發生水泡的頻率、腳趾長度、足弓的類型、腳的形狀等。身體對跑步和健行的壓力所產生的反應，還有復原的狀況，也都是選擇鞋子或靴子的重要依據。

　　只有你可以決定你該穿哪一種鞋。或許你會說，跑步當然要穿慢跑鞋，不過跑鞋也有很多種。登山客和極限冒險賽選手有很多登山鞋可以選，但他們大多數選擇了越野跑鞋，而不是靴子。很多頂尖的極限冒險賽選手整場比賽都穿越野跑鞋，就算遇到冰雪或是得穿上冰爪時也一樣，但這樣做的先決條件是：如果你習慣穿越野慢跑鞋爬山，你的腳踝也夠強健，你背著背包，鞋子還可以提供足夠支撐力的話，那麼越野慢跑鞋可能就適合你。

　　關於越野慢跑鞋，戶外運動老手凱西・康寧解說得很清楚：「越野慢跑鞋和路跑鞋的構造稍微不同。對路跑鞋來說，內旋很重要，不過對越野鞋就沒差。

你想想看，在馬路上跑步時，相同的動作一而再、再而三的重複，所以內旋的影響很大。在步道上前進時，腳每次著地的方式都不同，因為地面可能是軟的、硬的或者不平，所以不太需要考慮到內旋。越野慢跑鞋著重的是穩定性，你的腳在鞋子裡的位置比較低，比較接近地面，這在不平的地面有助穩定你的腳，越野慢跑鞋的鞋底比路跑鞋的稍微寬一點，穩定性更加提升。」

鞋子的構造與透氣性也是選鞋時必須考慮的重點。用 Gore-Tex 材質做的鞋子，防水效果極佳，不過汗也容易悶在裡面。在嚴寒的狀況下，要採用可以排出水氣的鞋子。用網布做的鞋子重量輕，比較涼快，不過沙粒會經由網眼進到鞋內。綁腿可以防止異物進入鞋內。

幾年前我跟朋友到加州北部的內華達山區做越野跑步，我們有時快走，有時奔跑。我一面注意自己的腳步，一邊注意到別人穿的鞋子。大部分的人都穿著不錯的鞋子，如越野慢跑鞋或較大較重的靴子。不過有些人就穿錯了鞋子，穿著路跑鞋或球鞋。這些鞋子遇到很滑的石頭會失去抓地力，也沒有辦法抵抗尖銳的石塊，而且無法提供雙腳和腳踝所需的支撐力。有位穿著路跑鞋的朋友，第一天行程結束時，雙腳痠痛不打緊，還起了三個水泡。我還看到幾位登山客穿著球鞋，背著登山背包，這算是很糟糕的選擇。一天的行程結束後，如果你起水泡，傷到趾甲或趾甲變黑，扭傷腳踝或者腳很痠，都會很困擾。你可能會把這些不適和疼痛錯怪在爬山健行這項運動上，其實，穿對了鞋子就會讓爬山更好玩。

有人買鞋子或靴子的時候發現，不論鞋子的尺寸是幾號，鞋外底的厚度全部都一樣，並沒有照比例變薄。如果你選一個特定的鞋款，拿一隻大一點的鞋子折折看鞋底，然後再拿一隻同款式小一點的鞋子，也折折看鞋底，這樣就不難看出，腳小的人必須對抗的硬度多出多少。重複折鞋底十次，你都會覺得手痠，那更不用說一整天健行下來，雙腳得彎曲兩萬五千次。辛苦的不是你的鞋子，而是你的雙腳和腳踝。比較小、比較短的腳，必須更用力才能克服鞋底的硬度。因此買鞋時如果能折折看，比較一下硬度，會發現不同款式間的差異性蠻大的，這樣有助於你做出更好的選擇。

公元 2000 年奧運撐竿跳金牌史黛西 · 德拉吉拉滿懷希望參加了 2004 年美國奧運選拔賽，結果卻鎩羽而歸。沒錯，罪魁禍首就是鞋子。先前史黛西使用的那款跳高鞋有個特點，就是穿起來腳跟有點鬆。她因此提供了一些意見給耐吉公司，讓耐吉推出一款新鞋，她也決定換穿這款新鞋參加奧運選拔賽。耐吉的新款鞋經過強化，變得更堅固，剛穿上去的時候也很合，很舒適。等她穿去參加選拔賽時，感覺到阿基里斯腱有點發炎。史黛西回憶：「我還以為是因為參加選拔賽壓力大沒睡好，從沒想過是鞋子的關係。」進入美國奧運訓練營後，她兩腳的跟腱都出了問題，連平常的健身運動都不能做；到了資格賽，她驚覺自己無法在加

速道上衝刺，連很簡單的高度，經過幾次試跳都沒有成功。她說：「我知道我毀了。」她承認，是她親手毀了自己。或者該說是她的鞋子。

她獲得的教訓是：「運動員就像敏銳的跑車，不能任意更換輪胎。千金難買早知道，不能怪別人，只能怪我自己。在賽前訓練這麼重要的時刻，我不應該花時間去適應新的鞋子。現在回想起來，還是穿我原來的鞋子就好了。」

襪子也要注意。襪子的厚薄不一，更換襪子會讓腳和鞋子的吻合度隨之改變。試穿鞋子時，要穿上參加比賽時會穿的相同襪子。買襪子時，也要確定新襪子不會影響腳和鞋子的吻合度。萬一新襪子讓鞋子變緊，改用稍微薄一點的新鞋墊，也許可以解決這個問題。

小心：好友可能變敵人

不管你穿哪種運動鞋，記得要定期檢查鞋子的狀況。曾有個登山客在一趟 6 天 80 英里的背包登山旅行當中，才進入第二天，有隻靴子的外底就脫離了三分之一。接下來四天，他都得忍受鞋底拍打著腳底彈起小石頭和小樹枝，以及絆到腳的痛苦。這個經驗的教訓是：重要活動前或每隔一陣子，都該檢查靴子或鞋子，不要讓小問題有機會變成大麻煩。鞋墊分離、鞋面布料破損讓砂石進入、足跟穩定架的材料裂開後產生重疊、斷過的鞋帶重新打結接在一起、鞋帶打結處磨到腳背……這些問題都是可以事先避免的。

品牌忠誠度

運動員討論到鞋子時，你常會聽到：「習慣就好，不要換別的牌子或別的款式。」這樣說對嗎？這個問題，我們從幾個不同的觀點來看。

從廠商的觀點看來，絕對很合理。如果消費者對鞋子的忠誠度高，市場穩定，鞋子的業績也會很好，世界就太完美了。

從鞋店的觀點看來，品牌忠誠度會讓他們的工作變得比較單純，只要持續向同一家廠商訂購相同的鞋子即可。當然他們會試賣一些新鞋款，但如果消費者對舊鞋款忠誠度高，他們就不太容易說服運動員換品牌。

接下來只剩我們顧客的觀點。為什麼我們會忠於一個品牌呢？在此列出一些理由。請注意，相反的理由也可以成立——只要下列任一個理由改變了，消費者就會考慮更換品牌。

- 鞋子很適合我從事的運動。

- 鞋子很合腳。

- 從來沒出過問題。

- 換別的鞋子太冒險了。

　　鞋商當然想要我們當忠實的顧客。不過，有一個很明顯的問題，廠商似乎經常對於買鞋、穿鞋的消費者視若無睹，會無預警的更換或停產某些鞋款。你好不容易找到了適合的鞋子，接下來每年春秋兩季都會很緊張，等著看你最喜歡的鞋子是否還在生產。我認識一些運動員，他們找到了適合的鞋子後就一次買好幾雙，因為鞋商不重視他們的忠誠度，所以他們也不信任廠商。這一點我完全理解。

鞋子的構造

　　瞭解鞋子或靴子的構造後，比較有把握挑出最適合你雙腳的慢跑鞋、多功能訓練鞋或靴子。不論你想買的是哪一種鞋，鞋子的部位大同小異。

鞋子的各部位

足跟穩定架是包住腳跟的部份。

鞋帶孔是鞋帶穿過的洞。

鞋口是鞋子上方包住腳踝的部份。

鞋尾是包住阿基里斯腱的凹槽。

鞋跟是鞋後底。

鞋內墊或叫做**鞋墊**是你腳踩的襯墊，通常是可替換的。

鞋中底夾在上底與鞋外底之間。

足弓穩定片是腳跟到前腳掌之間這一段鞋墊。

鞋頭是鞋子前端保護腳趾的部份。

鞋面是鞋子表面包住腳的部份。

丟棄舊鞋

　　鞋子或靴子到了一定的時間就得丟棄。要是鞋子變扁或少了之前的彈性，吸震力就會減弱，甚至你的腳、腳踝或膝蓋也會感到疼痛，此時這雙鞋子就可以直接扔了。有些運動員，尤其是跑者，會記錄下他們每一雙鞋的里程數，老舊的鞋子留著整理院子的時候穿。有人建議一雙鞋的里程數約為 800 到 1000 公里，其實沒有什麼明確的規則，鞋子可以穿多久取決於你的技巧、跑步的路面、里程數、重量及鞋子本身（有的鞋子應用較新的科技，延長了壽命）。以下就是評估鞋子的訣竅：

- 把購買日期寫在鞋舌或月曆上。
- 高溫、潮濕的環境會縮短鞋子的壽命。
- 絕對不要把鞋子放在烘衣機裡，只能自然風乾。
- 較壯碩的跑者要更常更換鞋子。
- 一次買兩雙或甚至三雙鞋，運動的時候輪流穿，這樣你比較容易感覺出哪一雙鞋該換了。

　　有位名叫凱文的運動員分享了一個祕訣：「我都穿 New Balance 833，這款鞋磨損的速度很快，簡直是鞋面還來不及變髒，就磨損了，我又捨不得丟掉，最後累積了十雙左右的舊鞋。每當我的膝蓋開始發痛，就知道該換鞋子了。我把舊鞋交給 Resole America（參見 www.resole.com）這家公司去換鞋底，結果讓我很滿意。換過鞋底的鞋子雖然沒辦法像新鞋那樣穿得久，不過總比丟掉好。而且我現在有五雙替換，可以撐得更久，等到這些穿壞了，我再送幾雙去更換鞋底。這家公司派人到府收舊鞋免運費，收費合理，而且休閒鞋、慢跑鞋、登山靴、工作鞋等各類型的鞋子都可以處理。」

　　很多家公司會送鞋子到第三世界國家，如果你的鞋子還可以穿一陣子，也可以考慮捐出去。

慢跑鞋

　　哪一雙鞋子最適合你，有很多資訊的來源可查，主要的五種來源是：鞋商、附近的慢跑鞋店、雜誌或目錄、跑友、網路。購物中心裡的連鎖鞋店，服務比起專業的慢跑鞋用品店來得差。專業鞋店的服務人員通常本身也是運動員，他們可

以觀察你跑步，檢查你的舊鞋或對你提出問題，從而針對鞋子的品牌和款式，向你提出建議。

要瞭解慢跑鞋，你就要先瞭解它的結構。最基本的要素是鞋楦，也就是鞋子成型的模具。

慢跑鞋鞋楦類型

版型鞋楦是將鞋面材料黏在整片的鞋中底板上，用這個方法製造出來的鞋子，一般相當硬挺、穩定性高。

畸形鞋楦是將鞋面材料縫在腳前端（拱形底）或腳後端（平底），這種設計可以讓腳著地或離地時更加穩定。

半曲鞋楦的腳後端呈直線狀，而腳前端稍微彎曲，這種模具提供穩定性和彈性。

半直鞋楦從腳趾到腳跟都稍微彎曲，提供彈性和高度的穩定性。

入楦直接將鞋面材料縫製於鞋中底上，可以提供最高彈性。

直型鞋楦是沿著鞋子的足弓直線製作，可以提供最大的穩定性。

鞋子結構基本分類

中性鞋款是為了生物力學良好的跑者設計的，可以歸類為中性內旋，這類鞋子通常結合了彈性和穩定性。

彈性鞋款是為了內旋不足的跑者設計的，他們的腳步動作偏向外側，需要能提供更多吸震內旋的鞋子。

穩定鞋款有高穩定性和吸震力。穿這類鞋子的一般是中等體重、有正常足弓的跑者，沒有動作上的問題，又需要吸震力好的鞋子。這些跑者的腳通常比正常足弓稍微內旋，需要在中腳掌部分有額外的支撐。這類的鞋，大多是以半曲鞋楦製成。

動作控制鞋款提供最強的操控性、硬度、穩定性。適合壯碩的跑者、嚴重

過度內旋的人、扁平足跑者、使用矯正墊的人。這類鞋子一般來說相當耐穿，不過比較重。大部分是由直型鞋楦製成，也提供了最大程度的中腳掌支撐。

越野慢跑鞋通常著重於腳趾的保護、鞋外底的抓地力、穩定性與耐用度。主要跑山徑步道的跑者通常都穿這類型的鞋子。

吸震型跑鞋配備著最強的吸震力，中腳掌不需要額外支撐的跑者或是高足弓的的跑者，都喜歡使用這種鞋子。大部分是依照曲型鞋楦或半曲鞋楦製成。

輕量鞋通常是為了速度訓練或賽事製作的。這類型的鞋子穩定性和吸震力不一，所以適合腳部沒問題或問題很少的跑者。大部分是依照曲型鞋楦或是半曲鞋楦製作。

買慢跑鞋

慢跑鞋市場變化得很快，大型鞋商每年推出兩次新款。現在有些鞋子在鞋中底部位有氣墊，也有矽膠、管狀氣囊、彈簧、反彈板、Gore-Tex 或其他薄膜布料及透氣襯墊和網眼表布，無論是支撐力和穩定性都增加。越野慢跑鞋的市場呈倍數成長，上市的款式也越來越多。

買鞋之前，先用手摸摸鞋子裡面，檢查一下是否有可能會刺激或引發水泡的縫合線，再觀察一下鞋面和鞋底之間的縫線和接合處，然後把鞋墊拿出來，確定一下所有的東西都很平順。買了一雙新鞋後，先在家裡穿起來走走看，確定一下合腳舒適，如果覺得不對勁，就拿回去換一雙，就算你之前穿過相同的鞋款，新的一批貨可能有些微設計上的改變，所以新鞋子應該先穿一陣子，確定很合你的腳才好。

鞋子的設計隨時都在改變，我們最喜歡的鞋子常從架上消失，我們只好選擇別的鞋款。買鞋前先做好功課，看看鞋子評比或廣告，跟跑友聊聊，然後試穿各種鞋款，有些不錯的店還會讓你穿著新鞋試跑。超馬跑者歐仁・達爾有次碰上他最喜歡的鞋子停產，耐吉公司推出了一款新的氣墊鞋來取代他喜歡的舊款，他買了一雙後就開始穿去跑步，結果新款產品的前端彈性差，使得他的腳跟會向上移動，跑到鞋子外面，害他腳跟後方起了水泡。他最後把那雙鞋捐給基督教救世軍，自己重新買別款的鞋子。那雙鞋雖然是好鞋，只可惜不適合他的雙腳和跑

步型態。找鞋的時候要記住，並不是每雙鞋都適合你的雙腳。

　　1999 那一年，我參加了 10 場百英里賽跑，雙腳卻沒出什麼太大問題。在洛杉磯的第一場比賽遇到的麻煩最多，氣溫是華氏 80 度，濕度偏高，我穿著前一年買的鞋子，尺寸是十一號（我的正常尺寸）。鞋子有點磨損，加上我的腳因為潮濕有點腫脹，腳趾頭之間起了好幾個水泡。比賽結束後，我用針戳破水泡後弄乾，就沒再多想這件事了。

　　之後我買了亞瑟士 2040 和 Montrail Vitesse 的十二號鞋。我一直習慣穿兩層襪子預防水泡，後來的比賽也很少遇到水泡問題。不過我穿 Montrail 鞋還是會遇到問題，如果我不貼大力膠帶的話，就會在足前部（腳趾頭的後方）起水泡，這些水泡又會摩擦到我左腳大拇趾外側。穿 2040 就不需要貼膠布，就算是又熱又潮濕的賽事環境，也沒有水泡的問題。有發生問題的話，大多是因為穿了 Montrail 的關係。我的右腳大拇指內側偶爾會起小水泡，不過不常發生。

　　我從來不在腳上擦東西。不過，我有服用 Succeed 電解質膠囊，它可以解除我的胃部不適（平常我只喝水，賽事後半段會喝百事可樂），我很確定這些膠囊對預防水泡也有幫助。我認為經驗跟水泡很有關係，我參加的賽事越多，雙腳就越強韌。

超馬跑者傑夫・華舒朋

運動鞋

　　運動鞋泛指任何適合你所從事運動的鞋子，可以是足球鞋、橄欖球鞋、棒球鞋、攀岩鞋，甚至是多功能訓練鞋，連軍靴也可以歸到這一個類別。

　　購買這些鞋子的基本原則，和其他鞋子一樣：多試幾個不同的廠牌和款式，穿上你參加比賽要用的襪子再試穿鞋子，綁好鞋帶，確定一下鞋子包住腳跟，此時腳趾應該很舒適，而且有足夠的活動空間。

　　有些特定的運動鞋如足球鞋，買鞋隨附的基本款鞋墊很薄，幾乎沒有足弓或腳跟的支撐力，這樣可能會引發足弓問題、蹠骨疼痛、水泡之類的症狀。找到很

合雙腳的鞋子後，第一件事就是把輕薄的鞋墊拿掉，換上一組支撐力好的鞋墊，不過，要先確定你買的鞋子容納得下新的鞋墊。

攀岩鞋必須貼皮膚，而且穿攀岩鞋時，一般不穿襪子，所以務必確認接縫不會引起水泡。如果你穿攀岩鞋會穿薄襪，那買鞋的時候就帶著薄襪去試穿。攀岩鞋的問題點在於鞋頭很緊，如果你有摩頓趾、錘狀趾、拇趾外翻、雞眼或其他腳趾問題，就需要留意鞋子太緊是否對你會有影響。本書的後段會詳細討論到這些腳部疾患。

軍靴可能沒什麼款式可供選擇，不過本書稍後談到很多登山鞋合腳的問題，你可以留意一下。會磨到腳的接縫、腳跟處不合、鞋墊太薄、鞋頭太窄或太短、跟你的腳型不合的靴子，都可能引發長期性的問題。如果可以選擇，試穿幾雙之後選出最合腳的一雙。接著，就跟其他的鞋子一樣，把鞋墊換掉，然後搭配吸濕排汗效果好的襪子。

個人經驗談

我的雙腳都擦上 BodyGlide 防破皮軟膏，然後套上內襪、聰明羊毛襪之後，再穿叢林靴，靴子內還有加強吸震中底和 Vibram 式鞋底。這樣的組合在受訓期間很有效，沒起過水泡，所以我還蠻安心的。

不過，在強行軍的競賽過程中，雙腳很快就有幾個地方開始作痛。走了 9 公里，我很確定有些痛點已經長出水泡了，而且這份懷疑很快就得到了證實。再往前大約一公里處有個路標，我們從一個堤防往下走，腳步一加快，雙腳的腳跟馬上發出劇痛。這時我瞭解了兩件事：我的腳接下來會更痛，而且我不可能放棄。我不知道最後怎麼撐過去的，但我合格了，獲選加入菁英作戰單位。

我有豐富的鐵人三項經驗，因此在裝備上能夠做出一些正確的選擇。不過，背上背著一個 20 磅的背包，腳下是碎石子路面，緊貼皮膚的內層襪又太緊，而且那天的溫度實在又濕又熱，所以我的雙腳一開始就註定會很慘。

我不知道新兵訓練的時候有沒有教足部照護，很多相關的足部照護資訊，是透過非正式的管道在遊騎兵和步兵的圈子裡面流傳，不過這些資訊太舊，而且和耐力運動員與極限冒險賽選手所學到的經驗又不太一樣。令人難過的是，非步兵單位（或是非特戰單位）要出發行軍前的早上，如果你去參觀一下，會看到一些很可怕的裝備選擇和個人準備工作，你可以看

出很多戰鬥支援單位都沒什麼足部照護的概念。光想到我就會覺得恐怖。

一位美國遊騎兵成員，描繪菁英部隊選角時的高速強行軍過程

登山鞋

有位叫做泰瑞的健行老鳥告訴我：「我已經跑步、背著背包登山不知幾千萬英里了，照理說，我對雙腳應該瞭若指掌。不過，每當我想到明年要參加的長程健行，我花在思考雙腳的時間，遠遠超過花在思考背包的時間。」他的經驗或許可以讓我們學到一點功課。

我個人的第一雙登山鞋是全牛皮，加上 Vibram 鞋底，鞋帶一直往上綁到小腿，而且感覺起來幾乎跟裝滿的背包一樣重。時代變了，登山靴也變得更合腳，穿起來更輕鬆。慢跑鞋的科技對登山靴貢獻很大，鞋墊、模具定型、襯墊、鞋中底以及鞋外底這些部位都有進步，使得很多登山鞋穿起來就像輕量靴一樣舒適。隨著科技進步，很多製造商開始提供濕度控制系統，可以把腳上的汗排走。Sorel廠牌甚至宣稱「我們的登山鞋可以把你小腳趾上的汗吸乾」。Gore-Tex 布料常用來製造靴子以幫助調節濕度，鞋帶綁法的設計也越變越好。

健行老手肯・瑞霍查克對於登山鞋的態度非常正確：「只要是跟腳部有關的用品，預算上我都不會太小氣。我穿 Montrail Vitesse 鞋，搭配扁的 Spenco 綠色鞋墊，Spenco 鞋墊上再加一層勃肯藍色鞋墊(來控制我的蹠骨痛問題)，還有SmartWool 聰明羊毛低筒登山襪，再加上 Fox River X-Static 內層襯襪。經過多年的登山、越野跑步以及極限越野賽的經驗，我才想出這樣的組合，從剛開始常常長水泡，變成到後來幾乎看不到水泡。重點是我在這件事情上花了很多時間，不過未必對任何人都適用，畢竟每個人的腳都不一樣。」

很多健行客已經改穿新型的輕質靴，彈性跟慢跑鞋一樣好，而且還有很多慢跑鞋合腳和舒適的優點。因為彈性跟結構的關係，很多這類型的靴子不太需要適應期。多年前我穿著一般的慢跑鞋，走完八天半 350 公里的約翰謬爾步道，不過除非你習慣一邊背著背包，一邊穿著慢跑鞋登山或在步道上跑步，我倒不建議穿慢跑鞋去背包登山。如果是今天要我走同樣的步道，我可能會考慮穿越野慢跑鞋或輕質靴。新款的輕質靴比較快乾，排水性也好。一般的皮靴可以吸收將近一磅的水，也就等於你每走一英里就多舉了 2,212 磅的重。

大部分新款登山鞋都有以下的一些特色：質輕、透氣鞋面、抓地力強、耐

磨鞋底、新型鞋帶系統、彈性鞋墊、穩定支撐地鞋中底、鞋頭加寬、鞋面搭配 Gore-Tex 質料。有些廠商研發出所謂的「登山鞋楦」，可讓腳跟和足弓處更服貼，或是配備寬鬆的鞋頭。這兩種設計都搭配了三種鞋墊，再穿上不同厚度的幾層襪子，就可以把鞋子調整到更加合腳。

登山鞋有三種基本分類：輕量級登山鞋（適合登山步道加上少量的負重）、中量級登山鞋（適合登山步道混合其他路徑加上輕背包）、重量級登山鞋（適合登山步道混合其他路徑，重背包以及多日行程）。

先決定好登山活動的類型，接著根據背包的重量，來判斷你的雙腳需要多少支撐力和保護力，最後根據這些判斷買登山鞋。不過還是要等試穿過後，才可以選出真正適合的鞋款。如果某款登山鞋在鞋店裡試穿時太緊或磨到腳的話，等你把它穿到步道上，情況也不會改善。

有一位健行登山客的方法很好：「出發前，穿上你的登山鞋，不要穿襪子，先走幾英里，很神奇的是，你的雙腳會警示出紅腫、太緊，以及可能會出現水泡的部位。做這個測試時，要好好觀察雙腳，記得兩腳有差異，會各自透露出不同的訊息。襪子除了保護我們的雙腳之外，還會隱藏住問題。做完測試後，當你穿著鞋襪出去登山健行時，就有了心理準備。別等到問題發生了才後知後覺，要主動積極預防問題，不要消極。」

有三種方式可將登山鞋變軟：將鞋底與鞋面強迫彎曲，或用手工塗抹防水溶液讓皮革吸收，要不然找一家鞋店以機械方式將鞋面彎曲。

健行客羅德・得立茲分享了一個讓登山鞋合腳的好方法：「重點在於，把鞋跟塑造成你的腳型。找一個堅固的厚塑膠袋（不可有破洞），將登山鞋放入，把鞋跟部位浸泡在一大鍋的滾水裡幾分鐘（勿直接把登山鞋放入滾水內）。鞋跟受熱後，裡面的塑膠罩杯片可以用手輕輕調整成適合的形狀。」

就算你已經適應了一雙登山鞋，經過一段時間沒穿，還是得確定一下它是否依舊合你的腳。要穿去參加大型活動之前，應該至少先再穿一次，因為你的雙腳可能有改變，也可能需要在長時間穿著前重新適應一下。

讓你的雙腳透氣

如果你想找一雙可以在營地附近穿的鞋，有一種用泡棉材料製造出來的輕質鞋子，叫做荷蘭鞋（布希鞋或洞洞鞋），觸感柔軟，即使穿一整天也能吸震；鞋墊上的突起可以按摩你的腳底，刺激血液循環，穿起來冬暖夏涼，設計通風透氣，抗菌材質可以減少腳臭。走了一整天的步道後，這種鞋子特別適合你需要通風的雙腳。

這種鞋子一雙的重量不到 300 公克，而且原料材質是一種叫做「閉孔式發泡材」的東西，不會裂開或解體。你可以挑選後空或有腳跟帶的款式，顏色則是看你喜歡狂野還是沉著，又比夾腳拖更有吸震力和支撐力。

我都是直接放一雙在背包裡當作露營鞋，不會增加多少重量。爬了一整天的山之後，很適合穿著這種鞋子放鬆；放一雙在帳篷外面，隨時要出去探索戶外可以輕鬆套上。這種鞋子也很適合在共用淋浴間的場合穿著，只要幾分鐘就乾了，又可以收到背包裡去。

Vibram 五趾鞋則是另一個很棒的選擇，質輕，外型像手套，具有彈性的鞋面，可加上 Vibram 鞋墊（參見 www.vibramfivefingers.com）。

買登山鞋

買登山鞋之前，先查閱背包客（Backpacker）和戶外（Outside）雜誌與網站，看一下它們針對登山鞋的報導。接著到背包登山用品店，查看一下他們有賣哪些品牌和款式，儘量多花點時間找出合腳的靴子。跟店員說明清楚你要從事哪一種登山活動，時間多久，還有你計畫背多少重量，然後試穿幾家公司的幾款鞋子。穿上自己的襪子，穿著靴子走走，蹲下去，看看是否合腳，是否貼合你的腳跟。取出鞋墊檢查一下靴子的構造，找出最合腳、感覺最舒服的一雙。買一雙專為健行製作的高品質登山鞋，而不要買一般休閒用質量較輕的靴子。善用露營及背包登山用品店店員的經驗，來幫助你達成一個明智的決定，不過最後的決定權還是在你，你要根據靴子穿在雙腳上的感覺來做判斷。

不要忘了，往後你每天都會用腳把你選的靴子舉起來再放下去很多次，每天 20 公里的健行等同於 2 萬 5 千步。感覺一下靴子的重量，然後想想每一步的感覺。比較重的靴子未必是最好的，沒錯，重靴可以讓腳踝更加穩定，不過如果在健行前就調適好腳踝和雙腳，穿著輕量靴或許有更多的好處。曾經走完太平洋

頂峰步道三次、阿帕拉契步道以及大陸分水嶺步道各一次的著名健行客雷・賈汀估計，如果每雙靴子減少 100 公克的重量，則每天健行的里程就可以多 1.6 公里。根據針對某家商店架上靴子款式所做的評比，一雙靴子的重量從 1.5 公斤到 0.7 公斤不等，如果你選擇的鞋款輕了 300 公克，意味著每天可以多健行 5 公里。所以，有必要根據鞋子的特色、你個人需求還有即將挑戰的路面，做出聰明的選擇。

如果你正在計畫為期幾星期的健行，或是用幾個月的時間走完一條長程步道，就要買比平常大一點的靴子才能配合。試穿比平常大一至兩號、可以舒適容納雙腳的鞋子。在步道上走了幾百英里之後，往往會需要比較長、甚至比較寬的鞋子。

如果你穿上登山鞋之後，腳一直出問題，而且換了一雙也一樣，可以考慮換穿慢跑鞋，最好是越野慢跑鞋。不過，要注意一下兩者之間的差異。以腳踝支撐力和腳部整體保護能力來說，慢跑鞋比登山鞋略遜一籌。雖然有些人比較喜歡穿慢跑鞋時腳踝的靈活度，不過要有強健的雙腳、腳踝和小腿，才適合穿慢跑鞋。

我是穿著慢跑鞋去參加約翰謬爾步道 350 公里輕裝長程越野。我之所以敢這樣，是因為我事先背著全套裝備進行了一場兩天一夜的測試健行，再加上多年的步道跑步經驗。我瞭解我的雙腳和腳踝，知道它們受得了穿著慢跑鞋在步道上奔馳的壓力，不需要比較重的靴子。

要有配套措施才能穿輕量鞋

我們的雙腳需要不同程度的支撐力，不管你是戴著腰包、背著 4.5 公斤的輕背包，還是 16 公斤的背包，重點是不能穿錯鞋子。如果你的腳踝較弱，高筒的鞋子對你會有幫助。如果鞋墊的支撐和吸震力很好，可以減輕雙腳的壓力。好的鞋底紋路會增強在岩石和濕滑步道上的抓地力，寬鬆的鞋頭空間可以拯救你的腳趾。

減輕背包和配備的重量後，你也可以考慮搭配穿輕量鞋。選擇輕量鞋，卻沒有減輕裝備和背包的重量，這是最糟的錯誤。沈重的背包加上輕量鞋，對雙腳傷害很大，也會讓行程變得不舒服。

輕量健行達人萊恩‧喬登和他的團隊（參見參見 www.backpackinglight.com）有很多好的減量點子。他說，輕量背包客攜帶的裝備或服飾中，最重要的就是鞋子。首先，你的背包有多重，就決定了你能穿什麼鞋。其次，你選擇的鞋子，可以調節傳送到下軀幹還有脊椎關節的能量和衝擊力。特別重要的是，只要調整好體能，雙腳自然的特性（只要足弓有獲得支撐，而且腳跟墊沒有變形，可以吸收衝擊力道）就可以妥善地把能量轉移到身體的其他部位。此外，如果帶著一個輕背包，穿著支撐力較少的鞋子，健行客就可以走更遠的距離。

的確，一旦選擇輕量鞋，也意味著你必須減輕負重。改用比較輕的腰包、飲料袋或背包，或者減輕背包的重量。把帳篷換成新式的輕型帳或防水篷布，改用輕的瓦斯爐以及較輕的登山杖，拿掉一直放在背包裡卻沒用到的物品。你的雙腳可以感覺出這些重量的減少，就算減個一、兩公斤也有天壤之別，你可以走得更遠，雙腳會更舒服。

訂製鞋

找不到喜歡的鞋子該怎麼辦？你沒什麼選擇，因為鞋商只做大眾鞋。要是你的腳跟很窄，腳前端很寬，或者是腳太大、腳太窄等等，那你可能體驗過地獄般的買鞋過程。你沒辦法找到適合你穿的鞋子，反而不得不把雙腳強塞到為一般人製作的鞋子裡，帶來水泡、足弓問題、肌腱炎、腳趾擠壓等等的毛病。

有一個不錯的選擇是賀西訂製鞋公司（參見 www.herseycustomshoe.com），他們有十種適合跑步、健行、健走還有爬山的鞋款。這十種鞋款包含了訓練鞋及輕量訓練鞋、高里程鞋、薄底競賽鞋、健行和健走鞋、登山鞋、越野慢跑鞋以及高鞋口鞋款（適合腳踝需要支撐的人）。

這家公司的做法很簡單：「說說看你在找什麼，我們會告訴你幫不幫得上忙。」賀西的服務人員會根據你獨特的腳型需求，和你一起製造出你要的鞋子。要向他們買鞋子之前，還得填兩份問卷。第一份內容是你多常跑步、多久參賽一次、平常比賽的距離、過去穿過哪些好穿或不好穿的鞋子等；另一份是關於你的雙腳（旋前、旋後、異常磨損、矯正墊、鞋子問題的形式等等）。之後再照著賀西的特定指示，把你的腳形描下來寄給他們。最後，挑出你要的款式和外型選擇，做出來的鞋子會很合你的雙腳，而且只合你的雙腳。

　　這樣做是不是比較貴？一定的。這樣做值得嗎？如果你很難找到適合你的鞋子，我敢打賭很值得。如果你想要一雙製作精良的鞋，而不是商店架上不知道哪裡製造的鞋，我也敢打賭他們的鞋子會吸引你。Runner's World 雜誌曾做了一篇報導，評定賀西的訂製鞋，指出不管男鞋或女鞋，他們都是最好的。這個報導讓賀西的員工很訝異，但是更驚訝的，應該是其他的各大鞋廠吧。

涼鞋

　　涼鞋是不錯的替代品。近來的設計已經改善了抓地力、腳部控制與舒適感，越來越受歡迎。脫下慢跑鞋或登山鞋，換上通風的涼鞋，實在很舒爽；雙腳疲累、過熱或痠痛時，穿上涼鞋的感覺就像是人間天堂。

　　跑者史賓瑟・尼爾森穿著涼鞋的體驗是：「我穿涼鞋一定會穿襪子，通常是聰明羊毛襪。涼鞋穿起來很舒服，而且吸震力其實比看起來更好。穿上四、五分鐘之後，我甚至忘了我穿的是涼鞋，也就是說，涼鞋的束帶和開放感對我沒有影響。參加越野賽需要過河時，涼鞋很容易乾，透氣又佳，可以讓雙腳保持涼爽。穿了 300 公里的涼鞋跟剛買的時候一樣舒適。小石子一跑進去，就直接又掉出來了。」

　　有人偏好涼鞋的自在感，認為遠勝過鞋子的拘束感。Teva Wraptor 是第一雙機能型跑步涼鞋，配備有申請專利中的束帶系統與融合式足弓墊，在調整性、舒適度和控制力都升級。可伸縮的束帶會適應跑者的足弓，同時協助動作控制。許多涼鞋都提供和慢跑鞋一樣的吸震力、穩定性、腳趾保護和支撐力。

　　穿涼鞋也需要練習的。小石子、砂礫、葉子還有其他碎屑很容易卡在涼鞋裡，把腳搖一搖或輕輕踢一下，就可以讓這些東西掉落。要特別小心步道上的小樹枝，有可能會刺傷曝露在外的皮膚。

　　如果你穿涼鞋不穿襪子，雙腳的皮膚最後還是會硬化結痂。定期檢查厚繭，注意有無裂隙，是否有裂開、流血、受到感染的風險。不穿襪子的話，可以在腳趾和腳背上擦一些防曬乳，即可避免惱人的曬傷。建議考慮買稍大半碼的涼鞋，穿上襪子保護足部與脂肪護墊，也可避免皮膚裂傷。

　　有些運動員會把鞋墊黏在涼鞋上，或用魔鬼沾把鞋墊固定在涼鞋鞋底上。也有人建議在鞋墊上加一個腳跟墊，讓腳跟多一點緩衝。

　　跑者羅伯・格蘭特穿著 Tevas 涼鞋參加斯里琴摩 24 小時超馬，到了 100 公里處，兩根小腳趾都已經腫起來。隔天，他把這兩根腳趾下方鞋墊的突起處磨平，問題迎刃而解。那雙涼鞋穿了 650 公里後，他發現鞋墊和束帶並沒有明顯的磨損。他還發現，束帶內側塗一點凡士林，有助於軟化。而且，涼鞋的腳踝支撐力和慢跑鞋差不多。

涼鞋產品

KEEN FOOTWEAR 製造的產品融合了鞋子的保護力和涼鞋的舒適感，且有腳趾護擋、止滑鞋底、寬型鞋墊、以及鞋帶快速拉繩。參見參見 www.keenfootwear.com

TEVA SANDALS 適合健行、跑步與水上活動。Wraptor 2 鞋款特別為跑步製造，鞋頭略翹高，可抵擋石頭、樹根、碎屑。本款鞋搭載雙層密度的鞋中底以及鑄模足弓支撐片，還有腳跟衝擊墊與速乾鞋面，加上多重突起止滑的橡膠鞋底，使得此鞋款也很適合穿上步道和馬路。這款鞋依照腳底輪廓鑄模，還有防水的絨面鞋墊，赤腳穿也很舒服。參考 www.teva.com

鞋墊

　　鞋墊是有趣的小東西，我們的靴子、健行鞋、登山鞋裡面大多有附可拆卸式的鞋墊。我們通常買了一雙鞋子就一直穿到壞掉，從來沒想過腳底下的鞋墊。你也許認為鞋墊都差不多，但其實差異相當大：彈性的好壞、吸震與否、有或沒有足弓墊、足跟杯低或高、單一或複合材質、便宜或昂貴……而且鞋墊的表面材質種類繁多。新型的鞋墊可以放在烤箱裡，加熱後取出後踩在腳下，鞋墊就會跟你的腳型密合。

　　把你鞋子裡的鞋墊拿出來，是不是很脆弱？很容易就折成兩半？是不是缺乏生命力也沒有可以支撐的結構？是不是很扁，看起來就像壓扁的紙板？如果是的話，那你的鞋墊生產商名字叫「我們用鞋墊省成本」。可以丟掉買新的鞋墊了，不好的鞋墊會引發水泡和疼痛等腳部問題。

　　鞋墊的目的，是提供跑步或健行時額外的支撐力和吸震力。有些款式著重腳跟的包覆、足弓的支撐及前腳掌的吸震。而有些只有足弓墊，甚至是平的。你可以用「替換鞋墊」來取代鞋子裡的標準鞋墊。很多替換鞋墊的腳跟支撐、衝擊吸收、能量回饋、減少摩擦等功能都優於鞋子附的鞋墊，而有些替換鞋墊的足弓支撐功能較好，可以改善扁平足的問題。

　　下一頁列的鞋墊都是跑步、露營和運動用品店常見的款式，如果他們的架上商品不多，或是你需要找特別的款式，可以請他們給你看產品型錄。有些商店提供客製化鞋墊服務，或許會比一般的鞋墊更合腳。

鞋墊產品

新的款式和設計不斷推陳出新，不妨就近前往跑步、健行、鞋類專賣店或到廠商的網站上看看有什麼樣的產品。不少像是 Montrail、勃肯、Merrell 以及 Vasque 等等的鞋靴廠商也生產鞋墊，很多藥妝店或藥房也有出售類似 Dr. Scholl's 生產的鞋墊。

ENDURO-SOLE： 在力學鑄模足弓片上加了一層熱塑形 CTX 泡棉，保證客製化合腳。用烤箱加熱後，放到鞋子裡，穿上鞋子站著兩分鐘，鞋墊就會貼著腳底定型。參見 www.montrail.com

FOOTFIX INSOLES： 此款產品的足跟袋很深，能增加穩定性；矽膠足跟墊可減少腳跟的疼痛，附帶的足弓墊可用來支撐足弓。參見 www.footfix.com

HAPAD COMF-ORTHOTIC： 備有「全尺寸」以及「3/4 長度」兩種長度的鞋墊，很多人對這款鞋墊相當滿意。本書〈矯正墊產品〉單元裡有更詳細的資訊。

ORTHOSOLE： 這個廠商提供最高度防震的客製化鞋墊，有三種足弓支撐墊加上兩種前掌舒壓墊，一共六種組合供你選擇。參見 www.orthosole.com

POWERSTEPS： 這個廠牌的「頂尖鞋墊」外層稍硬，足跟杯較深，足弓支撐力強。參見 www.powersteps.com

SHOCKBLOCKERS INSOLES： 原本是為美軍設計的產品。鞋墊的設計分成兩層，一層是高吸震力的聚合物，另一層是高吸濕力低摩擦力的布料。有數款鞋墊可供選擇。參見 www.oregonaero.com

RXSORBO： 有多種替換鞋墊可選購。為了讓腳部著地時得到最大的保護，在腳跟及前腳掌處，注入特殊泡棉，或者是整個鞋墊內都有特殊泡棉。參見 www.rxsorbo.com

鞋墊產品

SHOCK DOCTOR FOOTBEDS：融合了多重吸震、支撐和舒適元件，創造出包裹住雙腳的機能性平台。參見 www.shockdoctor.com

SOF SOLE：這家生產的「Airr 鞋墊」是一種延伸到足弓下的「腳跟氣囊」，表面採用吸濕排汗的布料。參見 www.sofsole.com

SOLE CUSTOM FOOTBEDS：使用了熱塑形科技，是品質極佳、價格便宜的客製化矯正墊替代品。這種鞋墊含有微細胞聚合物，足跟杯很深增加穩定性，還有強力的足弓墊增加支撐力。當你用烤箱把鞋墊加熱後，放到鞋子裡，站在上面，鞋墊就會照著你的腳定型。參見 www.yoursole.com

SORBOTHANE PERFORMANCE INSOLES：採用專利黏彈性聚合物製造，賦予鞋墊最高的吸震和能量回饋。表面格紋的微細胞聚合物材質可以調節濕度。參見 www.runlonger.com

SPENCO：有好幾款男、女替換鞋墊，「綠線產品」是以封閉型人造橡膠材質做設計。產品經由店面銷售。參見 www.spenco.com

SUPERFEET：這家廠商的鞋墊分成「修剪合腳」和「客製合腳」兩種系統。這家廠商的產品具有矯正功能的形狀，搭配一種叫做「安定套」的設計，可以增加腳部骨骼結構的支撐力和穩定性，也能讓腳部肌肉更有效的運作，讓身體的排列更正確。「修剪合腳」的鞋墊分成九個顏色款式，每個顏色都有指定搭配的運動和鞋款。「客製合腳」有七種設計，由店裡受過訓練的員工為你量腳訂做。參見 www.superfeet.com

市售鞋墊基本上可以分兩種：泡棉以及黏性聚合物。泡棉鞋墊輕盈便宜，且有保溫效果，不過衝擊吸收力就比較差，而且越舊越差。一般說來，泡棉鞋墊因為質量輕，較適合跑者。

某些運動員雙腳較為敏感，或是受過傷需要保護腳底，就很適合使用上面提到的 RXSorbo 這一類的黏性聚合物產品。有一些鞋墊的後腳跟或前腳掌部位是由黏性聚合物製成，其他部分則是泡棉，這種鞋墊，會比完全是聚合物的鞋墊來得更輕盈。

Superfeet 的產品是功能型鞋墊的代表。大部分鞋墊的目的是吸震、支撐或身體排列對齊，而 Superfeet 宣稱三種功能兼顧，具有獨特的「ESS 承托系統」，提供了理想的生物力學支撐力。決定花大錢買矯正墊之前，很值得先從這家廠商推出的八種款式當中挑選一種試試。

如果你為了減少水泡的發生機率，已經換過襪子又嘗試過其他方法，問題還是沒有解決，可以考慮換鞋墊，有些鞋墊的質料或成分，可以有效減少水泡的發生。替換式鞋墊的尺寸不一，一定要先放在鞋子或靴子裡對過尺寸。如果鞋墊的前腳掌部位過窄，會使你的腳踩到鞋墊和鞋子之間的縫隙；如果鞋墊的足弓墊太厚，會讓足部承受壓力而引起水泡。要是鞋墊的腳跟墊太狹窄，會導致足部摩擦到足跟杯的突起邊緣。如果找到了適合的鞋墊，會大幅提升鞋子整體的合腳和舒適度。不過，鞋墊畢竟是消耗品，偶爾檢查一下有無破損，有必要的話就更換。更換的頻率跟你跑步和健行的方式有關，也跟里程數有關。

「鞋墊」跟「矯正墊」是兩種不同的東西，不要混淆。如果你的足部常出問題，務必諮詢足型矯正師、骨科醫師或足科醫師。持續性的腳痛代表深層的足部問題，一般用途的鞋墊無法解決。這種情況下，要矯正不平衡的問題，可能得用到矯正鞋墊。〈矯正鞋墊〉單元中有多種矯正墊的資訊以及可以矯正的問題。

美國腳和踝關節矯形外科學會的研究發現，市售的便宜鞋墊可能比昂貴的客製化產品效果更好。該學會表示，便宜鞋墊的吸震力，比起客製化鞋墊（以泡棉、矽膠、塑膠、羊毛製成，或複合材料組合而成）重新定位雙腳，更能改善腳部問題。

本章重點複習：用鞋須知

■ 把購買日期寫在鞋舌或月曆上。

■ 高溫、潮濕的環境會縮短鞋子的壽命。

■ 絕對不要把鞋子放在烘衣機裡，只能自然風乾。

■ 較壯碩的跑者要更常更換鞋子。

■ 一次買兩雙或甚至三雙鞋，運動的時候輪流穿，這樣你比較容易感覺出哪
一雙鞋該換了。

6

赤腳和輕便鞋

　　輕便鞋款的話題是近年才開始流行，時代雜誌更於 2007 年將 Vibram 五指鞋評選為年度最佳發明之一。不過，要等到《天生就會跑》這本書之後，輕便鞋款話題才算正式引爆。該書分析了腳痛的原因，也與讀者分享塔拉烏瑪拉族印第安人的秘密，以及更好的跑步方法。跑者對於打赤腳或穿輕便鞋跑步的接受度提高不少。

　　一位名叫米奇・肯恩的跑者分享他赤腳跑步的經驗：「我跑步跑了很多年，但是常常受傷。讀了《天生就會跑》後買了一雙 Vibram 五趾鞋來穿，然後又換成赤腳跑步，至今再也沒受過傷！我覺得這好像是我第一次真正學會跑步。以往我用腳跟著地，步幅很大，但現在我跑步的步頻變快，用前腳掌著地，我相信這才是正確的方法，有人覺得我瘋了，不過，天啊，差別真的有夠大。」

　　Vibram 這一款特殊的鞋子有五個可以容納你腳趾的空間，再加上 Vibram 的鞋底，感覺很像打赤腳，也使得以前沒辦法跑步的人現在可以開始享受跑步的樂趣。許多飽受拇囊炎、腳跟痛等疼痛及不適的人找到了解脫。

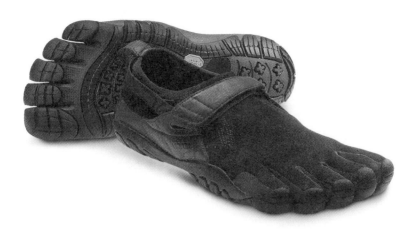

圖Vibram的KSO Trek步道五趾鞋。圖片來源：Vibram

　　有一位著名的赤腳跑步研究者丹尼爾 · 利伯曼，多年來研究「極簡動作」這個主題。他認為，打赤腳或穿著輕便鞋款時，著地的方式是平腳著地（中腳掌著地法）或前腳掌先著地之後腳跟再觸地，跑步就會變得舒適又安全。

　　在本章裡，輕便鞋的定義是：凡是不具備一般慢跑鞋常見的厚鞋跟、堅硬鞋底與足弓支撐的鞋子，都是輕便鞋。本章提到的資訊和祕訣，很適合穿五趾鞋、穿其他種類輕便鞋或打赤腳的人使用。另外，許多穿輕便鞋的人都不穿襪子。

穿鞋好，還是輕便鞋好？

　　多年來，大家都習慣了穿鞋子，或如果是健行登山客的話，就穿靴子。大家都在挑選正常鞋、彈性鞋、穩定鞋、動作控制鞋、吸震鞋、輕量鞋、越野鞋等各種不同的鞋款，許多運動員換過無數雙鞋子，只為了求得一雙完美的鞋子，讓他們可以不再受傷。

當然，有很多贊成和反對打赤腳跑步的說法。有人說赤腳跑步有益健康，有人說赤腳跑步很危險，可能更容易受傷。有人說慢跑鞋可以防止受傷，也有人說可能引發傷害，完全要看他們支持的是哪一種觀點。運動員只能引用少得可憐的研究，來支持他們的觀點。

有些陰謀論者討論到鞋商所編出來的「大謊言」，指出廠商的目的是要你買他們的鞋子。有位超馬選手在網路論壇寫道：「他們要你買又重又硬、支撐力及動作控制力都很好的鞋子，讓你雙腳的肌肉、肌腱和骨骼變虛弱，只能習慣那個品牌，接著，他們就升級到下一個款式，一定是更重更硬、支撐力及動作控制力更好的鞋子，價格也更貴，而且更容易壞。」我個人並不相信這樣的說法，我認為一般的鞋子、輕便鞋款和打赤腳跑步都各有特點，你自己要做出選擇。

打赤腳和五趾鞋的話題，在網路上受到很多運動員的熱烈討論，超馬選手克里斯丁・格里夫茲在論壇上提出了他的寶貴意見：「五趾鞋是一個可以強化、延伸、改善小腿肌肉彈性的工具，而且額外的好處就是強迫我用『正確的』方式跑步，也就是身體挺直，中線穩定，用中腳掌著地，步伐溫和。」

論壇上其他人表示同意，也強調這是一種學習維持良好跑步體態的方法。以後穿回鞋子時，也必須保持一樣的體態。有些運動員固定打赤腳或穿輕便鞋，不過大多數運動員會越野鞋、路跑鞋、打赤腳或輕便鞋交替使用。

「不穿」的好處

用最簡單的方式來說，不穿鞋或只穿輕便鞋會強迫你的雙腳多做一些額外的工作，讓所有的骨骼、肌肉、肌腱和韌帶一起運作。你的步態會更輕盈，也會用中腳掌和腳尖著地來代替腳跟著地，使你的雙足和地面有更好的聯繫。

2004 年日本札幌國際半程馬拉松賽當中，曾經進行一項研究，記錄 283 位跑者腳著地的方式。研究者發現，超過七成的跑者用腳跟著地，兩成多用靠近足弓的中腳掌著地，只有 4% 用腳尖著地，而且這 4% 的人都不是跑得最快的。

穿著鞋子的時候，我們大多數人是用腳跟著地，打赤腳或穿著輕便鞋的跑者則是用前腳掌附近著地。我們的身體有適應力：肌肉、肌腱和骨骼會設法適應鞋子、步伐以及腳部著地方式的各種變化。很多跑者因為長期受傷而苦不堪言，後來換成赤腳或穿著輕便鞋跑步後，受傷的情況大幅減少，甚至於完全消失。有一位 72 歲的女性因為腳跟受傷，一直無法跑步，最近她又會跑步了，剛剛跑完第一次的 5 公里賽，非常開心，就是五趾鞋幫了她。

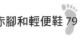

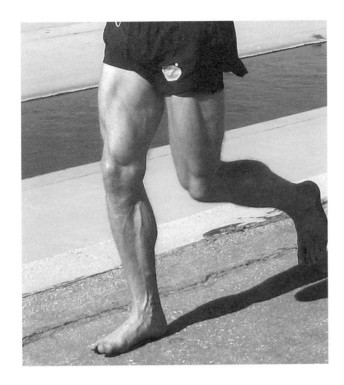

打赤腳跑步時需要以中腳掌著地。
圖片來源：赤腳泰德

赤腳慢跑的科學觀

目前已經有些期刊文章探討穿慢跑鞋跑步和赤腳慢跑的區別，以下就是幾個看法：

■ 赤腳慢跑可以促進腳尖及中腳掌著地，讓跑者有效利用雙腳阿基里斯腱和縱弓儲存的彈性能量。因此，可使小腿和腳部的肌肉更發達，並避免不舒服的感覺及可能導致受傷的衝擊力。

■ 鞋跟不論多低，都會改變整個身體的姿態。

■ 我們的腳底和腳尖分布著二十萬組神經末梢，可探知環境，同時協助平衡。腳部接受到的刺激會傳送到身體或大腦，但厚重沒有彈性的鞋子時常會阻礙這種感官認知。

■ 打赤腳跑步時，為了彌補腳底缺乏的吸震力，跑者會換成用腳尖或中腳掌著地，調整著地角度，減少腳部受到的衝擊。

- 幾百萬年來，人類不斷從事耐力賽跑，不過，慢跑鞋一直到 1970 年代才發明出來。在人類的進化史上，人類要不是打赤腳，就是穿著簡便的鞋款如涼鞋或莫卡辛鞋。相較於現今的慢跑鞋，古代的鞋子鞋跟較短，吸震力也較差。

- 現今慢跑鞋所使用的柔軟材質，使得大家跑步時都採用腳跟著地的觸地方式。而打赤腳跑步時顯然不能用腳跟著地。穿著慢跑鞋之後，足部不再接收到原有的自覺訊號，而且以足弓著地時會減弱腳部對於地面的反應，在跑步時，這樣可能消除或改變身體接收到的訊號。

功能與姿勢

赤腳風潮席捲跑步界，跑友們紛紛仿效《天生就會跑》裡面寫到的經驗，親身體驗赤腳跑步，或穿上五趾鞋及各式道聽途說的新型輕便鞋。大家既想要有鞋子的功能，又要有出去冒險的感覺，可是又想要讓穿在腳上的越少越好。

很多人沒想到的是，想要打赤腳跑步，還需要改變一下自己的跑步姿勢才行：打赤腳或穿著輕便鞋時，絕不可能用腳跟著地，否則一定受傷。有人把這種新的、使用中腳掌或腳尖著地的姿勢，稱為自然跑步，並認為自然跑步法可以讓你找出你的最佳跑步姿勢。

其實，我們可以思考一下我們用雙腳移動的方式。走路時，腳跟會很自然的先著地；快跑時（如跑百米時）則會用腳趾著地。取兩者的中間點是最理想的。

當我們穿著一般的鞋子跑步時，腳跟會先著地，接觸地面的區域位在我們身體重心的前方。腳跟先觸地後，然後前腳掌和腳趾依序觸地；而當腳跟受到的衝擊往上通過膝蓋和脊椎時，衝擊力道會造成一瞬間的減速，接著我們又用腳趾的肌肉力量往前推進。

當我們打赤腳或穿著輕便鞋跑步時，會很自然的用中腳掌或前腳掌先著地。此時身體稍微往前傾，身體的重心就在前腳掌擊中地面的位置上方，步伐較短而且節奏較快，腳稍微著地後就馬上提起來，準備下一次的著地。上半身應該很放鬆，而不緊繃。

需要一點時間，才能擺脫舊習慣而去學習適當的新技巧。很多人太急，在很短的時間內過度運動，弄到自己受傷收場。

打赤腳時的注意事項

　　不管是打赤腳或穿著輕便鞋，一開始都得慢慢來，因為你的肌肉需要時間適應新的受力，肌腱和韌帶需要鍛鍊，骨骼也必須去適應新的需求，身體的彈性還要培養，這些都無法一蹴可及。過度急躁可能會傷到這些內部的構造，導致肌肉拉傷、肌腱炎、肌腱拉傷和壓力性骨折。

　　有經驗的赤腳跑者都會建議，剛開始先每天赤腳跑五分鐘，然後把鞋子穿上。一個星期後再加五分鐘。這樣持續幾星期，讓雙腳引導你，如果感覺到腫脹、內部疼痛或有灼熱感，就減少赤腳跑步的時間。你也可以在平常的穿鞋練跑完之後，再練習光腳跑步。

　　漸漸地，你會從「用腳跟著地」轉變成「用腳尖著地」。採用前腳掌著地跑姿時，會給阿基里斯腱及小腿肌肉帶來較大的壓力，很多人一開始會抱怨阿基里斯腱以及小腿肚疼痛（所以才說你不能太急躁，慢慢的開始，才能給肌肉多一些鍛鍊的時間）。用腳尖或中腳掌著地，並不是說腳跟不會下降，而是說先觸地的部位是腳底中段，接著腳會持續往下踩，一直到腳跟也著地為止。腳尖和中腳掌著地時，也會提供一種天然的彈力作用。你也可以研究一下「姿勢跑法」或「氣功跑法」這兩種提倡多用腳尖著地的跑法。這兩種跑法除了教導運動員們動作技

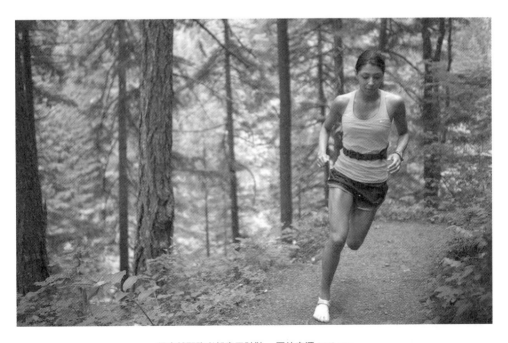

很多越野跑者都穿五趾鞋。圖片來源：Vibram

巧，使他們在跑步時調整身體的姿勢外，也可以改善體態，並且用調適體能來減少受傷（參見 www.posetech.com 及 www.chirunning.com）。

當你光著腳踩在野外步道或人行道的時候，請注意以下幾件事。慢慢開始，先打赤腳步行一小段路，讓雙腳有時間適應。因為雙腳已經習慣了鞋子的支撐和吸震，不穿鞋子算是很突兀的變化。多留意腳下路面的狀況，免得路上或是步道上的碎片割破或刺傷腳掌。如果你想要赤腳跑步，先從赤腳走路開始。

如果你平常習慣穿鞋子，但又想藉著調適雙腳來預防水泡的話，打赤腳走路或跑步就是一種很好的方式，讓腳皮變硬或形成厚繭。不過，醜話說前頭，打赤腳的練習並不能保證你不會長水泡。要記得，下雨時水分會軟化你雙腳的皮膚，這時候很適合換上一雙輕便鞋。

除了玻璃或金屬可能割傷腳之外，腳上如果有傷口或破皮，也有受感染的風險。腳部皮膚過厚的地方也需要注意，這些厚繭可能在皮膚上形成裂隙或裂縫，讓皮膚底層曝露在更大的感染風險中。如果你踩到尖銳物體刺破皮膚，務必就醫。穿刺性的傷口通常表面會閉合，反而把碎片、細菌或髒東西封在傷口中。要是選擇打赤腳，你就要多花心思照顧雙腳，因為粗心而遭受感染很不值得。

打赤腳可能帶來傷害，你聽了或許會擔心，這時可以試試輕便鞋，不但能保護雙腳，也可以改善打赤腳的經驗。例如五趾鞋就很適合以下的跑者：

- 不想體驗赤腳跑步痛苦的人。
- 想降低光腳傷害的人。
- 在灼熱的地面上跑步、擔心雙足被燙傷的人。
- 正在「穿鞋到光腳」的轉換過程中的人。

要記得，換成打赤腳或穿著輕便鞋跑步後，並不代表以後就不能穿鞋子了。很多運動員其實是「赤腳加輕便鞋」以及「正常穿鞋」兩者並用。穿著輕便鞋能幫助跑者專注於良好的體態，對很多人來說也會減少傷害。如果你想要或需要比五趾鞋更加扎實的輕便鞋，可以考慮 Inov-8、Nike Free、Newton、New Balance 800 或是 Terra Plana 等輕便鞋款，這些鞋子比起一般的慢跑鞋，把雙腳的彈性動作模仿得更好。

避免受傷

打赤腳在任何地面上跑步,雙腳就曝露在威脅下:玻璃、石頭、釘子、螺絲、樹枝、電線或樹根。而在我們喜歡跑步的地方,這些東西都很常見。只要踏錯一步,踩到一根生鏽的鐵絲或一片玻璃,就可能害你的腳受到感染,要是處理不好,後果可能更嚴重。定期檢查雙腳,看看有沒有破皮或傷口。草地和步道的表面比柏油或水泥路面更軟、更舒服。只要雙腳有點遮蔽,多少都能保護你的腳底。

打赤腳跑步時,不妨在前腳掌貼上膠帶作為保護。穿五趾鞋跑步時,也可以在腳底前端黏貼膠布,以求減少摩擦。五趾鞋有五隻腳趾的個別空間,如果你買五趾鞋的時候,事先把襪子所需的空間也列入考慮的話,則適合用印金足五趾襪來搭配五趾鞋。這樣的話,多了一點緩衝空間和腳趾的保護,也可以隔開鞋內粗糙的接縫。

有的跑者穿了五趾鞋後直呼太神奇了,讓他們的髂脛束症候群、膝蓋疼痛等問題幾乎馬上消失。我出門常穿五趾鞋,不過會遇到兩個問題:

- 五趾鞋無法保護我們免於來自樹根、石頭、岩石、人行道和水泥地的傷害。我一位超馬的朋友穿五趾鞋跑步時腳趾骨折。我去練跑的時候,腳也撞到了樹根,後來只好在跑步機和田徑場跑道上才穿五趾鞋。在野外很少有平坦的步道。

- 五趾鞋的鞋底缺乏吸震力,我想過要把 Dr. Scholl's 矽膠墊和普通的鞋墊放進去,不過都行不通。

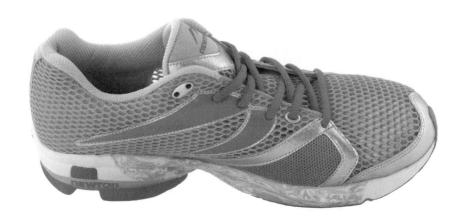

專為自然跑步姿勢製作的牛頓鞋。 圖片來源:牛頓跑步公司

也有些運動員發現，穿著五趾鞋走路很舒服，不過穿著五趾鞋跑步，卻沒辦法跑很遠，不像以前穿普通鞋款那樣。對這些運動員來說，輕便鞋款就是很好的選擇。Inov-8 是專為越野步道設計的鞋款，不適合都會道路；而牛頓鞋是專為以中腳掌和腳尖著地的自然跑步姿勢設計。

出門赤腳跑步前，腰包裡記得加幾樣緊急時很有用的東西。因赤腳跑步橫越美國而出名的克努德森建議，腰包裡要放一把鑷子、Moleskin 水泡貼（可以補強皮膚）、Gorilla 黑猩猩超級膠水（用來封住傷口或貼緊皮膚保護膜）、封箱膠帶、用來黏貼破皮傷口的 OK 繃，還有消毒用的酒精棉片。

赤腳跑步的建議

- 可以的話盡量打赤腳，幫助雙腳適應。
- 慢慢來，給雙腳一些時間鍛鍊。
- 腳底出現疼痛時，穿上鞋子。
- 鍛鍊雙腳和腳踝。
- 讓疼痛引導你：足弓、腳背或任何部位會痛就休息。
- 注意雙腳的破皮和傷口，小心護理。
- 高溫或低溫的地面要小心。
- 休息是為了走更長的路。
- 小心可能會讓你受傷的樹根和石塊。
- 重心放在腳趾，身體站直，腳步輕盈。
- 不要在意別人對你打赤腳的觀感。

關鍵在「慢慢來」，把疼痛當成你的指引。剛開始打赤腳或穿著輕便鞋跑步的前幾個月，很容易引發小腿肌肉痠痛、阿基里斯腱痠痛還有腳部和腳踝的各種疼痛。你的訓練內容當然也就受到限制，甚至壓力型骨折都可能發生。越來越多運動員忽視這些警告訊號而受傷。2010 年中，開始出現很多文章報導赤腳跑步的運動傷害，足科醫師和物理治療師都說，打赤腳以及穿著輕便鞋跑步的人受傷的比例突然暴增。短時間內過度運動就可能引起跟腱炎、足底筋膜炎或造成腳跟

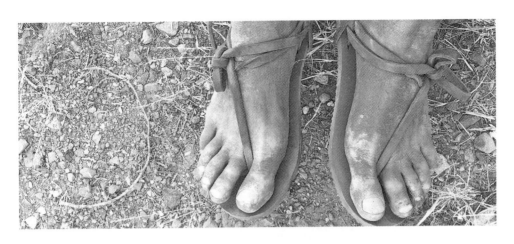

赤腳泰德的Luna涼鞋。 圖片來源：赤腳泰德

及小腿肌肉受傷。從穿一般的鞋子跑步，轉換成打赤腳或穿著輕便鞋跑步，過程
可能要好幾個月。我們大多數人多年來都慣用腳跟著地，而大腦的認知也是用腳
跟著地，如今要換成用中腳掌著地，得重新訓練我們的大腦。

輕便鞋的選擇

　　市面上有好幾款輕便鞋可供選擇，Vibram 五趾鞋算是最常見的。運動員們
也常穿涼鞋，像是自製的南美塔拉烏瑪拉族人涼鞋或商店買的涼鞋，不過最常見
到的輕便鞋款還是五趾鞋。Inov-8 走低調輕盈的設計風格，受到不少人喜愛，可
惜只適合在野外步道使用。牛頓鞋越來越受到歡迎，尤其是那些在人行道或道路
上跑步的人。Nike Free 和 New Balance Minimus 這兩款鞋也都是不錯的選擇。

　　不過，並不是每種輕量鞋的設計，都可以配合中腳掌或腳尖著地的跑法。
有些鞋子基本上只是減少了支撐和結構，還有鞋底變薄而已。

　　根據你跑步的地面、距離、風格以及受傷的歷史，就能判斷你需要哪種鞋
款。試穿一下鞋子，確認感覺夠舒適之後，穿著跑一下，就算是得在店裡跑步也
沒有關係。請店員提供意見，然後詢問是否可以把鞋子穿去外面試跑。

Vibram 五指鞋

　　五趾鞋是由工業設計師羅伯特 • 佛里瑞所發明。他把這項設計拿給了馬
可 • 布萊曼尼負責生產。而馬可 • 布萊曼尼的爺爺，就是 Vibram 公司創辦人
維塔爾 • 布萊曼尼，也是 1936 年率先發明登山靴橡膠鞋底的人。

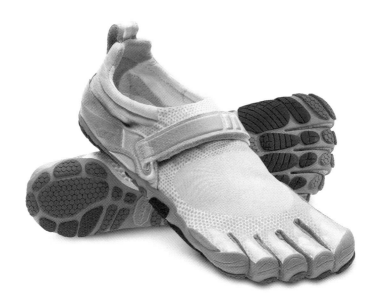

Vibram五趾鞋Bikila。 圖片來源：Vibram

簡單的來說，五趾鞋就是五個腳趾頭分開的腳套，並沒有支撐的鞋弓或吸震鞋墊，鞋底的厚度依照不同款式有 3 厘米、3.5 厘米或 4 厘米。穿上之後，雙腳和腳趾可以用自然的方式自由伸展開來。

五趾鞋的款式很多，有一款的鞋面往上延伸到接近腳踝處，這是最適合穿去跑步的款式，這個設計不但可以隔絕破片傷腳，也會讓鞋子更貼腳。KSO 是基本款之一，而它的升級版 KSO Trek 則是專為步道和健行設計，這兩種款式都附有魔鬼沾，可以將鞋子固定在腳上。

為了讓使用者享有更自然的跑步經驗與更自然的腳尖著地姿勢，Vibram 的 Bikila 鞋款一改過去的風格，採用 3 厘米的 PU 人造皮鞋墊（前腳掌底部下最厚）與 4 厘米的人體工學鞋底，提供腳部更多緩衝，也分散腳尖著地的衝擊力。這種設計也不會減少地面信息的回饋，所以不會影響正確腳尖著地姿勢。

如果有人想要外觀比較「正常」的五趾鞋，希望自己的鞋子有正常的足杯形狀，或不喜歡收縮材質緊密貼合著腳背，想使用可調鬆緊的鞋帶，可以考慮五趾鞋中 Bikila 系列裡的 Speed 鞋款。

找出合腳的五趾鞋

經營「殭屍跑者購物網站」（參見 www.zombierunner.com）的吉莉安 · 羅賓森穿過很多雙五趾鞋。她推薦五趾鞋給腳趾下彎或上彎、腳趾重疊、錘狀趾或

拇趾外翻的人。她也建議，穿的人應該要把趾甲修短磨平，才不會刺穿鞋面的網布。至於如何找出合腳的五趾鞋，她的祕訣是：

■ 穿上五趾鞋時，腳部感覺緊密，腳跟頂住鞋尾，但腳趾頭在腳趾袋中應該要很寬鬆，不能頂到前端。

■ 鞋子的尺寸必須配合你最長的腳趾（在 www.birthdayshoes.com 當中，有介紹如何修改五趾鞋的第二根腳趾頭，以配合摩頓足）。

■ 買對尺寸：尺寸太大，鞋子會滑動引起水泡。尺寸太小，腳趾無法正常舒展。

Inov-8

很多越野跑者喜愛 Inov-8 的設計，腳部可以用很自然的方式動作和運動，不會受到鞋子結構的干擾。Inov-8 輕量鞋可以保護雙腳，不受惡劣外在環境影響，同時維持赤腳跑步的感覺和效用。

牛頓

牛頓鞋的設計理念，就是加強用中腳掌和腳尖著地的自然跑步步態。能量經由專利的作用力與反作用力科技吸收後，回饋給跑者。我訪問過的幾位跑者都指出，牛頓鞋可以幫助他們用更自然的姿勢著地。

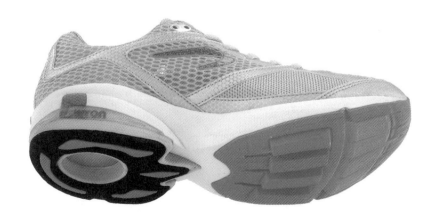

牛頓鞋的前腳掌四個突起設計有能量回饋功能。 圖片來源：牛頓慢跑鞋

如果想要一雙兼具保護力和支撐力，又能提供腳尖著地技巧的輕便鞋，牛頓鞋是很不錯的選擇。2010 年加州死亡谷的 135 英里惡水超馬賽中，我只看到一種輕便鞋參賽，就是牛頓鞋。

Terra Plana 的 EVO

Terra Plana 公司有個部門，專門生產仿效「打赤腳」效果的鞋子，其中的 EVO 鞋款是以透氣網布和輕質的超細纖維製成，單隻的重量約 230 克，鞋底厚度 4 厘米，外觀看起來就像一般的慢跑鞋。找不到合腳五趾鞋的人，可能很適合穿 EVO，因為它可以搭配的腳型更多，而且和五趾鞋一樣，除了能讓你有赤腳跑步的感覺，還提供雙腳某種程度的保護。

其他輕便鞋款

輕便鞋越來越受歡迎，日後將有更多公司投入市場。以下的一些網站和部落格所提供的資訊，可以幫助你追蹤市場最新變化。

- Nike 的 Free 鞋款，目標是重現雙腳自由和自然的彈性動作。參見 www.nike.com

- MT100 和 WT100 都是標榜自然步態的超輕量鞋。New Balance 根據這兩雙鞋的成功經驗，推出一款適合道路和步道的多功能輕便鞋，叫做 Minimus。參見 www.newbalance.com。

- Kigo Shel 的重量只有 140 公克，輕鬆套在腳上就可以出去走路、健行、越野跑步。參見 www.kigofootwear.com

- Saucony 推出的輕量級 Progrid Kinvara 鞋款，可以引導你用中腳掌著地。參見 www.saucony.com

- Merrell 和 Vibram 合作推出一系列 Merrell Barefoot 輕便鞋款。參見 www.merrell.com

- 亞瑟士說他們的 Speedstar 5 是「新簡約風的代表鞋款」。參見 www.asicsamerica.com

也可以在專門報導赤腳或輕便鞋運動的雜誌或網站上，閱讀一些產品的評比（如 www.birthdayshoes.com 和 www.barefootrunningshoes.org），但必須辨明，

鞋子是專為跑步設計的，而不只是日常輕便鞋。因為輕便鞋款越來越流行，很多公司都想要切入輕便鞋的市場，想購買輕便鞋的話，眼睛要更雪亮。

　　穿鞋子不穿襪子，可能會讓鞋子發出怪味，這點不難猜到。可以試試看使用抗菌濕巾擦拭雙腳。較推薦的濕巾產品有 Kiwi Fresh Force、PediTech 以及 Zorbx Odor Remover 等。在 www.wirthdayshoes.com 網站上也有一個專頁，教你一些讓五趾鞋（或其他鞋子）不發臭的祕訣以及清潔鞋子的祕訣，例如使用足粉、噴劑或浸泡等等方式。

　　下個段落中，著名的赤腳跑者「赤腳泰德」將會討論赤腳的技巧和姿勢，還有到底該不該穿鞋子。他提出的幾個建議也適用於穿著輕便鞋。

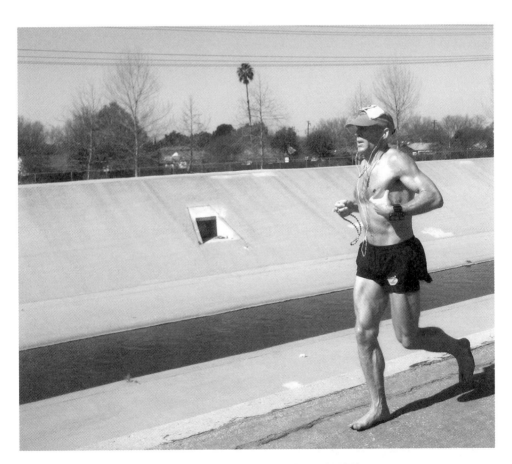

赤腳泰德的典型跑步方式。　圖片來源：赤腳泰德

赤腳泰德的入門祕訣

（赤腳泰德比大多數人赤腳跑步更久，所以我請他分享一下他的經驗，以下是他的回應。）

你想打赤腳跑步？首先你得先評估一下，是什麼原因讓你接受「赤腳跑步」的邏輯。我們都知道赤腳跑步最近很流行，不過，還是得問一個問題：這對我自己可行嗎？在你回答這個問題之前，容我解釋一下，為什麼打赤腳或穿著輕便鞋跑步，可能對你沒好處。

如果你認為赤腳跑步是靈丹妙藥，只要脫掉鞋子邁步奔跑，從此不受傷，也不必徹底改變長久以來你對跑步的想法，如果你這麼想的話，那麼赤腳跑步對你沒益處。如果你的跑步策略是要達成特定的時間目標或距離目標，或者不怕痛苦，受傷也可以，那麼我警告你：打赤腳這種策略，對你是行不通的。

赤腳泰德打赤腳跑步的目標

參加我的「赤腳跑步入門」課程中的學員，能學到什麼呢？我的第一個目標，就是要他們學著去「感受」一下，什麼才是好的跑步。重點放在對於地面質地、硬度以及衝擊力道的感受力。這是第一步。

為了充分體驗到這種感受，我要學員先練習在堅硬的表面上運動，我要他們先在堅硬平滑的地面走路，然後小跑步，然後才開始將焦點轉向三個主要目標：安靜、快速、平衡。

我的三個目標

1. 安靜：精通柔和、安靜、腳前端著地的跑法。讓步伐安靜而順暢。要學習使衝擊力道從腳前端流暢地分散到小腿各處，這樣動作就會順暢，而不是沉重的撞擊。你會發現，自己的動作變得非常安靜。想像一下大貓的動作，或者觀察一下狗跑步，向牠們學習節省體力的順暢動作。

2. 快速：提高步頻。打赤腳跑步，會很自然的讓人加快步伐。有些穿鞋子跑步的人步伐很沉重，老遠就聽到啪噠啪噠的腳步聲；他們著地的時機不對，白白浪費很多體力。其實，你的身體內有天生的彈性，可以吸收衝擊

赤腳跑步的目的不是要抵擋或忍受疼痛，而是要讓你體內那套精密的綜合感知系統（這些系統透過你運動時所蒐集的感覺和知覺相互溝通）獲得精準的調校。我認為，要學好跑步就得先學會去感受到「跑得很好的感覺」，要做到這一點常常需要打赤腳，才能完全體會你運動時的發生的一切。

赤腳跑步前先想想，你的雙腳和雙腿多年來不斷運動，又穿著各式鞋子，說不定正處於復健的過程內。你的腳可能沒有受到重視，導致萎縮、關節活動度縮小、虛弱。鞋子的襯墊、支撐和保護也沒有造就強韌的雙腳。

所以，第一個祕訣就是慢慢來，漸進式，避免操之過急，避免受到自尊心驅使。我赤腳跑步的中心理念，是要讓你的跑步和身體重新獲得一份連結，重新獲得用心自覺和存在感。

的能量，並且將能量反彈成為你前進的助力。這些能量如果沒有善加利用，就會在極短的時間內消散殆盡。你領悟到這一點之後，「提高步頻」就變得很合理。如果能清楚體察到自己雙腳著地的感覺（這種感覺可以幫助你採用更佳的著地方式，亦即足部是在一個與身體重心協調的地方著地），就比較容易鍛鍊出身體觸地反彈的最佳效率。不要拉大步距。事實上，赤腳跑步時不太可能拉大步距。

3. 平衡：採取穩定、直立的姿態，頭部保持平衡，核心肌群用力，肚臍向內緊縮，頭部和腰桿都挺直。這就是平衡的感覺。我認為好的跑步自有一套美學標準，看起來應該很順眼，而不是很痛苦。如果你觀察那些跑得很好的人，會注意到他們動作平順、流暢、優雅又省力。反之，有人跑步時駝背，動作生硬不自然，腳步又笨重，看起來很痛苦。其實，省力的跑步姿態是身體穩定挺直，上半身當作支點，讓手腳自由移動，頭部不會晃動。

我教學的最終目標，是要學員們將我獨創的「持久型狩獵小跑步」練到完美。這種步態的重點不在於速度，而在於平順、流暢、省力、可維持下去的動作，一種可以讓你準備好明天繼續玩的動作。傾聽身體的聲音，注意它要告訴你的事，然後照著調整和前進。

赤腳和輕便鞋網站

赤腳跑步 跑者泰爾曼・克努德森開設的每日赤腳文摘網站，任何關於赤腳跑步的問題，在這裡都可以得到解答。附設論壇、會員專頁、部落格、聊天室等等。參見 www.barefootrunning.com

赤腳跑步大學 超級馬拉松選手傑森・羅比勒德，也是《赤腳跑步書》的作者，他在 www.barefootrunninguniversity.com 上提供了很多赤腳跑步的資訊、部落格、鞋子評析、網站連結等等。

赤腳泰德的冒險 這是赤腳泰德的網站，內有許多建議，還有他個人部落格、教學網頁及客製化的塔拉烏瑪拉涼鞋或 DIY 組件。還可連結到 Google 群組。參見 www.barefootted.com

生日鞋 專為 Vibram 五趾鞋架設的網站和部落格，上面的用法和實例可以改善你的輕便鞋經驗。資源頁裡有常見問題回答、設計評析、跑步和健行祕訣以及赤腳研究，這個網站也教你修改和修理的方法。參見 www.birthdayshoes.com

丹尼爾・利伯曼 這位哈佛大學的學者經營了一個叫做「腳部著地的生物力學以及在打赤腳或穿著輕便鞋跑步的應用」的網站。參見 www.barefootrunning.fas.harvard.edu

如何打赤腳跑步 跑者泰爾曼・克努德森的網站。提供很多赤腳跑步的電子郵件和祕訣，另外還有一本免費的《赤腳跑者的生存指南》網路書。參見 www.howtorunbarefoot.com

赤腳和輕便鞋款網站

HUARACHES 塔拉烏瑪拉族印第安人素以長跑著名，他們所穿的長跑涼鞋叫做 huaraches。這個網站有賣塔拉烏瑪拉涼鞋，另外也教你自行製作的方法。參見 www.invibleshoe.com

INOV-8 「依照腳的自然功能設計」Inov-8 的官方網站有各種產品資訊。參見 www.inov-8.com

NEWTON RUNNING 牛頓系列慢跑鞋款的網站，提供一些不錯的自然跑步科學 資訊，也有一些關於改善跑步姿勢的文章。參見 www.newtonrunning.com

RUNBARE 兩位赤腳跑步實踐者麥克・山德勒和潔西卡・李的網站。參見 www.runbare.com

RUNNING BAREFOOT 赤腳肯・鮑勃所維護的網站，也是第一個赤腳跑 步網站，創始於 1997 年，網站上提供一些建議和常見問題回答。參見 www. therunningbarefoot.com

SOCIETY FOR BAREFOOT LIVING 一個關於赤腳生活資源、事實和連結的網 站。參見 www.barefooters.org

TERRA PLANA 關於 EVO 輕便鞋的資料可以在 Terra Plana 官方網站上找到。 參見 www.terraplana.com

VIBRAM FIVEFINGERS Vibram 五趾鞋的官方網站。參見 www. vibramfivefingers.com

ZERO DROP 這個網站上有鞋子評比以及購鞋指南。參見 www.zerodrop.com

7

襪子

　　襪子有四項基本功能：緩衝、保護、保暖、吸收皮膚上的水分。襪子功能的強弱取決於布料和紡織方法。以人造纖維布料製成的襪子會從皮膚吸走濕氣，引到襪子表面，然後蒸發掉。

　　談到護腳方法，通常我是以建議的立場提供資訊給運動員，不過，我有三大堅持，沒有任何商量的餘地：第一是襪子，認真的運動員絕對要避免穿百分之百純棉襪，絕對要穿吸濕排汗的襪子；第二是在綁腿的那一章（詳見本書稍後）；第三則是在腳趾保養那一章。

　　但有些運動員就喜歡普通的純棉半筒襪，另外一些人只穿單層或雙層的人造纖維襪。如果純棉半筒襪沒造成什麼問題，那就繼續穿，不過如果你的腳常會紅腫或起水泡，就應考慮改穿其他種類的襪子。有些人穿了五趾襪就愛上它，因為這種襪子可以避免腳趾間堆積塵土或汙垢而產生的摩擦。

　　每個人都會穿襪子，但是襪子有好幾個關鍵的竅門，看似簡單的一件事，可能讓你的雙腳痠痛、起水泡，或者是讓你的腳完全沒事。結果天差地別。

「用心」才是穿襪子的藝術

　　首先，用心確認一下你即將要穿上的襪子很乾淨，沒有碎屑。右手抓住襪子口，左手呈握拳狀握住襪子，右手將襪子拉過左手，然後在空中甩幾下；接著把襪子翻面再重複一次。如果襪子的腳趾處縫合線太厚的話，

就把有接縫的那一面穿在外面。

再來，按摩一下你的腳趾和趾縫，確認一下完全沒有沙粒或碎屑，接著把襪子捲開，將腳趾放入襪子的腳趾空間裡，襪子的接縫處務必置於腳趾關節的上方，不要讓襪子的接縫在小腳趾附近擠成一團。

現在把襪子往腳跟和小腿的部位拉。往上拉時，一邊用手指撫平皺褶，一邊感覺有無粗糙的顆粒或碎屑。

下一步，取出鞋墊檢查一下，清除毛球、汙垢、碎屑。兩隻鞋子的鞋底互相拍打幾下，然後把鞋跟在地上敲一敲，將碎屑倒出來後，把手伸到裡面觸摸一下，看看有沒有碎屑或其他待排除的問題，最後再把鞋墊放回去，穿上鞋子。

聽起來很複雜，其實整個過程花不到一分鐘，還可以預防很多腳部問題。

超級馬拉松選手，內科醫師助理　瑞奇‧謝克

乾淨的襪子穿起來舒適無比。襪子裡、外都要洗，徹底清除裡面的纖維和多餘的毛球。健行的時候，前一天穿過的襪子清洗完畢後可以掛在背包上風乾。若參加百英里賽事，途中要換好幾次襪子，50英里賽事則換一次就好。多日賽期間，盡量每天多換幾次襪子。乾淨的襪子穿完了，就把髒襪子洗好備用。

很多人把襪子反穿，可以幫助預防水泡。大部分的襪子在腳趾附近都有條接合線，製造商為了美觀把接合線放在襪子的內面，不過，這條線很容易磨到腳趾的上方或側邊，害腳趾長水泡。

每年夏末，檢查一下你的鞋襪是否該淘汰了。下面列出八個檢查襪子的測試標準，任何一題答案為「是」，襪子就得丟掉。雖然有些襪子可能要價15到20美金，但算起來還是相對便宜。買新襪子時記得要選擇吸濕排汗的款式。

如何丟襪子

我敢打賭，你的襪子當中一定有好幾雙早就該進垃圾桶了。怎麼判斷襪子該丟了呢？其實相當簡單。洗好襪子後，把手伸進襪子裡摸摸看，然

後把襪子裡面翻出來再檢查一次。這裡提供八個竅門：

- 你是否能夠透過襪子的布料，看到你的手指？
- 腳跟處有破損嗎？
- 腳趾處或其他地方有破洞嗎？
- 襪子內側是否出現鬆脫？
- 是否有某些部位的布料變薄了？
- 腳踝附近的鬆緊帶失去彈性了嗎？
- 接近腳趾的接縫是否令你覺得不舒服？
- 襪口失去包覆功能而下垂？

還有另一個訣竅：不要只檢查舊襪子，而是要檢查所有的襪子。有次跑步我穿了一雙很新的名牌襪，卻導致腳跟紅腫。脫掉鞋子一看才發現襪子有瑕疵：腳跟處的縫線裂開了。這雙襪子才穿不到 60 英里呢。

天氣漸漸變冷，你也會換上較保暖的襪子，此時要確定一下這些襪子跟鞋子合不合。保暖的襪子可能比較厚重，也可能混紡不同的材質，也織得比較密。較厚的襪子如果搭配尺寸不合的鞋子，就會出現問題，不但會擠壓到雙腳，還會壓迫血管，阻礙腳部的血液循環。穿上厚襪子後，要確認腳趾在鞋頭裡有足夠的移動空間，腳跟不會覺得太緊。

襪子的纖維及結構

襪子的布料種類繁多，從棉、混紡棉、人造纖維、絲、羊毛、混紡羊毛和羊毛絨都有。研究一下各種質料的特性，讓自己更瞭解它們的用途。也可以仔細閱讀襪子包裝上的產品資訊，試穿幾種，找出最適合的。

天然、人造、混合材質

棉襪沒有吸濕排汗或保暖的特性，會讓濕氣貼在皮膚上。你的雙腳包在濕潤的棉布裡，會變得又濕又冷，更容易起水泡。幫你自己一個忙，不

要穿純棉襪。

混紡棉襪含有彈性纖維、尼龍、人造絲和亞克力紗，比純棉襪稍微好一點。

人造纖維襪可以防護因濕氣、不合腳、紅腫、滑動或摩擦所引起的水泡。**人造纖維襪**子是由「疏水性材料」製成的，意思是說這些材質不喜歡水分或濕氣。Capilene 聚酯纖維、CoolMax、Olefin 聚烴烯纖維以及聚丙烯等這些吸濕排汗的布料，可以將皮膚表面的濕氣或汗水吸收，再排到襪子的外層。至於 Hollofil 四孔纖維布料、Thermax 聚酯纖維布料以及 ThermaStat 這些人造隔絕層，則有助於提供保暖。這些襪子有單層的，也有雙層的，而大多數的人造纖維襪使用了至少一種上述材質，再與棉、尼龍、彈性纖維或亞克力紗混合。

絲質襪很光滑，通常當成內襪來穿。吸濕排汗功能不佳，保溫性也差，也不像新的人造纖維襪乾得快。

羊毛襪吸濕排汗以及緩衝效果都不錯，可惜粗糙材質，容易引起搔癢。

混紡羊毛襪冬暖夏涼穿起來很舒適。精梳羊毛製成的襪子柔軟耐穿。美利諾羊毛彈性較差，不過非常柔軟舒適。羊毛也可以和其他布料混紡。

羊毛絨襪很軟，保暖性良好，而且比羊毛容易乾，不過形狀較為鬆散。

襪子布料的紡織方法取決於材料，有的鬆散有的緊密。紡織鬆散的襪子觸感粗糙，保溫性能差。紡織緊密的襪子觸感較柔細，而且吸震力較佳。將襪子套在手上，把手指張開就可以看到襪子的紡織方式，紡織緊密的襪子，纖維之間的縫隙較少。

雙層襪有助減少或消除水泡。兩層布料互相摩擦，取代了與皮膚的摩擦，大部分雙層襪有吸濕排汗的功能，可以去除腳部水分。穿上雙層襪之前，用手對齊兩層的襪子，再將襪子平順的套在腳上。

科技快速進步，下列就是科技使襪子變得更合腳、更好穿、更耐穿的例子：

- 不少廠商現在分別生產適合左腳和右腳的襪子。

- 廠商開始生產專為女性設計的襪子：腳趾處較為圓滑，腳跟處使用彈性布料，更適合女性的腳。

- 很多廠商開始生產有抗菌功能的襪子。

- Drymax 生產的襪子帶有水分去除系統，以超級疏水（排斥水分）纖維來保持雙腳乾爽，襪子會將皮膚上的水分吸起後移往襪子的表層。測試顯示出，Drymax 襪子比他牌襪子乾爽 25 倍。

- Injinji 印金足使用四點人體成型系統來生產五趾襪。印金足 Tetrasoks 的無縫合線設計，加上個別的趾套保護每根腳趾，對腳趾容易起水泡的人幫助很大。使用 CoolMax、羊毛、尼龍、彈性纖維等材質，能貼合你的雙腳和腳趾的形狀。

- Wigwam 推出了一款具有快乾排水纖維的專業襪，可以將濕氣從襪子底部往上轉移排出鞋外，且使用 Fusion 融合線將內襪和外襪縫製成一片布料，內層吸濕排汗，外層是美麗諾羊毛。這是一種舒適、乾爽、不易引起水泡的襪子。

- 壓力襪覆蓋小腿而且會刺激肌肉裡的血液循環，提供支撐力也增強耐力。對下肢末梢由腳底到小腿施加漸進式的壓力，會讓血液回到心臟和肺部的速度加快。這個專利科技可以使得含氧血液以較快的速度回到腿部，降低疲勞感。

- 「Blister Guard 科技」採用鐵氟龍為原料，製成低摩擦力纖維，使用在襪子的腳趾、前腳端、腳跟等地方，可預防水泡、破皮、厚繭等的形成。嚴格的測試證實這種含有鐵氟龍低摩擦纖維的襪子可以減少達八成以上的水泡。各家襪子廠商都在市場上推出這種襪子，也結合了像是亞克力紗、羊毛、尼龍或人造絲這些傳統纖維，或是 CoolMax 和 Spandex 彈性纖維這類功能性的纖維。

　　Drymax 運動襪就是以尖端技術製造襪子的絕佳範例。這種襪子內層是厭惡水分的 Drymax 纖維，而外層則是喜愛水分的人造絲，這樣的組合比其他襪子更有助於保持皮膚乾爽。另外，Drymax 運動襪結合了低摩擦的 Blister Guard 科技、MicroZap 抗菌科技、水分去除系統科技、顏色尺寸標記、無接縫設計、五個更合腳的尺寸以及五種密度的保護襯墊。一系列的跑步襪可以分為一般型、步道型、冬天型、夏天型及最高保護型。為了強化透氣、腳踝保護、冬天型襪子的保暖度等效能，這家公司持續調整襪子的設計。

買襪子

　　合腳的襪子才買。腳跟、腳趾以及腳掌都要很舒服，不應該感覺受到擠壓或太緊。襪子太大的話會皺在一起，摩擦並刺激到皮膚；襪子太小也會過度摩擦腳趾和關節。把襪子外翻，檢查一下腳趾附近的縫線，儘量避免縫線過粗的襪子，這樣很容易磨到腳，導致紅腫或起水泡。新買的襪子一定要跟你的鞋子或靴子一起試穿，才能確定合腳而且不會太緊。襪子太薄或太舊，喪失功能時，記得要丟掉，從襪子的腳跟處很容易判斷出襪子的襯墊厚度。

　　好的襪子一方面很合你的腳，一方面又可以填滿鞋子內部。襪子太緊或太鬆都可能阻礙血液循環，然後引發問題（特別是天氣冷的時候）。摩擦會讓皮膚紅腫，接著產生水泡。忽然換穿較薄的襪子，腳在鞋子裡的移動幅度可能變大，摩擦引發紅腫，然後呢？沒錯，起水泡。

　　很多商店備有襪子，供你試穿鞋子靴子時使用。可能的話盡量避免，應該帶自己的襪子去店裡試穿，一來可以感受一下自己的襪子和鞋子的配合度，二來可以避免感染別人留下來的黴菌。

　　不少人選擇穿某個品牌的襪子就不換了，這也無所謂。不過要記得，襪子製造商在襪子的構造上下了很多功夫，生產出很多很棒的襪子，也很值得你瞭解一下。

　　如果找不到想要的襪子，可以參考一下這個網站：參見 www.thesockcompany.com。

提示：使用綁腿

　　下雨、渡溪或多汗導致雙腳潮濕時，襪子特別容易下滑，或在鞋子裡起皺摺，引發腳部紅腫及水泡。在步道上或是上下斜坡時更嚴重，不過就算是在乾燥又平坦的地面上健行，還是會遇到一樣的困擾。自製綁腿就可以預防這個問題。

　　找一家手工藝品店或是縫紉器材店，購買縫製衣服常用的、長度約 30 公分、寬度 3 公分的鬆緊帶，務必買有稜紋或防止捲曲的那種。用鬆緊帶在腳踝上方小腿最細的地方繞一圈，再將鬆緊帶縮減約 1.5 公分，然後打個結，這就是綁腿了，可以用來把襪子固定在腳踝上方。此時應該感覺很舒適，而不是很緊。

特殊襪

以下各節列出適合慢跑和登山的襪子、壓力襪、內襪以及高科技外襪。這些襪子有很多可以穿去跑步、登山或參加極限冒險賽。可以到附近店家觸摸這些襪子的質感，看看包裝上的資訊。本章節尾有一份產品清單，詳列出各家公司製造的各類運動襪。

慢跑襪

生產慢跑襪的公司很多，鞋商也用他們的品牌銷售襪子。大部分的襪子都能吸濕排汗；襪子也分為道路用及步道用，有不同的長度，以各種材質混紡。很多跑者都有自己最喜歡的襪子品牌和款式。較具創新精神的產品是 Injinji 印金足五趾襪與使用獨特交織纖維技術的 Drymax。

登山襪

登山襪和慢跑襪不同。登山客通常穿著運動襪或是高筒襪，有些穿羊毛外襪加上吸濕排汗的內襪。登山客也可以穿較薄的運動型雙層吸濕排汗襪，這種襪子很好穿，而且可以減少水泡發生率。

太平洋頂峰步道登山客馬修‧彥科維奇以前常起水泡，尤其是每日距離超過 30 公里的長途健行時，水泡更嚴重。他試過膠布、Moleskin 水泡貼和各種靴子，最後他改穿三雙襪子，問題就解決了：先穿一層吸濕排汗襪，再加上兩層靴子襪。

另外有登山客習慣先穿上薄的內襪與 Thorlos 登山襪，最後再加一層混紡羊毛登山襪。在冬天，穿上厚襪子時，靴子也要比平常大半個尺碼，否則平常穿的正常尺寸靴子會壓縮襪子，降低保溫效果，更壞的情況就是靴子太緊使得通往腳趾的血流受到阻礙，導致凍傷。

內襪

內襪很薄、很柔滑，一般穿在較厚、保溫效果較好或吸震的羊毛襪底下。內襪質輕易乾，大多由疏水纖維製成，可以從腳部吸收水分再散發到襪子的外層。內襪和外襪一前一後，作用如同雙層襪，兩層之間會互相摩擦，但不會磨到皮膚，減少水泡的發生機會。購買內襪時，要找吸濕排汗的款式。雖然很多運動員改穿雙層襪，還是有些人偏好內外襪雙層穿法。

壓力襪

　　這幾年壓力襪開始流行。這種特殊的襪子蓋到小腿肚，施加漸進式的壓力，越往襪子上方壓力越小，藉此刺激腳部和腳踝的血流。有報導指出，血液循環提升、疲勞消除了之後，就能提高效能、消除腫脹，並且提升最高攝氧量（VO2）。

　　改穿壓力襪之後，很多使用者表示腳痛、腫脹與疼痛都改善了。壓力襪也減輕運動後的肌肉痠痛。有時做了某些平常不習慣的「反常」運動後，很容易發生遲發性肌肉痠痛。在一項研究中，受試者自願進行倒退下坡步行運動 30 分鐘，結束後受試者依照指示，一隻腳穿上漸進式的壓力長襪，每天五個小時，連續三天，而另一條腿則穿平常穿的襪子。運動前後各測量一次肌肉痠痛以及肌肉神經，運動後 2 小時、24 小時、48 和 72 小時再測量四次。結果顯示，運動後 72 小時，有穿壓力襪的腳遲發性肌肉痠痛降低了 28%，另外，穿壓力襪的腳在運動後 24 小時便開始恢復收縮功能。根據這個研究可知，壓力襪可能有助於壓縮肌肉組織，因此有穿壓力襪的那隻腳，肌肉結構受損的程度比對照組更低。穿上壓力襪 24 小時後，肌肉力量的恢復也比對照組更好。

　　有種叫做 Skins Sport Sox 的運動襪，是一種彈性纖維壓力襪，不過它的樣子並不是完整的襪子，而是穿在其他襪子底下，局部刺激腳底。另外，CW-X 的壓力襪據說能支撐足弓及小腿肌肉，同時穩定腳踝。至於 Sigvaris 品牌的運動恢復襪融入了漸進式壓力技術。2XU 的壓力襪則分為賽跑襪和恢復襪兩種。

　　壓力襪的襪筒較高，氣溫上升時穿起來會很熱，要小心襪子下的皮膚起汗疹，尤其是上下兩端有鬆緊帶的區域，極度酷熱時要特別小心。

高科技外襪

　　外襪是高科技的特殊襪子，看起來有點鬆垮，卻結合了防水技術以及傳統襪子的舒適感。雙腳在戶外活動時時常會碰到水，就算鞋子或靴子泡了水，外襪仍可保持雙腳的乾爽舒適。外襪雖然防水，腳底還是會出汗，產生水分。建議穿外襪前，雙腳先上一層止汗劑減少排汗，然後穿上吸濕排汗的內襪。

　　在酷寒的環境裡，要留意鞋襪裡的水分。汗水或外來的水可能在襪子裡結冰，造成凍傷。

　　全美超馬冠軍羅伊‧普隆曾在各種天氣中，用 SealSkinz 品牌的高科技外襪做了一年的測試。例如在威斯康辛州舉行的「冰河步道百英里賽」當中，「前一天下過雨，路況很糟，其他選手每 10 英里就停下來換襪子，只有我繼續前進。跑完全程時，只差 25 秒就刷新了比賽的紀錄，而且完全沒有起水泡。」在濕冷的狀態中，外襪有神奇的功效。羅伊發現，環境溫度為華氏零下 25 度，再加上

風寒效應，溫度降低到華氏零下 80 度，SealSkinz 的外襪卻讓他可以在戶外做訓練，而且雙腳保持溫暖、乾爽、舒適。

SealSkinz 襪子無縫、防水，使用一種 MVT 水氣蒸騰技術，採用輕薄的三層設計：內層襯布吸收皮膚上的水分，中層的透氣膜蒸發汗水，同時防止水份滲入，外層的尼龍布料耐磨又耐用。無接縫設計增加了防範水泡的優勢，使得這家廠商生產的防水襪可以完全浸泡在水裡，革命性的密封襪口不僅確保緊密防水，也可以隔絕水分跟沙礫。全季節襪的襪口材質是彈性布料，襪筒受到固定不會往下滑，不過會進水。他們也有可以蓋住小腿的長筒襪。防寒襪用的是 Polartec 抓絨內襯，可以在嚴寒中保護雙腳。

為了避免雙腳長水泡，不讓雙腳受泥土沙礫的摩擦，或在多日賽中因為泡水而影響足部，很多極限冒險賽選手都穿著 SealSkinz 的襪子。極限冒險賽選手羅貝卡‧洛許說：「唯一可以同時隔絕沙礫和水蛭的東西，就是 SealSkinz 襪子。我在婆羅洲、菲律賓、越南等地都穿過，接下來去斐濟也會穿。在這些地方穿起這種襪子雖然很熱，不過卻能保持雙腳乾淨健康。」

REI 所生產的洛磯 Gore-Tex 外襪防水又透氣，裡面還可以穿一層薄的排汗襪。內裡和外層布料之間夾了一層薄膜，裡面的縫線用膠帶封住。襪子底部的襯墊由無彈性布料製成，不只提高耐用度也防止打滑。襪子的表面是可伸縮的 Gore-Tex 材質，彈性好，穿起來服貼。襪口由彈性布料做成。不過穿這種襪子時，要注意內部縫線對皮膚的刺激。

祕訣：舊袋子的新生命

沒有外襪的話，可以先穿上一雙厚襪子，然後在腳上套上塑膠袋，外面再加上一雙薄襪子。流汗和體溫會讓塑膠袋裡的襪子變得濕潤，不過會比完全泡濕的雙腳舒適得多。裝麵包或報紙的塑膠袋都很好用，不過得先吹氣，束起來，再輕輕擠壓，測試看看有沒有破洞。

Seirus Stormsocks 廠牌的暴風襪採用封閉型保溫材質，適用於冬季運動。暴風襪是由四向彈性氯丁橡膠透氣孔洞科技製成，可以排除水分，同時保留體溫；氯丁橡膠的兩面各有一層尼龍布，可以讓水分通過。一般的暴風襪表面有一層萊卡，裡面加上一層防風防水的 Weather Shield 高科技薄膜，最後是一層 Polartec 抓絨內襯。

Hyperlite 暴風襪沒有內襯，重量較輕。上述的這兩款襪子都必須檢查接縫處是否完全防水。

襪子產品

以下是幾個代表品牌的襪子。此外，很多鞋子、靴子甚至鞋墊的廠商，也都推出自家品牌的襪子：

Acorn Fleece Socks（登山襪）參見 www.acornearth.com

Balega International（慢跑襪、越野賽跑襪）參見 www.balegasports.com

BaySix（慢跑襪）參見 www.baysixusa.com

Bridgedale（慢跑襪、登山襪）參見 www.bridgedaleusa.com

CW-x（壓力襪）參見 www.cw-x.com

Dahlgren（登山襪）參見 www.dahlgrenfootwear.com

Darn Tough Vermont（慢跑襪、登山襪）參見 www.darntough.com

Defeet（慢跑襪）參見 www.defeet.com

Drymax sports（慢跑襪、登山襪）參見 www.drymaxsocks.com

Feetures（慢跑襪、登山襪）參見 www.feeturesbrand.com

Fox River（慢跑襪、登山襪、內襪）參見 www.foxsox.com

Injinji（慢跑襪、登山襪）參見 www.injinji.com

LORPEN（慢跑襪、登山襪）參見 www.lorpen.com

Oxysocks（壓力襪）參見 www.oxysox.com

2XU（壓力襪）參見 www.2xu.com

有些選手在不需要涉水的環境下，會把外襪的襪筒捲下來，讓腳透氣。外襪如果和 CoolMax 或其他吸濕排汗內襪材質一起使用的話效果最好，也會增加濕氣排除的效能，強化舒適感。穿、脫外襪要小心，避免將內襯的薄膜扯破，因為水分會從薄膜破損的位置滲入。

除非你穿的是 SealSkinz 的 WaterBlocker 襪，否則最好不要讓水淹過襪口。襪口會進水，一旦有水沿著小腿流進襪子裡，襪子的吸濕排汗功能就會大打折扣，或者完全失效（看流入的水量多少）。雖然有的吸濕排汗材質加上體熱，可以讓襪子內部變乾，不過還是要看進水量與活動量。有些運動員建議用緊身褲將襪口蓋住，多一層防水效果。

襪子產品（繼續）

Patagonia（登山襪）參見 www.patagonia.com

Point6（羊毛襪）參見 www.point6.com

Powersox（慢跑襪）參見 www.powersox.com

REI SOCKS 及 Rocky Gore-Tex Oversocks（登山襪、外襪）參見 www.rei.com

SealSkinz Socks（外襪）參見 www.danalco.com

Seirus StormSocks（外襪）參見 www.seirus.com

SIGVARIS ATHLETIC RECOVERY SOCKS（壓力襪）參見 www.athleticrecoverysocks.com

Skins（壓力襪）參見 www.skinsusa.com

Smartknitactive Socks（慢跑襪）參見 www.smartknitactive.com

SmartWool（慢跑襪、登山襪、內襪）參見 www.smartwool.com

Sof Sole（慢跑襪）參見 www.sofsole.com

Teko SOCKS（慢跑襪、登山襪）參見 www.tekosocks.com

ThorloS（慢跑襪、登山襪）參見 www.thorlo.com

Wigwam（慢跑襪、登山襪、內襪）參見 www.wigwam.com

Wrightsock（慢跑襪）參見 www.wrightsock.com

X-Socks（慢跑襪、登山襪）參見 www.x-socks.com

不穿襪子

1973 年，一本跑步雜誌裡的廣告寫著「新穎、簡潔、奢華的第一雙無襪運動鞋」。經過了三年的研發，Bare Foot Gear 推出了「原創無襪鞋」，內外都是頂級牛皮，沒用到 U 形釘或釘子，沒有接縫或隆起，也沒有會碰觸到腳的布料，只有未上色也不防水的牛皮。鞋子只托住腳跟和腳背，鞋頭的活動空間大，透氣度佳，聽說會讓腳部比較乾爽，摩擦力也隨之降低。今天再看這一則廣告，我們可能會覺得廣告詞很好笑：「很多男人不愛套，只因為那種感覺非常 MAN。」

有些人習慣不穿襪子，他們打赤腳在草地、泥土、沙地上跑步，以此強化雙腳的皮膚；他們也會輪流穿好幾雙不同牌子的鞋子，不過不穿襪子，讓腳底會產生摩擦的地方都長一層繭。這些人發現，襪子會讓足部在鞋子裡滑動，而且在陡坡上也沒有辦法站穩。不穿襪子時，如果看到足部有紅腫的地方，就用膠布、凡士林、水泡墊來處理。

　　穿鞋子但不穿襪子跑步，一樣需要時間來調適，也需要仔細評估雙腳狀態，才不會出問題。如果想嘗試不穿襪子，先檢查鞋子裡有無會讓腳破皮的縫線或隆起物。如果有摩擦點，就用膠布和潤滑劑處理。赤腳跑步和健行的接受度越來越高，想更瞭解這個趨勢，可參考本書第 6 章〈赤腳和輕便鞋〉。

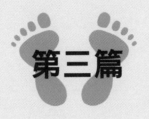

第三篇

預防

8

有效的預防

慢跑運動傷害第六定律：

治本，不治標。
運動傷害各有原因，
問題之根本消除，
傷害方得痊癒。

——提姆・諾亞克斯醫師，慢跑的智者

我們一定要把提姆・諾亞克斯醫生說的「慢跑運動傷害第六定律」謹記在心。把原因排除了，慢跑的運動傷害才能消除。所有喜愛跑步、健行或極限冒險賽跑的人都會遇到腳部問題或腳傷。腳部問題及意外傷害的因素很多，「預防」就是拯救你雙腳的關鍵。我的超馬好友大衛・史考特對腳部問題的觀點非常正確：「在長跑中，要是沒有照顧好雙腳，你踏出的每一步都會讓你想起自己的粗心。」

「做好準備」是男童軍的座右銘。我們很容易忽略自己「做好準備」的責任，任由那些位高權重、比較有經驗的人告訴我們該怎麼做。很多時候這樣沒關係，而且也是應該的。不過，你的雙腳要如何照護，只有你自己可以決定。

事前就要掌握預防的方法。急診室內科醫師比爾・特羅蘭是極限冒險賽的團隊醫療顧問，他在本書初版的前言中寫道：「有一件讓我很訝異的事，就是有

些個人或團體，常常把大量的金錢、時間和心思花在訓練、器材和旅行上，卻沒做到什麼雙腳的準備工作。結果往往所有的準備工作在幾小時或幾天之內付諸流水，因為主要的交通工具長滿水泡，無法繼續前進。對於健行、跑步及任何靠雙腳運動的人來說，這是很常見的問題。大部分的水泡只要靠一點預防保養就可輕易避免，有些腳部問題則可用早期治療的方式處理，以免小問題擴散成大問題。」

最重要的一點是瞭解你雙腳的需要，並且在問題發生前先學好處理的方法。我在超級馬拉松賽和極限冒險賽中包紮過很多雙腳，發現大部分的選手其實很明白自己該做些什麼，他們知道要穿著適合的鞋子和襪子，很多人甚至還幫隊員準備了腳部保養用品組。我估計大約有三到四成的人清楚自己雙腳的需要，也知道處理的方法。另外六到七成的人則缺乏準備，雖然讀過足部照護的訊息，但他們似乎覺得訓練、找食物、買一支適合夜間跑步的手電筒等等事情更優先。所以開賽後可以撐一陣子，接著問題就發生了。

你必須知道自己的雙腳有哪些需要，才能保有健康的雙腳。以前適合雙腳的做法萬一失效，也該知道怎麼處理。換句話說，要準備好替代方案，要有適當的裝備以及使用這些裝備的知識。

前人從痛苦中學習到的教訓：

▨ 要知道哪種潤滑劑好用，不過還是要帶著一瓶足粉。

▨ 要知道哪種襪子好穿，不過還是準備一兩雙其他款式的。

▨ 要學會在腳趾、腳跟及雙腳其他部位貼膠帶的方法，萬一起水泡時就用得上。

▨ 要學習專家貼膠帶的方法，然後自己練習貼，一直練習貼到很完美為止。

▨ 學會刺破水泡與包紮的方法。

▨ 要知道「不換掉濕襪子」會有什麼後果：你的腳會泡濕，感覺起來就像有一顆巨大的水泡貼在腳底上一樣。

▨ 要知道，就算是修剪、磨平腳趾甲這麼一個簡單的動作，也可以預防腳趾起水泡或變黑。

　　如果你沒有主動學會雙腳的照護方法，以後你就等著從痛苦中學到教訓。預防就是主動積極的態度。長期看來，把時間花在積極預防問題上，還是很值得。採取積極的做法意味著在你沒空或手邊沒現成材料時，可以少花一些時間消極的應付問題。

　　有效預防的關鍵，就是要在正確的環境中測試你的照護方法。如果你想找出適合在步道上使用的足部照護方法，則在馬路環境做測試得到的結果，跟在步道上做測試完全不同。穿上登山靴，背著背包在城市環境裡走動，跟在石頭步道的崎嶇地面上健行也不相同；這樣做可能有助於你的腳適應靴子，卻無法給你「踏在崎嶇岩石步道上」的相同感受。例如我有自製的步道跑步專用綁腿，因為我知道在步道環境裡，若有砂土跑進鞋子內會造成紅腫、起水泡。所以，你要親自去步道做測試，才能確定鞋子合不合、還有沒有問題需要解決。這就是積極的態度。

　　身為美國頂尖的極限冒險賽選手，凱西・沙辛知道自己雙腳的需求。她跑過猶他州和南非的沙漠、厄瓜多的火山、英屬哥倫比亞和巴塔哥尼亞的冰河。她也走過緬因州的森林，到過婆羅洲的地穴探險，划船和開車貫穿紐西蘭及澳洲，而且還跑步橫越美國東部。

　　凱西在 SealSkinz 網站上，把她成功的方法做了整理。她的建議如下：

可靠的腳部保養法

　　要在任何極限運動中勝出，有四個關鍵：堅定的心智態度、團隊合作而非個人行動、補充水分、一套絕佳的腳部保養法。每次比賽結束，我和我的隊員們都不像其他選手一樣雙腳鮮血淋漓，長滿水泡。每個人都想知道我的秘密，我的秘密就在這裡：

■ 在雙腳上噴上一層複方安息香酊噴霧，這樣可以在容易起水泡的地方形成一個強韌的保護層。不宜噴過多或是噴在腳的摺痕上，否則容易裂開並讓皮膚太乾燥。

■ 在腳底以及噴灑過複方安息香酊的皮膚上面，塗上薄薄一層的 Hydropel 運動軟膏，這是一種潤滑劑，一方面防水，另一方面又有潤滑和防止摩擦的功效。

▨ 保持雙腳舒適乾爽非常重要，所以我會先穿一雙內襪（我建議 Wigwam），再加上一雙 SealSkinz 的防水襪。SealSkinz 有多種款式，不過我推薦保暖襪、小腿襪或 WaterBlocker 防水襪。襪口密封不會進水，甚至雙腳泡在水裡不成問題。

▨ 靴子或慢跑鞋一定要很輕（賽跑時每一盎司都要計較），不過也要夠穩定，足以應付崎嶇的地面。如果是穿慢跑鞋，就要選擇質輕又可以排水的款式。

▨ 靴子外加綁腿的話，可以進一步防止沙礫、泥土以及小石子跑進靴子裡，有助於預防不必要的磨擦。

▨ 用兩支可以調整長度的登山杖，沿路的每一步都可以幫忙分散體重。下坡時，登山杖對保持平衡很有幫助，也可以防止腳部受到衝擊。

預防的要素

有一個最常發生在雙腳的問題，它會把人逼瘋，浪費人時間，在某些情況下，還會害人無法實現夢想。這個問題就是水泡。雖然後續章節要從各方面討論腳部保養，重點還是在於防止惱人的水泡出現，以便維持雙腳的健康。

防範水泡需要結合好幾個要素：襪子、足粉、潤滑劑、足部強韌劑、貼布、矯正鞋墊、足夠的營養、適度補充水分、足部止汗劑、綁腿、鞋帶、經常更換鞋襪等。合腳的鞋子加上高品質的鞋墊就是好的開始。不論你多會貼膠帶，你的襪子多舒服，如果鞋子不合腳，問題就會層出不窮。要預防水泡的話，你擦拭或噴灑在皮膚上的東西（如足粉、潤滑劑、膠帶）必須和包裹住雙腳的東西（如鞋墊、矯正鞋墊、襪子、鞋子、綁腿，甚至鞋帶）共同發揮作用才行。其中任何一個環節不到位，都會增加水泡發生的機率。

想像一個三角形的三邊是高溫、摩擦、水分。這三個要素結合後會使得皮膚更容易長水泡。大衛‧漢納佛德足科醫師，也是一位跑友，他強調說：「只要去除三個成因其中之一，就等於去除了水泡。」

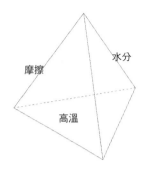
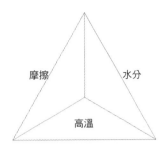

水泡形成的三個原因

再想像一下，這個三角形底下有一個雙層底座，底座的成分是可以去除水泡的要素。較接近三角形的上層底座是襪子、足粉、潤滑劑，也就是對抗水泡的第一道防線。摩擦會生熱，不過穿上吸濕排汗的襪子或使用足粉或潤滑劑，可以減少摩擦；穿吸濕排汗襪加上足粉也可以減少腳部水分。

襪子有單層或雙層之別。沒有吸濕排汗功能的單層襪子特別容易摩擦到腳，引起水泡。雙層襪子的兩層布料彼此摩擦，可減少腳和襪子之間的摩擦力。

足粉可以吸收皮膚上的水分，藉此減少腳和襪子之間的摩擦力。

潤滑劑會產生一層保護膜，可以在運動的過程中保護接觸到襪子的皮膚。這一層潤滑劑保護膜可以減少破皮，同時也減少摩擦。

現在，想像一下三角形雙層底座的第二層，就是對抗水泡的第二道防線，是由擔任支援角色的要素所組成，包含足部強韌劑、貼布、矯正鞋墊、足部滋潤品、適度補充水分、足部止汗劑、綁腿、鞋帶、經常更換鞋襪等。每個要素都有助於防範水泡或是其他問題。你可能會認為第二層的要素也很重要，這樣想也沒錯，因為某些要素對你的腳而言可能比對我的腳更重要。重點在於，我們要知道自己所從事的運動項目裡，需要什麼條件，才能讓雙腳保持健康。

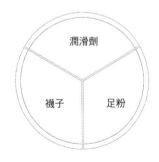

對抗水泡第一道防線

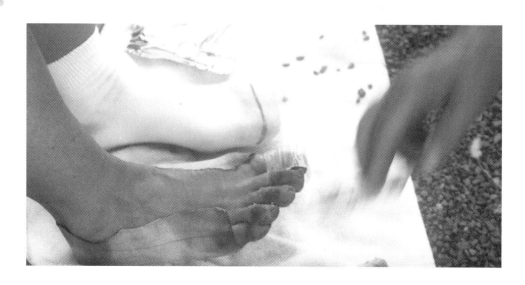

快樂完賽，或者痛苦走完，或者棄賽之間的差別，可能就在於貼膠布。

　　足部強韌劑會形成一層保護膜，強化皮膚。這類產品也可讓膠帶、水泡貼布與皮膚緊密黏合。

　　貼布可以在皮膚和襪子間提供一層屏障，減少摩擦。膠布貼得好，就等於腳上多了一層額外的皮膚，可以用來抵抗紅腫和水泡；皮膚紅腫起水泡時，也可以用膠布來治療。ENGO 貼片是膠布的替代品，不過是貼在鞋內或是鞋墊上。鞋子內或鞋墊上出現問題摩擦到皮膚時，可以使用 ENGO 這種貼片（由布料和薄膜製成的複合貼片）把問題區域貼成平順光滑的表面，大量減少摩擦。Jelly Toes 是一種矽膠製品，可以套在腳趾頭上減少摩擦。

　　矯正鞋墊可以幫助腳部維持正常功能的姿勢，舒緩足弓的壓力。小型足部襯墊也可以矯正腳部傾斜，避免壓力點的生成。

　　雙腳的皮膚也需要保養。足部乾燥長繭的話，可以擦乳霜或乳液，讓皮膚變得柔軟平滑。適量補充水分可以讓雙腳消腫，紅腫和水泡發生的機率也隨之降低。

　　足部止汗劑藉由減少雙腳的水分，達到降低水泡的發生率，對雙腳很會出汗的人有用。

　　在下一頁的圖中，綁腿的作用是隔絕沙子、泥土、石頭和砂礫。若鞋子沾到砂土，這些異物會引起摩擦和水泡。鞋子和靴子的鞋帶常常導致磨擦和壓力的問題，調整好鞋帶可以舒緩磨擦和壓力，讓鞋子和靴子穿起來更舒適。

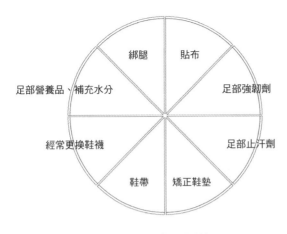

對抗水泡第二道防線

　　經常更換襪子，可讓雙腳保持最佳狀態。濕襪子會製造很多的問題。換襪子的時候，也是重新塗抹足粉或潤滑劑的好時機，也可處理紅腫的區域，防止它們變成水泡。

　　鞋子太髒或太濕，也該一併更換。

找出適合自己的防護方法

　　不管是慢跑或健行，都需要找到適合自己的足部防範策略。有人可能擦潤滑劑，有人可能抹爽身粉，還有人事先用膠布貼好腳，每個人所使用的襪子也是不同。

　　超馬選手大衛・史考特跑完西部百英里極限耐力賽後，聲稱自己的雙腳「像小嬰兒的肌膚一樣柔嫩」。大衛的腳部很少出問題，因為他留意修剪趾甲，塗上少量的凡士林，然後每隔一陣子就換鞋襪，這是對他有效的作法。假設有兩位穿著一模一樣鞋襪的登山客，走完了六天的路程，兩人的足部結果也不會相同。你必須根據平常遇到的腳部問題，研讀本書，然後找出最適合自己雙腳的做法。

　　超馬選手提姆・崔特麥爾曾五次獲得西部百英里極限耐力賽冠軍，以不到二十四小時的時間完賽。他也是加州內華達山區極限賽跑的跑者。有次參加一百英里越野超馬賽前一星期，他把趾甲盡量修短，比賽當天把腳底塗上一層綿羊油，以便減少摩擦，且在雪地跑步或渡水時可以保暖，還能讓皮膚比較不會起皺摺，最後再穿上一層 Thorlos 超薄襪。他的策略是「穿越多襪子，腳的濕氣會越

重。水分越多，水泡和皮膚的問題也就越多。」他通常整場比賽都穿同一雙鞋子和襪子，提姆說：「我的腳通常沒什麼問題，就算出現問題，那時離終點很也近了，撐一下就到了。」

可是，參加極限賽跑的時候，他的雙腳卻出現不同的結果。1992 年間參加一場步道賽事，要在 5 天又 10 小時內完成 210 英里，沒想到雙腳的情況慘不忍睹。他的團隊裡有五位經驗老到的超馬選手，每天平均在步道上奔跑 14 個小時。提姆還記得：「我們前進的速度很快，我的雙腳腫到連最後一天鞋子都穿不下。」綿羊油加上薄襪子就是他的一貫策略，不過他那次沒穿慢跑鞋，反而選擇了輕量登山靴。那次每位隊員都花了很多時間護理雙腳。他們領悟到：「防止雙腳繼續惡化的方法，就是第一片封箱膠帶要貼對地方，而且要貼緊，做到了就可以再撐一整天。」第五天結束時，他們用掉了最後一片封箱膠帶，而且一場午後雷陣雨，使他們「保持雙腳乾爽」的原則破功，雙腳潮濕太久的話，起水泡只是早晚的問題。

還有其他有助於預防的要素，等著我們去瞭解。經過適當的鍛練和調適，雙腳和腳踝會更強健，對扭傷和拉傷的抵抗力也更強。把皮膚照顧好就不會長厚繭。鞋墊和矯正鞋墊的品質好，就可以預防和舒緩足底筋膜炎、跟腱炎、足跟痛、蹠骨痛、摩頓氏神經瘤、摩頓足、籽骨炎、雞眼還有拇趾外翻等問題。合腳的鞋子有助於預防趾甲、足弓、以及水泡方面的問題。簡單的說，所有接觸到雙腳的用品，都會影響到雙腳的表現。

9

足部用品

運動員常用的足部用品共有四種。最常用的是潤滑劑,一般是為了讓腳變得滑溜,減少摩擦。第二是越來越多人使用的足粉,可保雙腳乾爽,減少摩擦。第三種則是超馬或極限運動選手常用的皮膚強韌劑和貼布黏著劑。最後,少部分運動員使用止汗劑來預防雙腳出汗過多。

預防紅腫和水泡的最佳方法之一,就是在腳上塗足粉或潤滑劑。如果你曾在腳上使用過潤滑劑,卻還是起了水泡,不妨試試最先進的新款潤滑劑。潤滑劑會軟化皮膚,對某些人來說,這樣會讓他們對走路、跑步、健行等等所帶來的壓力更加敏感,而且軟化後的皮膚可能會痛,某些情況下甚至會起水泡。如果水泡問題持續發生,可以試試足粉。某些人的皮膚比較適合乾燥的環境,若是這樣的話,可以選擇能防止皮膚表面水分累積的足粉;也有些運動員比較適合潤滑劑。如果你持續遇到問題,可以多試幾種。

科技日益進步,襪子排除濕氣的能力也增加,但運動員還是需要留意襪子製造商的使用建議。舉例來說,Drymax 襪子公司建議,他們的襪子不可搭配足粉或潤滑劑使用,否則可能會阻塞 Drymax 纖維,影響吸濕排汗的功效,而且他們的襪子也不適合烘乾。

足粉

有些運動員的雙腳塗上潤滑劑後會變得太軟嫩,這時可以用足粉當作替代品。對他們來說,足粉減少摩擦的效果跟潤滑劑一樣好,或者更好。

足粉產品

亞瑟士 CHAFE FREE POWDER 是以 Aceba 製成的抗摩擦粉末,是一種乾式潤滑劑。參見 www.asicsamerica.com

BLISTERSHIELD POWDER 由 TwoToms 出品,可預防紅腫、水泡及厚繭。細滑的粉末裡,含有蠟和玉米澱粉的微粒,可有效減少摩擦力及溫度上升。這款產品可讓水氣(汗水)通過,排除水分,使皮膚防水。使用時,先在襪子裡倒入約一茶匙的量,均勻塗布,避免全部堆積在腳趾處。穿上襪子後於腳跟處再加一點粉末。參見 www.2toms.com

BODYGLIDE LIQUIFIED POWDER 是一種先進的乳霜,使用時會轉變成保護皮膚的潤滑乾粉。參見 www.bodyglide.com

BROMI-TALC 是戈登實驗室生產的三效足粉。含有鉀明礬,是一種可以延遲排汗的收斂劑,也含有膨潤土,可以吸收自身質量 18 倍的水分。另一款滑石強效足粉增添了去除腳部臭味的功能。兩種都需要特別訂購,可以詢問附近的藥妝店、藥房或足科醫師。

GOLD BOND 是一種藥用爽身粉,有效成分中的氧化鋅可以保護皮膚,薄荷醇可以舒緩搔癢。強效型可以吸收多餘的水分,發揮最大效果。藥妝店或藥房都可以買得到 Gold Bond。參見 www.goldbond.com

ODOR-EATERS 的吸收力比滑石粉強 25 倍,同時可消除異味。大部分的藥妝店或藥房都買得到。參見 www.odor-eaters.com

ZEASORB 是吸收力超強的足粉,可以吸收 6 倍重量的水分,吸收力比純滑石粉多 4 倍。Zeasorb 含滑石粉、吸水力高的聚合碳水化合物、亞克力共聚物以及微孔纖維。這種粉末功效良好,不會結塊,內含的滑石提供柔軟和潤滑,可以減少摩擦和熱量積聚。Zeasorb-AF(含有 2%硝酸咪康唑)可有效抗黴菌並控制水分。另有乳液狀的獨特產品,適合需要抗黴菌乳液的病患。參見 www.stiefel.com

　　有些足粉很普通,有些足粉很好用。過去人們把玉米澱粉加上滑石粉,當作足粉使用,不過時代變了,足粉也變了。使用過吸收力超強的足粉後,就不可能回頭使用普通的足粉。足粉可以有效減少雙腳的濕氣,同時減少摩擦,預防水

泡，但效果好壞得看吸收水分的能力。足粉結塊的話，會刺激皮膚引起水泡。記得每隔一段時間或是雙腳碰過水後，都要再重新上一次足粉。要是你有足癬及其他的皮膚問題，可以選擇抗黴菌藥用足粉。

雙腳稍微抹上一層足粉後，用手按摩一下趾間，然後把襪子捲到腳跟處，在襪子裡面倒一些足粉。接著把襪子套在腳上，反覆晃動足部，直到有足粉透到襪子外面為止。

值得嘗試的足粉有：BodyGlide 的液態足粉是一種先進科技的乳霜，擦上去之後，會轉變成粉末狀的皮膚保護潤滑層。亞瑟士的 Chafe Free 足粉是用乾式皮膚潤滑劑所製成。

潤滑劑

跟足粉一樣，潤滑劑的效果差很大。綿羊油和凡士林是自古以來就很可靠的兩種潤滑劑，不過很油膩，也容易附著在襪子上或是黏住沙礫而刺激到皮膚，引發水泡。極限冒險賽選手保羅・羅梅洛偏好傳統的凡士林，不只使用方便，還可塗在身體其他部位。他說：「我從來不相信新產品會比較好用，而且新東西貴得離譜，又很難買到。」

BodyGlide、BlisterShield Roll-on、亞瑟士的 Chafe Free 耐力凝膠以及 Sportslick 都是高科技配方，大部分都不含凡士林，而且防水、清爽、不易過敏。很多運動員選用 Bag Balm 或 Udder Balm。運動員的雙腳長時間接觸到水的話，比較適合防水又防汗的進階皮膚保護劑如 Hydropel 或 Friction Zone。還有一些運動員自行調配特製潤滑劑。

超馬選手吉姆・貝尼克常在睡前於雙腳上塗一層綿羊油滋潤膏，再穿上襪入睡，這樣對軟化、保養皮膚很有效。

新的潤滑劑使用了最先進的原料，效果更好。Hydropel 運動軟膏含有 30% 的矽，能讓皮膚有效的防水。經營 www.argear.com 網站的麥可・強森也是一名極限冒險賽運動員，他說：「Hydropel 好像也可以讓雙腳防水，使用過後，我雙腳的皮膚不會吸水變軟。」有兩款最新潤滑劑值得注意：Blister Bomber 塗抹在皮膚後，表面會形成一層透明又平滑的保護膜；Trislide 是一種噴劑，會留下一層絲質柔滑的防水層。

潤滑劑產品

醫生兼跑者安德魯 · 洛伊配方：這是安德魯 · 洛伊用了好幾年的時間研發，並且免費提供給跑者使用的，可解決水泡和摩擦的問題。取等量的維他命 A 和 D 軟膏、凡士林還有 Desitin 藥膏（常用於處理尿布疹），均勻混合後再加入維他命 E 乳霜以及蘆薈乳霜（由兩種材料加入的量來調整濃稠度），就完成了。如果想要稀一點，可以用維他命 E 和蘆薈軟膏來取代乳霜。安德魯建議，跑步前一晚先清潔皮膚，然後在會產生摩擦的地方塗上薄薄的一層。隔天早上跑步前，再多塗上一點，比賽的過程中有必要也可以隨時使用。

AQUAPHOR HEALING OINTMENT：是一種以凡士林為基底的藥膏，可以當作雙腳或其他身體部位的潤滑劑。它具有藥效，賽後使用，可以讓雙腳回復到接近完美狀態。每條容量 1.75 盎司，多數藥店有售。參見 www.aquaphorhealing.com

ASICS CHAFE FREE ENDURANCE GEL：是一種抗摩擦凝膠潤滑劑，防水且不油膩。含有 Aceba 乾式潤滑劑、維他命 E 和蘆薈。一塗在皮膚上會迅速揮發，留下一層防摩擦的保護層。參見 www.asicsamerica.com

AVON SILICONE GLOVE：是雙手用矽靈乳霜，不過對雙腳一樣好用。不油膩配方有效潤滑並軟化皮膚，同時防護乾燥及刺激物。1.5 盎司軟管使用方便。

參見 www.avon.com

BAG BALM：綠色錫罐包裝，很多運動員都很熟悉。最早是為了保養乳牛的乳房所製造，不過在運動界的接受度很高。成分的組合是綿羊油、凡士林以及歐硫

研究顯示，潤滑劑一開始可以減少摩擦力，不過經過一段長時間，摩擦力就開始增加。經過一小時，摩擦力回復到基準線，經過三小時，摩擦力超過了基準線 35%。當皮膚和襪子漸漸吸收了潤滑劑後，摩擦力就會持續增加。根據這項實驗我們就知道，應該每隔一段時間補擦潤滑劑。

你的雙腳、雙手、腋下、大腿內側、乳頭或任何會摩擦破皮的地方都可以塗潤滑劑。要記得一個重點，先把舊的潤滑劑清乾淨，再塗上新的一層。這一點在越野賽跑或登山時更重要，因為灰塵和泥土會讓潤滑劑變得粗糙。可以用濕紙巾或酒精棉片擦掉舊的塗層。

許多運動員會在賽事前一天晚上擦上潤滑劑，擦好再套上襪子，隔天早上

潤滑劑產品

素，證實擁有療效。可以塗抹在龜裂、長繭或破皮處，或用來當作雙腳或其他身體部位的潤滑劑。小罐一盎司大罐十盎司，一般藥店、寵物或飼料店、馬具店或是五金行都找得到。參見 www.bagbalm.com

BLISTER BOMBER：是一種不油膩的潤滑劑，不受流水或潮濕的影響。留在皮膚上的保護層非常滑順，幾乎看不出來。0.65 盎司的筆型塗抹器簡單好用。參見 www.blisterbomber.com

BODYGLIDE AND FOOTGLIDE FOOT FORMULA：是不含凡士林的潤滑劑，能防護摩擦以及對皮膚的刺激。這種產品有類似於體香劑的滾輪，方便使用，不易過敏、防水、不黏、不油(才不會阻塞毛孔)、而且效果持久。至於 BODYGLIDE LIQUIFIED POWDER 則是一種先進的乳霜，塗抹後會轉變成乾爽的皮膚潤滑保護層。參見 www.bodyglide.com

BRAVE SOLDIER'S FRICTION ZONE：會在皮膚上形成防水防汗的屏障。即使在嚴苛的環境中，還是可以長時間保護皮膚，防止擦傷破皮。含有封閉性矽靈／植物性屏障，可以提供好幾小時的保護及滋潤，抗菌配方有助於減少皮膚的輕微過敏。參見 www.bravesoldier.com

CHRIS KOCH'S SECRET FORMULA：是一位越野挑戰賽腳踏車手所發明。他建議將凡士林、一條抗菌藥膏以及一條抗黴菌乳霜，以隔水加熱的方式混合在一起，再將混合好的材料裝進小塑膠瓶、軟管或類似的容器中。通常搭配薄內襪和厚外襪一同使用。

雙腳的皮膚就變得柔軟有彈性。可以先在夾鏈袋裡倒入大量潤滑劑，雙腳輪流放進袋子裡，從袋子外將潤滑劑按摩到腳上，這個方法簡單又乾淨。

足部補強劑及貼布黏膠

有些運動員為了預防水泡，於是把皮膚練到強韌、出厚繭的程度。運動員常常認為強韌的腳皮或厚繭可以防止水泡。對某些人來說有效，可是某些人卻發現厚繭或腳皮底下還是會起水泡，而且這種水泡很難治療。你還是應該使用其他的水泡預防產品如吸濕排汗襪、潤滑劑、足粉等。

潤滑劑產品

DESITIN MAXIMUM STRENGTH ORIGINAL PASTE：擁有市面上最高比例 40% 的氧化鋅，可以將水分隔絕在外。大多數藥店或藥房有賣。

HYDROPEL 運動軟膏：是最強效的皮膚保護劑和潤滑劑。含有 30% 的矽、凡士林、矽靈以及澱粉辛烯基琥珀酸鋁，很多越野挑戰賽腳踏車手愛用。它會排出皮膚表面水分，幫助預防水泡。防止摩擦的效果極佳，全身上下都可以塗抹，而且對毒藤蔓和毒橡樹也有防護作用。很多越野挑戰賽網站上有賣 Hydropel 運動軟膏，每條 2 盎司，也可以在參見 www.zombierunner.com 網站上訂購。

蘭麗綿羊油：含有羊毛脂，是一種天然的外用潤膚劑，可以潤滑、保護、舒緩皮膚。大多數藥妝店或藥局都找得到。

SKIN LUBE：是熔點較高的潤滑軟膏，對抗水泡和破皮的效果比凡士林更久。主要成分有凡士林、硬脂酸鋅以及矽靈。無色而且不會沾染，容易受到摩擦的身體部位都可以使用。在體育用品商店買得到。參見 www.cramersportsmed.com

SPORTSHIELD：會在皮膚上形成滑順、輕薄、透明的防護膜，不會脫落。這層膜可以消除或大量減少會引起水泡、破皮和刺激的摩擦。這個以矽靈為基底的產品，不會沾染、無毒、不油膩而且可以每天使用，會磨破皮的地方都可以擦。有滾筒型也有紙巾型。參見 www.2toms.com

　　如果你想試試看用增加皮膚厚度的方式來預防水泡，那麼剛開始可以花一些時間打赤腳在各種地面上行走。穿涼鞋不穿襪子，腳皮也會增厚。但要注意，不要讓厚繭變得太厚或太粗糙。皮膚受到粗糙地面刺激會增厚，產生厚繭。記得用磨腳石或腳部銼刀，將太厚或粗糙的皮膚表面修平，再塗上潤膚乳（詳見〈皮膚保養〉以及〈皮膚疾病〉篇章）。

　　2004 年我在智利的極地長征賽事中認識了一位跑者，他用獨特的聰明方法鍛鍊皮膚，以適應乾燥的沙漠。他把浴缸裝滿白米後，在裡面踏步，粗糙的米粒摩擦著他的雙腳。試試看吧，除了幾包米之外，你也沒什麼損失。

湯姆變硬了，為何你硬不起來？

　　「**湯姆 ‧ 克勞夫的茶葉優碘皮膚強韌劑**」是由超馬選手湯姆 ‧ 克勞夫發明的。他的方法是在半加侖水裡放入十個茶包，加上一杯優碘。第一

潤滑劑產品

SPORTSLICK：是運動專科醫師為運動員發明的多功能潤滑劑。凝膠很容易塗在腳趾、雙腳、大腿內側、腋下、乳頭及嘴唇上。SportSlick 能夠預防水泡和破皮，是因為含有抗摩擦聚合物、矽靈以及凡士林，質感滑順。維他命 E 和 C、大豆油、三氯沙抗菌因子以及 Tolnaftate(1%) 抗黴菌劑，都可以滋潤皮膚。參見 www.sportslick.com

SPORTWAX：可以舒緩摩擦以及皮膚刺激。由天然蜜蠟為基底的配方製成，不易過敏又防水。有兩種旋轉瓶的尺寸。參見 www.sportwax.com

TRISLIDE：是一種抗摩擦、抗破皮皮膚潤滑噴劑，是為鐵人三項運動員研發的產品。噴劑會均勻附著，讓皮膚感覺很柔滑，也很透氣。防水防汗，全身包含雙腳可以使用。本產品以 4 盎司噴罐包裝。參見 www.trislide.com

UDDER BALM：有檸檬的香味，不黏膩，皮膚可以很快吸收。它最早也是用來擦乳牛的乳房（跟前面提到的 Bag Balm 很像），原料有綿羊油、蘆薈膠以及維他命 A、D 和 E。這個乳霜很適合用來舒緩粗糙龜裂的皮膚、雞眼、指緣龜裂還有曬傷。Udder Balm 的包裝有 4 盎司軟管以及一磅重的罐裝。參見 www.udderbalm.com

凡士林：有兩種配方：傳統標準款是百分之百凡士林，另一種加入維他命 E。參見 www.vaseline.com

個星期，每天泡腳 20 次，兩次之間讓腳風乾。第二個星期，在茶加優碘的水裡放進一杯鹽，每次泡腳 20 分鐘，一天數次，持續一個星期。

為了強化腳皮，有好幾種產品可以使用，也可選擇茶加優碘浸泡液（如上述）。上完最後一層強韌劑後，可以再塗上薄薄一層潤滑劑或足粉，可以減少黏膩感，省略這個步驟的話，你的襪子就會黏在腳上。

你也可以使用這些產品當成增黏劑，讓膠布或 Moleskin 水泡貼跟你的雙腳更密合（如果沒有增黏劑，大多數膠布或水泡貼經過一兩個小時就會脫落）。雙腳貼好水泡貼或膠布之後，在周圍抹上一層薄薄的足粉，可以減少黏膩感。

貼膠布前，先讓複方安息香酊或其他增黏劑乾燥一下，通常一兩分鐘就足夠了。濕的複方安息香酊很黏很滑，會讓膠布或水泡貼布滑動或產生皺摺，帶來後續的麻煩。如果安息香沒乾，可能會讓襪子黏在腳上，或讓腳趾黏在一起。

足部止汗劑

美國足科醫學協會指出，雙腳大約有二十五萬個汗腺，每天排出將近半公升水分。體溫上升會讓排汗增加。有些人雙腳特別容易流汗（汗水排放過多在醫學上稱為多汗症），過多的汗水會增加水泡產生的機率。有多汗問題的人，使用足部止汗劑可能會減少排汗量，也有助於預防水泡形成。

除了擦止汗劑，穿吸濕排汗襪、常換襪子之外，若出汗問題特別嚴重，也可試試換掉鞋子。上述方法都可減少汗水過多的問題。

Certain Dri 或是吉列的醫療級強力止汗劑，都能控制排汗，也可以用在雙腳。如果需要更強效的產品，可以請家醫科醫師幫你開 Drysol Solution 的處方。

過多的汗水會加速鞋子的損耗，這裡提供幾個秘方：在濕鞋子裡塞入報紙，晾乾一個晚上。鞋子穿過之後，先取出鞋墊，然後在鞋子裡面灑一些小蘇打粉，把鞋子搖一搖，讓小蘇打粉均勻分布。小蘇打粉也能消除汗水所產生的強烈氣味。兩雙鞋子輪流穿，讓鞋子有時間乾燥。也可以使用各式除臭產品。

皮膚強韌劑和增黏劑

COMPOUND TINCTURE OF BENZOIN：有液體、棉棒及擠壓瓶，一般用來當作膠布或繃帶的黏著劑，有時候也當成皮膚強韌劑。塗抹過後，風乾約兩分鐘後，再貼上膠布。複方安息香酊會讓皮膚染成橙褐色，避免碰觸傷口、破皮或是破裂的水泡，否則會有灼熱感。通常藥妝店、藥房及醫療用品店販賣的是液態類型，如需棉棒或瓶裝，可以上 www.zombierunner.com 或 www.medco-athletics.com 網站查詢。

CRAMER TUF-SKIN：長年以來，運動教練都用這個東西當成膠布的黏貼基底，它可以加強膠布的黏貼，或讓皮膚強化。主要成分有異丙醇、異丁烷、樹脂與安息香。參見 www.cramersportsmed.com

MASTISOL：是一種透明、無刺激性的液態黏著劑，不溶於水，醫院經常用它來包紮傷口。標榜黏性比複方安息香酊更強。可以在 www.zombierunner.com 或 www.medco-athletics.com 網站上訂購。

MUELLER TUFFNER CLEAR SPRAY：用來當作運動貼布的增黏劑，不過也是一種皮膚強韌劑。主要成分為丙酮、三氯乙烷、異丙醇、樹脂以及複方安息香酊。運動用品店可以找到這個產品。參見 www.muellersportsmed.com

皮膚強韌劑和增黏劑

NEW-SKIN LIQUID BANDAGE：有消毒噴劑或液體，很適合當成皮膚保護劑或強韌劑來預防紅腫及水泡。快速乾燥後可形成一層抗菌、彈性、防水又透氣的保護膜。清潔皮膚後使用，噴上或抹上本產品，再風乾。如果需要多一層保護，可以再上第二層。噴、塗抹本產品以及風乾的時候，讓腳趾微彎。使用後不會殘留或黏膩。避免使用於感染或破皮的部位。這個產品味道很重，使用時須保持通風，避免深呼吸。主要成分是硝酸纖維素溶液、丙酮 ACS、丁香油和 8 - 羥基喹啉。可以在藥店或上網找 New-Skin。參見 www.medtechinc.com

RUBBING ALCOHOL：著名的健行者柯林‧佛萊契偏好這款皮膚強韌劑。腳趾、腳底及腳跟可以一天擦拭數次。健行時如果雙腳痠痛，他建議每小時擦拭一次外用酒精，接著再塗抹一層足粉。藥店都買得到外用酒精。

TUF-FOOT：以自然界中具有療效的鳳仙花和其他原料製成。專為雙腳製造，不論是人的腳或動物的腳，都有效果，保證讓柔軟、嬌嫩或痠痛的雙腳，從細胞組織開始強韌起來，也可以抵抗瘀傷、水泡以及腳部痠痛。建議每日使用直到雙腳狀態改善，之後每周兩次。參見 www.tuffoot.com

足部止汗劑產品

止汗劑：藥店都買得到。查看一下附近商店裡的貨架上，然後試用一兩種。Certain Dri Feet、吉列醫療級強力止汗劑、Ban 滾珠式止汗劑都很值得一試。Drysol Solution 是處方止汗劑，每天使用，經過幾天之後就完全不會流汗。

亞瑟士 CHAFE FREE POWDER：是以 Aceba 乾式潤滑劑製成的抗摩擦足粉。參見 www.asicsamerica.com

BROMI-LOTION：不是噴劑或滾輪式設計，而是一種獨特的舒緩乳液止汗配方。由戈登實驗室生產，可以透過附近的藥店、藥房或足科醫師特別訂購。

BROMI-TALC PLUS：是戈登實驗室生產的止汗粉，含除臭粉、鈉、鉀、鋁矽酸鹽、膨潤土以及滑石等，可立即除臭，讓雙腳減少出汗。詳見本書〈足粉產品〉。

CERTAIN DRI FEET：有「水分控制墊」以及「微海棉粉末」兩種款式，添加了 12% 處方止汗劑所使用的活性成分氯化鋁。本產品是水性的（不像其他處方止汗劑含有酒精），所以不需要處方。參見 www.certaindri.com

DRYSOL SOLUTION：含 20% 的六水氯化鋁，是適用於多汗症的強效止汗劑，需醫生處方。

水泡和止汗劑

　　超馬選手麥克・帕瑪一直努力解決腳汗引起的水泡問題。白天為了保持雙腳的乾爽，他儘量穿涼鞋。參加 50 英里以上的超馬賽前，有一兩星期的時間他晚上會用酒精擦腳。他也發現在雙腳上塗一層複方安息香酊後，皮膚會變乾，也會形成一層保護膜。一百英里賽前一個月，天氣允許的話，他常會打赤腳走路一英里，讓雙腳更強韌。開賽前，他先塗上吸收力強的足粉，再分裝一小罐放在袋子裡，換襪子時方便取用。麥克也建議，長時間比賽的過程中要常換襪子，雖然有點費時，不過比起雙腳紅腫起水泡好。對麥克來說，汗水會引發水泡，不過自從用了安息香之後，皮膚浸濕（濕皮膚發白、剝除）的現象已經消失，水泡比較少見，也輕微許多。

足部止汗劑產品

DRYZ INSOLES：這款鞋墊可以讓雙腳保持乾燥涼爽，同時消除異味。詳見本書〈鞋墊產品〉

FOOT SOLUTION：一種噴劑，多種礦物鹽成分可有效減輕多汗和腳臭的症狀。這種噴劑有助於減少水泡及搔癢，消除足癬真菌。成分有氯化鋅、去離子水、氯化鈉、硝酸鈉、硼酸和氟矽酸鈉。要注意，鹽水溶液會讓傷口或破皮產生刺痛感。本產品可以在 FootSmart 網站上訂購。參見 www.footsmart.com

GOLD BOND：一種藥用爽身粉。要吸收多餘的汗水，這種超強效爽身粉可以發揮最大效果。詳見本書〈足粉產品〉。

HAND SENSE：一種乳霜，跟皮膚結合後會產生一層柔軟的防護力，預防刺激和疹子，也減少排汗。參見 www.handsense.com

ODOR-EATERS FOOT POWDER：本產品吸收力比滑石粉強 25 倍，也可同時除臭。多數藥妝店及藥房有賣。參見 www.odor-eaters.com

ZEASORB：是一種吸收力超強的足粉，可以吸收本身重量六倍的水分，比純滑石粉吸收力高四倍。詳見本書頁〈足粉產品〉。

在一項有趣的研究中，西點軍校的學生分成兩組，一組給予止汗劑，另一組給予安慰劑。每組必須至少連續五個晚上塗抹自己領到的藥劑，然後出發進行 21 公里的健行。健行結束後，事先至少三個晚上使用止汗劑的學員中，只有 21% 診斷出水泡；使用安慰劑的學員中，48% 的人起了水泡。

這個研究刊登在 1998 年《美國皮膚科醫學會期刊》八月號。主筆約瑟夫‧納皮克博士說：「水泡通常是小問題，但是會讓患者極度不適。一般只需簡單護理，加上暫時減少活動，即可痊癒。不過，水泡可能引發更嚴重的問題，如局部或全身性的感染。」

研究人員們推論，流汗量降低讓摩擦變小，結果也減少水泡發生率。學生們在完全乾燥的雙腳上塗抹藥劑，一直塗到腳踝以上的靴子口處。健行開始前，每一位學員都接受腳部狀況檢查。健行一結束，每一位學員再次接受相同標準的檢查，看看是否有水泡。研究人員們發現，降低流汗量是減少水泡的關鍵機制。

雖然證實止汗劑能有效減少水泡，卻有一定的副作用。納皮克博士補充：「使用止汗劑的學員中，57% 皮膚發癢並且起疹子，可是使用安慰劑的只有 6%。不過，為了降低刺激，可減少藥劑用量，或是不要連續使用，或改成兩天使用一次。」

10

膠布黏貼法

　　如果你的腳很容易起水泡，俗稱「封箱膠帶」的東西可能是你的救星。我有次參加 72 小時賽，開跑 12 個小時後，我塗滿凡士林的腳已經痛到幾乎沒辦法跑了，兩隻腳趾中間也長出了一顆水泡。一位有經驗的跑友要我使用膠布貼腳，並用封箱膠帶處理水泡，再把看起來快要破皮、可能長水泡的腳底貼上膠布。接下來的 60 小時，我的腳完全沒有問題，順利完賽。

　　也許你認為把膠布貼在腳上，太極端了，但要是你非常容易起水泡，貼膠布還是有好處。賽前貼膠布是一種積極預防的做法，紅腫起水泡後再貼則是消極的方式。除了把膠布貼在腳上，還有人用膠布貼襪子，也就是足部易長水泡、易形成壓力點的地方，就在襪子相對應的部位貼上膠布。也有人將膠布貼在鞋子或靴子裡面，蓋住惱人的縫合線。

　　超馬選手吉莉安 • 羅賓森通常用膠布貼住大腳趾，因為下方的皮膚幾乎都會磨到。參加長程賽事時（一百英里以上），她貼的範圍更大：十隻腳趾、前腳掌、足弓都貼。她的腳跟很少出狀況。選手唐 • 藍德爾則有一套固定的做法：會起水泡的地方（左腳跟及大腳趾下方內側）就貼膠布，他偏好使用醫療用的 Elastikon 及 Micropore 通氣膠布。

　　請記得一件事，貼膠布的目標是為了預防。雖然貼膠布是一個很值得學習的技巧，不過你還是要確定自己穿的鞋子盡可能合腳。穿上合腳的鞋，貼膠布的需求應該會減到最低。

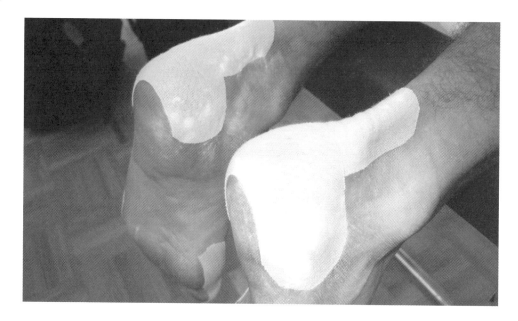

在阿基里斯腱、腳跟、以及腳的兩側貼上預防性的膠布

　　我建議跑者先在與賽事環境相同的條件下做訓練。只要在這樣的環境裡做過訓練，就很容易看出雙腳的哪些部位容易出問題，從而預先貼膠布。距離的訓練固然重要，賽前邊訓練邊練習貼膠布的技巧也一樣重要。

　　對於賽前的準備和新問題的解決，膠布都非常的有用。如果你的前腳掌常起水泡，可以考慮在比賽前先貼好膠布，而不是在分秒比爭的比賽過程中，把時間花在救護站裡面。好好練習貼膠布，找出最符合你特殊需求的黏貼法，預估出貼好膠布的整套流程需要多少時間。如果比賽當中有醫護支援隊，先教他們黏貼的方法。通常比賽前一天晚上先貼好膠布比較好，不要等到當天早上才匆忙完成。

　　如果你深受水泡之苦，足粉和潤滑劑效果也不佳，可以嘗試各種膠布，找出一套對你有用的方法。本書 340 頁〈足部護理用品組〉那一章裡，可以找到跑步或健行時需要攜帶的貼膠布工具。

　　本章稍後會介紹三種貼膠布的方法。第一種是惡水超馬賽「水泡女王」丹妮絲，瓊斯研發的，用到肌內效貼布和 Hypafix 兩種膠布的組合，也是我自己愛用的貼法。第二種方法由跑者蘇西・柯波所設計，用到嬌生公司的 Elastikon 膠布。第三種使用的是封箱膠帶。還會介紹雙腳不同部位的黏貼法。不過要記得，如果膠布貼不牢、會移動，還不如不要貼的好。

膠布

　　市面上可供運動員使用的膠布種類繁多，多年來，封箱膠帶算是標準配備，不過肌內效貼布、肌能貼布、Micropore 等產品漸受超馬和極限冒險賽運動員的喜愛。Elastikon、Hypafix、EnduraSports 還有 EnduraFix 也都很好用。一般白色的運動膠布黏膠品質不佳，不適合用來貼腳。以下是最常見的膠布，也有長時間的實績，大部分藥用品店都找得到，也可以上網訂購。

膠布的種類

封箱膠帶： 寬度 2 英吋，中間夾著一層布料，是一種黏性很強的膠布。不透氣，但非常強韌。任何五金行都找得到高品質的封箱膠帶。

ELASTIKON： 嬌生集團出品的膠布，中等厚度，彈性好又透氣，有 1、2、3、4 英吋等四種寬度。比大部分的膠布厚，而且需要借助 Micropore 貼住邊緣。黏性極佳，但撕掉後會留下很多殘膠。邊緣粗糙，不建議用來貼腳趾或是腳的柔嫩部位，否則會感覺到布料凹凸的紋路。在酷熱的環境中不太好用。可在見 www.zombierunner.com 網站上訂購。

ENDURAFIX： 一種又薄又軟的透氣膠布，寬 2 英吋。這種膠布背面有襯紙，襯紙撕掉後，可以加強敏感性皮膚的舒適度和保護。很適合用於腳趾、紅腫、腳跟以及固定腳趾之間的膠布。跟 Hypafix 相似。參見 www.optp.com

ENDURASPORTS： 很透氣，而且含有一種特殊配方、使黏性增強的氧化鋅熱感應黏著劑，即使是流汗、沾到水或是天氣寒冷也很黏。這種強韌的膠布寬度 1.5 英吋，跟機能貼布很像，適用於前腳掌及腳跟。參見 www.optp.com

HYPAFIX： 一種又薄又軟的透氣布面膠布，寬度 2 英吋，襯紙可以撕掉。適用於腳趾、腳趾間、腳跟周圍等部位，也很適合用來快速包紮以及固定腳趾之間的膠布。可在參見 www.zombierunner.com 訂購。

肌內效貼布： 一種有波浪形紋路的膠布，直線長度可以拉長，一面黏貼一面還可以將襯紙撕掉。專為黏貼肌肉設計，有 2、3、4 英吋三種寬度以及多種顏色。這種膠布非常平滑、柔軟、透氣、又防水。就算貼在身上三、四天後再撕掉，也不會留下殘膠。參見 www.kinesiotex-tape.com

肌能貼布 P：只有 1.5 英吋單一寬度，材質強韌且黏性超強，很適合替代封箱膠帶。有超強黏膠，適合貼紮腳底和腳跟。需在網上訂購。

MICROPORE：3M 出品的一種柔軟紙膠布，有 0.5 英吋和 1 英吋兩種寬度，常用來黏貼腳趾，參見 www.zombierunner.com 網站上有賣。

其他：兩以下種膠布跟肌內效貼布類似：www.kttape.com 的 KTTAPE 以及 www.rocktape.com 的 ROCKTAPE。另外，RELIAMED ELASTICTAPE 則類似於 Elastikon，可以在 www.zombierunner.com 上找到。網路上還有兩種膠布，叫做 MEDIPORE 和 MICROFOAM。膠布雖然種類繁多，以上列出的膠布都通過了漫長的考驗。

　　哪種膠布最好？依你的目標而定。要省錢的話，請用封箱膠帶，不過它不夠服貼，不適合貼在彎曲的腳跟、雙腳兩側以及腳趾上。Elastikon 的黏性夠強，多年來已有不少運動員愛用者，可惜厚度偏厚，網布較為明顯，會磨到細嫩的腳。而且它沒有襯紙，在捲筒上很容易自黏，這樣在高溫下會讓膠布的黏著力變差。肌能貼布和 EnduraSports 這兩種膠布黏性也很好，不過只有一種寬度，遇到雙腳有曲線的地方也不夠服貼，也不像其他膠布一樣受歡迎。Hypafix 還有 EnduraFix 都很薄，很適合黏貼腳趾或趾間，Micropore 也只有黏貼腳趾好用。所以最後只剩下肌內效貼布。

　　我大部分時間選用肌內效貼布，少部分時間選用 Hypafix 黏貼腳趾間。我已經變成「越簡單越好」這種理論的支持者：肌內效貼布很薄，容易使用，而且黏性超好。膠布越厚，觸感就越強烈，要是沒有貼好的話可能會不舒服。在較厚的膠布底下又貼了皮膚保護膜或其他貼片，不舒服的機率就會增加，也可能改變跑者的步態，引發其他問題。

　　我慣用的肌內效貼布是以彈性聚合物加上棉布製成，不只輕薄多孔，還有醫療級的熱感應壓克力膠，可以跟皮膚緊密貼合。寬度有 1、2、3 英吋三種以及多款顏色，常用於物理治療。因為有一層襯紙，可以事先剪裁好所需長度。接觸到水的前一個小時，黏貼在乾淨、無油、乾燥的皮膚上，效果最佳。

　　惡水超馬賽水泡女王丹妮絲‧瓊斯對肌內效貼布的評價是，它的黏性粉末、透氣度以及伸縮性都比較優。她喜愛這種膠布的理由，以及她使用的心得是：

▨　肌內效貼布有一層離型紙，使用前才撕掉，可以預防在高溫下自黏。

▨　使用方式簡單很多。

▨ 膠布完全不含乳膠。

▨ 質地平滑，黏貼更加容易。

▨ 黏性高，直線長度可延展三、四成，彈性極佳。

▨ 可以用來黏貼腳趾，不像粗糙的 Elastikon 會磨到旁邊的腳趾，引起水泡。

▨ 大面積黏貼腳部時，邊緣處用增黏劑處理一下，可以防止掀起脫落。

▨ 貼妥後，從膠帶中心往四周快速推動約 30 至 40 秒，產生的熱能可以讓膠帶與皮膚更加密合。

　　有些膠布比較平滑，卻不透氣也不貼合腳部曲線，封箱膠帶就屬這種。Elastikon 又厚又粗糙，肌能貼布和 Endura 膠布還算平滑，肌內效貼布算是最平滑的。想像一下：你的深層皮膚之上還有外層皮膚，如果你在外層皮膚的貼上粗糙的膠布，再穿上襪子、鞋子，此時膠布緊黏著皮膚。我們跑步時，足部會在鞋子內小幅度移動，不過，這時你貼了粗糙的膠布，使得襪子無法跟著足部自由移動，襪子對膠布施力，而膠布便對外層皮膚施力，外層皮膚也對深層皮膚施力，造成的結果就是雙腳痠痛。我看過太多跑者雙腳痠痛了，他們的共同點就是貼上了表面粗糙、不平滑的膠布。

　　有一年在惡水超馬賽裡，我幫一位參賽者把腳底的膠布拿掉，替他換上新膠布。他還剩下 40 英里沒跑，但一直喊腳痛，前腳掌痛到讓他想要棄賽。當我小心翼翼撕下 Elastikon 膠布時，發現他雙腳前腳掌各有一顆結痂的厚繭。我在厚繭的結痂處放了一小片 Spenco 皮膚保護膜，然後用寬度 2 英吋、表面平滑的肌內效貼布，從腳趾的皺摺貼到腳底一半的位置。貼完後他繼續比賽，終於拿到完賽的紀念品。平滑的肌內效貼布成功的替代了 Elastikon。

使用膠布三步驟

　　使用膠布有三個重要步驟。第一是皮膚準備，這是很重要的一環，為膠布的黏貼處建立一個基礎。第二是怎麼貼，貼得對就可減少後續的問題。第三是怎麼去除膠布，這樣可以拯救你的皮膚。

皮膚準備

　　首先要買增黏劑，可以用來形成基底，讓膠布跟皮膚更貼合（詳見〈皮膚

強韌劑及膠布增黏劑））。最好的增黏劑就是液態（腮紅刷的大小很適合）或棉棒狀的複方安息香酊、Cramer's Tuf-Skin 噴劑、Mueller's Tuffner 透明噴劑。

準備工作包含以下幾個步驟。貼膠布前，要先清除雙腳的天然油脂、灰塵和泥土，才能讓膠布黏得更牢固。如果雙腳塗過潤滑劑，先用毛巾擦掉。外用酒精可拿來清潔雙腳，效果很好，而且速乾，不妨準備酒精棉片放在腰包裡備用。接下來，在需要貼膠布的區域塗上增黏劑，然後把腳風乾，最後根據你的需求或問題貼上膠布。

有些容易出問題的部位，例如前腳掌或腳跟，可以先塗抹一點潤滑劑再貼膠布，之後要撕掉膠布時就比較容易。膠布貼著一段時間後，其下的皮膚軟化，很容易跟著膠布一起剝下來。封箱膠帶和 Elastikon 比較難去除，尤其是長時間黏貼之後，很容易連皮膚一起撕下來。

黏貼膠布

貼膠布時，盡可能貼得平整。膠布有皺褶，可能會割破皮膚，或造成刺激產生水泡。如果膠布必須重疊，要確認膠布重疊的邊緣是順著施力方向。舉例來說，黏貼前腳掌時，施力方向是往腳底後方，那麼前方的膠布得重疊在後方膠布上面。黏貼腳跟時，施力方向是往後接著再往腳跟後方上去，那麼底下的膠布就必須重疊在後方膠布上面。這樣可以預防膠布黏在襪子上然後脫落。重疊越少越好。膠布貼太緊的話會妨礙血液循環，貼上膠布後如果皮膚變得沒有血色、冰冷或麻木，就必須把膠布放鬆。如果有任何刺激到皮膚的跡象（搔癢、紅腫、或起疹子），立刻暫停使用這種膠布。

若水泡的皮膚外層已經和內層脫離的話，可以用一層衛生紙或面紙蓋在水泡上，再貼上膠布。這樣會避免水泡部位的敏感皮膚沾到黏膠，撕膠布時也有保護作用。也可以剪一小片封箱膠帶代替面紙，將膠面黏在膠布上，再將封箱膠帶有黏性的平滑面貼在紅腫處或水泡上。紗布太過粗糙，不要使用。

貼好膠布後，還有好幾個後續動作要做。在膠布的表面和邊緣塗上一層薄薄的潤滑劑。這個動作會形成屏障，將外滲的黏膠加以中和，也會使膠布牢牢黏在腳上。潤滑劑還會讓膠布輕易滑過摩擦點而不破裂。上過增黏劑卻沒貼膠布的地方，可以塗一些足粉，以便消除黏性。有位足科醫師在貼完膠布後，用許願蠟燭塗擦膠布邊緣，用意是讓微量的蠟降低摩擦力，也可以防止膠布捲曲，這個方法比潤滑劑乾淨。

也許你自己就可以貼好雙腳的全部範圍。但若你貼不到雙腳的外側、腳跟或是任何其他不好貼的區域，可以找個人幫你貼。

雙腳黏貼膠布雖然重要，不過如果穿鞋子、脫鞋子不小心，就會毀了貼膠

布帶來的好處。穿脫襪子要用捲的，穿、脫襪子的動作不要太倉促，免得白費時間和力氣貼膠布。盡量減少腳跟進入鞋子時的摩擦力，建議使用鞋拔子。

去除膠布

使用耐心、細心來去除膠布，才不會把一塊皮或一片趾甲隨著膠布撕下來。用一隻手的手指壓住皮膚，另一隻手抓著膠布，從邊緣慢慢往中央翻開。超馬選手蘇西‧柯波建議搭配使用嬰兒油，加上溫和的按摩，將膠布連同殘留的黏膠一起捲起來。皮膚或趾甲上的殘膠，用去漬油就可輕鬆去除。有的選手會直接走進淋浴室沖澡，膠布濕了後就稍稍掀起膠布，讓更多的水滲入，幾分鐘後就很容易去除掉。外用酒精也是有些人的最愛，但碰到傷口會產生刺痛（換個角度來看，膠布把水泡上的皮膚黏起來的那種感覺更痛）。像是 Elastikon 這種多孔洞的膠布，可用一根長的棉花棒沾水塗抹膠布，等到膠布濕透，再用棉花棒把膠布邊緣撥鬆，有點像是用棉花棒推擠皮膚上的膠布，直到膠布鬆脫為止。

黏貼膠布的三個技巧

丹妮絲‧瓊斯黏貼膠布的技巧

丹妮絲‧瓊斯曾在最嚴苛的環境中貼膠布：在加州死亡谷極度高溫下舉行的惡水超級馬拉松賽。她使用肌內效貼布膠布，搭配複方安息香酊或乳香膠當作增黏劑，然後用 HypaFix 固定腳趾之間的膠布，再塗上一層薄薄的潤滑劑（例如 Hydropel），偶爾再加一點足粉。我也是用這種方式貼膠布。

準備貼膠布前，丹妮絲一定先用腳部銼刀把厚繭磨平，萬一產生水泡才有辦法處理。如果留下厚繭不管，一旦底下起水泡，則裡面的水無法順利排出，水泡只會變得更大更痛。貼膠布前還要確認趾甲都已修剪平整，沒有粗糙的前緣。肌內效貼布很好貼，黏性強，表面平滑又彈性佳，而且透氣。貼得好的話，它會跟皮膚緊密結合。丹妮絲發現，在酷熱的環境中，Elastikon 和封箱膠帶都不好用，膠布必須像肌內效貼布一樣有很多透氣孔。丹妮絲用以下的方法黏貼膠布：

在腳底大面積黏貼肌內效貼布之前，最重要的是，務必先用複方安息香酊塗抹準備黏貼的部位，這樣可讓膠布和腳黏得更緊。酊劑快乾的時候，儘量把膠布平整的貼上，貼上後，膠布邊緣處再塗上一些酊劑，有助於封住膠布。

如果腳趾尖端可能起水泡，我會在腳趾上面先貼一條膠帶，再沿著腳

趾周圍貼一圈把它包起來。我也會確認腳趾周圍都有貼到，膠布沒有產生縫隙或皺褶。如果膠布的一角太厚，就把它剪掉，再塗上一些酊劑。如果一隻腳趾有貼膠布，旁邊的腳趾沒有貼，我會確認一下膠布是否完全平滑，以免跑步時的摩擦讓旁邊沒有貼膠布的腳趾引起水泡。貼好膠布後，抹一些足粉讓雙腳在襪子裡保持乾燥。

如果要在水泡上貼膠布，丹妮絲會先在腳上塗抹足粉，使腳乾燥。用酒精棉片把雙腳擦拭乾淨後，再刺破水泡讓水排出，最後塗上氧化鋅或是貼一小片衛生紙。這種方法可以減輕痛苦，讓跑者繼續比賽（因為引起疼痛的是水泡裡的液體）。

最後，丹妮絲還建議比賽前一晚就把膠布貼好，穿著襪子睡覺，可使膠布和雙腳更緊密黏合。如果睡覺時有膠帶脫落，隔天早上再貼一次即可。

蘇西 · 柯波黏貼膠布的技巧

超馬選手蘇西 · 柯波為了準備「越野馬拉松大滿貫」（一個夏季跑完五個百英里賽事），開發出以下的貼膠布技巧。那年達成大滿貫之後，她只起了幾個小水泡。

蘇西的技巧是把腳底到腳跟、腳的兩側以及每個腳趾都貼上膠布。她建議，比賽前一天晚上洗完澡後就貼上膠布，而她常常連續貼著膠布 36 小時，也不會有問題。蘇西強調，這個技巧並非每個人都適用，不同腳型以及跑步風格都會影響到膠布的效果。

蘇西使用的是 2 英吋和 4 英吋的 Elastikon 膠布。貼敷時，不要把膠布拉長，而是直接貼在腳上，再用力壓緊。膠布的褶起或重疊處，應該像禮品包裝紙一樣仔細摺好，沿著皮膚修剪平整。這真的是預防性的維護工作，用膠布製造出襪子的效果。在你常紅腫或起水泡的地方貼上膠布。沿著皮膚修剪多餘膠布時，要小心不要剪到皮膚。為了讓整個足部都貼滿膠布，蘇西使用了三個步驟：首先是腳底貼到腳跟，然後是貼兩側，最後是貼腳趾。如果你只有前腳掌、腳跟或是腳趾有問題，則採取適當的黏貼技巧即可。

封箱膠帶的黏貼技巧

膠布在潮濕的狀況下會失去黏性，有些人因而改用封箱膠帶。確實，封箱膠帶的黏性最強，我還見過有人把封箱膠帶貼在腳上好幾天沒脫落。有些運動員會把這種銀色的封箱大力膠帶，當成腳部護理用品組的固定配備。

使用封箱膠帶的基本原理，就是在受傷的部位上貼一塊貼布，視情況可以再加一塊更大的貼布，以便固定第一塊貼布的邊邊和四個角落。封箱膠帶的強力黏膠會讓貼片與皮膚緊密黏合，膠布外層的塑膠以及補強網布可以承受幾乎無限的摩擦力，等於讓皮膚上的摩擦點增添一層新的皮膚（就是封箱膠帶）。

以下是幾個值得牢記的封箱膠帶選購規則。使用夾層有補強網布、品質優良的封箱膠帶，不要用便宜的塑膠仿製品。封箱膠帶款式很多，一般標準厚度是9mm，而承包商或專業用厚度一般則是10mm。封箱膠帶的寬度只有2英吋一種。雖然有各種不同的顏色，常見的銀色膠帶效果最好。

將膠帶貼在水泡常出現的危險位置，貼一層就好，因為好幾層膠帶會變得太硬、太緊。足部要貼膠帶的部位，應先盡量伸展該區域的皮膚（使其平滑），再貼上膠帶，然後把膠帶的尾端修剪成圓弧形。如果你腳上有毛，把要貼膠帶的區域剃乾淨。

一般來說，不要用封箱膠帶把腳趾頭整個環繞貼一整圈，因為這樣會阻礙血液循環。貼完膠帶後，如果腳尖或皮膚變得沒有血色、冰涼或是麻木的話，立刻放鬆膠帶。

雙腳的膠布黏貼法

貼膠布是一門藝術，需要練習，也急不得。比賽前一晚有空慢慢貼好，效果一定勝過賽事當中才趕著在救護站貼。惡水超馬賽水泡女王丹妮絲・瓊斯警告：「膠布沒貼好的話，比不貼膠布更糟，任何粗糙的邊緣都可能造成水泡。我治療過一些使用 Elastikon 膠布的運動員，可是他們沒有搭配 Micropore 封住膠布邊緣，或者沒有使用增黏劑，結果膠布捲了起來。我甚至看過有些人採用『容易引發水泡』的方式貼膠布。比如說，如果膠布貼得太靠近前腳掌和腳趾的交界線，等到跑久了雙腳開始脹大的時候，腳趾之間就會長出水泡。」

所以要提早練習，而且要常常練習。把腳的每一個部位都設想好貼膠布的技巧，然後拿朋友或隊友的腳來練習。在比賽的過程中，花 10 到 20 分鐘的時間包紮好水泡然後貼好膠布，看來似乎難度很高，但這樣卻能讓你重新站起來，更有效率的跑下去。

在前腳掌部位或腳跟部位貼膠布時，要記得把腳趾往上抬，才能讓皮膚伸展到最平滑的狀態。否則等你開始跑步或健行時，拉扯的力量會讓膠布鬆脫，而且引發額外的水泡。

下一頁就是使用肌內效貼布來示範貼膠布的技巧。肌內效貼布是我最常使用的膠布，偶爾搭配一下 HypaFix。而接下來幾頁介紹的膠布貼法，也可以直接用在水泡上，只要先把水泡刺破放水，然後塗上一點氧化鋅或貼上 Spenco 皮膚

保護膜。如果水泡的表皮脫落了，可以塗一點氧化鋅讓水泡保持乾燥，同時也防止皮膚黏在膠布上。

前腳掌

要把膠布貼在前腳掌上有點難度。比較簡單的方法是，用一張厚紙板，按照自己的腳型（從前腳掌到腳趾根部），做出一個型板，然後只要根據型板剪裁膠布即可。這樣的話，剪裁出來的膠布就算有需要稍微修整，也相當容易。

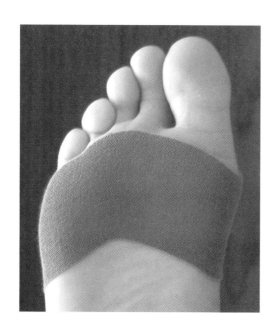

將一片膠布沿著腳趾和前腳掌相接處，延伸黏貼到腳的兩側。用膠布黏貼前腳掌的方式為：剪下一段寬膠布，放置於前腳掌，膠布的前緣順著前腳掌和腳趾接觸的線條，往左右延伸（膠布的前緣要修剪，不可碰觸到腳趾，也不可深入腳趾根部的空隙）。膠布碰到腳掌的邊緣時，將膠布兩端往上拉，使得膠布往腳背上方延伸約2.5公分。然後採用「8字形」貼法將膠布貼在每個腳趾當中的空隙，目的是要把前腳掌和腳趾之間的膠布前緣加以固定。有關「8字形」貼法，詳見本章稍後〈腳趾縫和腳：8字形貼法〉

肌內效貼布以及 Elastikon 兩種膠布都有延展性，就算碰到腳趾和前腳掌相接之處的溝槽形曲線部位，也很容易密合。其他的膠布就必須經過修剪才能密合。

腳底板

只需一片寬度約 8 公分的膠布，就可以將前腳掌到腳跟都貼好。從腳趾根部開始貼，方向為「由前往後」，朝著腳底黏貼，膠布要在腳底板的正中央。把膠布的最前端（近腳趾根部附近）稍加修剪，使得前端的形狀配合腳趾的溝槽曲線，且要保持一小段距離。膠布的中段順著足弓的弧度黏貼。膠布的後緣朝上拉到腳跟後側，再把膠布左右向上折，然後像包裝禮物一樣，把多餘的膠布摺成尖角，然後修剪掉，使得左右兩個邊緣形成一個 V 形。

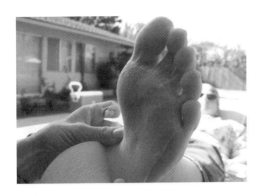

用一片寬度三英吋的膠布,從腳趾根部往腳跟黏貼。

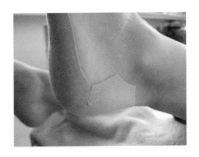

讓膠布貼合腳跟,將多餘的膠布修平。

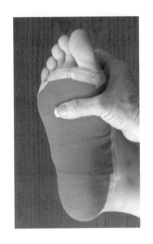

黏貼腳底的另一個方法,
使用三到四片膠布,橫向
由腳趾黏貼到腳跟。

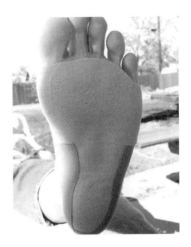

第三個步驟,把膠布從腳的一側黏貼到
另一側。

　　腳跟側邊的貼法,如下列方式所示,不過一定要依照第141頁〈腳趾縫和腳〉裡的指示,加上兩片「8字形」膠布。還有另一種方法可以貼腳跟邊緣:採用三到四片膠布,彼此重疊,橫向由腳趾根部往下黏貼到腳跟。

腳掌兩側

　　腳底板的膠布貼完之後,接著就是黏貼腳的兩側。將寬度2.5公分或5公分的膠布貼在腳的一側,再繞過腳跟到另外一側,稍微重疊著腳底的貼布。把邊緣修剪整齊以免摩擦到腳趾溝槽及腳踝骨,這樣也可以保護腳後跟以及腳的兩側。如果腳底板沒有貼膠布,這一條膠布也可以單獨黏貼。

　　也可以先貼這一條膠布,再貼腳底,這樣一方面可避免先前的膠布黏在襪子上,也可以使得腳底貼布在上面,腳側邊貼布在下面。這個方法可以讓重疊的

膠布,與運動的作用力保持同一方向。有必要的話,還可以選擇往下多貼一條膠布,跟前腳底交叉,保護效果也會增加。

腳跟兩側以及底部

　　腳跟兩側的貼法原則為:用一條膠布環繞腳跟黏貼一圈,或從腳跟底下橫向往兩側黏貼。首先,用一條寬度約 2.5 公分的膠布,在腳後跟橫向環繞一圈,上緣保持在腳跟骨的下方,膠布的兩端剛好在腳跟骨的前面一點處結束。腳跟下方貼膠帶的方式則為:先放一片膠布在腳跟底下,然後黏貼固定在腳跟兩側的膠布上。如果你只黏貼腳後跟以及腳跟下方,那麼還是要把貼完之後膠布的皺褶處

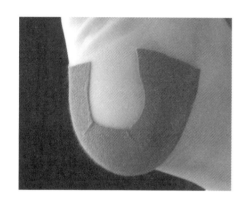

從腳後跟往前將膠布黏貼在腳跟兩側。

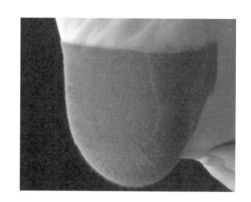

然後在腳跟底下橫向黏貼一條膠布。

用剪刀修平。如果腳跟下方需要黏貼兩片膠帶,先貼好前片,再貼後片。貼膠布時,可以把肌內效貼布和 Elastikon 稍微拉長一點。如果你有寬度 3 英吋寬(接近 8 公分)的膠布,也可以橫向黏貼在腳跟下方。

腳趾

　　可以用肌內效貼布或 Micropore 膠布黏貼腳趾。雖說 Micropore 是紙膠布,不過就算腳濕了,還是有足夠的黏性與強韌度。黏貼腳趾最好的方法就是兩片貼法:首先取一條 2.5 公分寬的膠布,從腳趾上方往前貼,繞過趾甲以及腳趾前端,然後在腳趾底端與上面的膠布對齊收尾,用剪刀把皺褶修剪平整。其次用另一條膠布從腳趾前端橫向往腳趾兩側黏貼,拿剪刀將皺褶修剪平整。這樣可以使得鄰近的腳趾碰觸到的是平滑的膠布表面。如果上述的順序顛倒了,那麼鄰近的腳趾就會接觸到膠布的邊緣。

膠布的前端不要太長，也絕對不要碰觸到腳趾之間的柔嫩皮膚。如果是因為趾甲疼痛才需要貼膠布，指甲上可以先貼一片 Spenco 皮膚保護膜，然後在上面直接貼上膠布，這樣會讓趾甲有一些緩衝。

腳趾（或更大區域的膠布）貼得妥當的話，感覺應該像是腳的另一層皮膚，不該有腫塊或突起。如果膠布任何地方起皺褶，就用小剪刀把多餘的膠布修掉。有時候還得多上一次酊劑，以防角落和邊緣掀起。

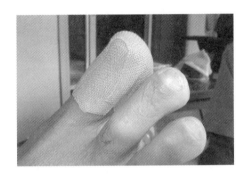

圖中可看出兩條膠布：上下以及左右。

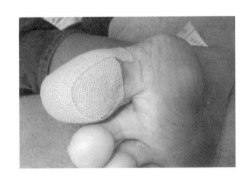

橫向的膠布碰到旁邊的腳趾不會捲起來。

腳趾縫和腳：8 字形貼法

遇到腳趾根部以及腳趾之間難以黏貼的部位，此處介紹的這個重要方法就非常好用。將一塊膠布剪成如圖的 8 字形，把腳趾扳開，把 8 字形下半部比較肥

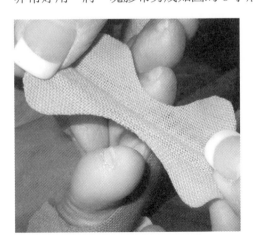

一片簡單剪成8字形的膠布可以黏貼腳趾縫。

胖的部位黏貼在前腳底，8 字形中間較細瘦的部分穿過趾縫，而 8 字形較肥胖的上半部則黏貼在腳背上。採用柔軟的 Hypafix、EnduraFix 和肌內效貼布來製作「8 字形」貼布，效果最好。8 字形黏貼法對於黏貼前腳掌很重要。拿一片 8 字形膠布，一片黏貼於大腳趾和第二根腳趾之間，另一片則用在第三和第四根腳趾之間。當腳在移動時，這兩片 8 字形膠布可以用來固定黏貼在前腳掌的膠布之前緣，防止它捲曲。

腳的其他部位

腳的所有部位都可以黏貼膠布。舉例來說，若大腳趾底下的縫隙起水泡，可先由腳趾上方往下方黏貼膠布，然後在大腳趾和第二腳趾之間貼膠布，最後再用膠布從大腳趾下方黏貼到腳趾外側。腳趾上方的膠布較窄，而越往下越寬。

只要用 2.5 公分或 5 公分的膠布，或是一片約 8 公分（3 英吋）寬度的膠布，就可以輕鬆橫向黏貼好足弓。

替代膠布的產品

Bunga Toe Pads 及 Toe Caps：由醫療級聚合物材質製成，可參見 www.bungapads.com

Bunhead Gel：由非矽膠聚合物製成，含醫療級礦物油配方，可用來保護腳部容易摩擦的區域。這種產品可水洗、柔軟、舒適、不易引起過敏而且無毒。可經由他們的網站找出零售商，參見 www.bunheads.com。

ENGO 貼片：是一種獨特的低摩擦力貼片，用來貼在鞋子、襪子以及運動用品上（對應於腳部容易引起水泡的部位），而不是貼在皮膚上。防範水泡的效果更簡易也更持久，而且材質超薄，完全不影響鞋子內部的空間。此款產品的黏膠強韌，不含乳膠，即使泡濕或沾到汗水也牢固不移動。經過科學和實地測試，ENGO 的平滑表面能大量減少摩擦，立即使用，立即舒緩。有多種尺寸：小橢圓形適合腳趾，大橢圓形適合前腳掌、足弓以及腳跟等區域，長方形可供自行剪裁，還有腳腫後跟貼片。參見 www.goengo.com

Hapad：推出了 Pedifix Visco-Gel Toe Caps 產品，可以套在腳趾上來預防水泡。參見參見 www.hapad.com

Pro-Tec's Toe Caps：由客製等級矽膠製成，柔軟、延展性好，而且所有的腳趾都合用。可在官網上找到零售商。參見 www.injurybegone.com

11

矯正鞋墊

矯正鞋墊可以訂製，市面上也有售，可取代一般鞋子裡的鞋墊，目的是治療運動員下肢的不適。很多跑者會在單獨一腳或左右兩腳的鞋子內放置矯正鞋墊，協助腳部維持正確的運動姿勢。如果有足底筋膜炎、肌腱炎、膝蓋疼痛、脛骨疼痛、下背部疼痛及摩頓氏神經瘤等病症，就需要矯正鞋墊的輔助。矯正鞋墊可調整不規律的步態，也可提供支撐力，改善扁平足及外翻的問題。厚繭、神經瘤、蹠骨受傷這類問題點，也可藉著矯正鞋墊的支撐，讓足部承受的壓力減輕。此外，骨骼排列不正常所引發的長短腳問題，也能透過矯正鞋墊改善。

矯正鞋墊屬於醫療用品，通常是由足科醫師或骨科醫師開立處方後，再以你的雙腳印模製造。在走路、跑步或旋轉等運動過程中，矯正鞋墊會把腳固定在最理想的位置。

有什麼現象，可以讓你得知自己可能需要使用矯正鞋墊呢？首先是反覆出現因過度使用所造成的拉傷或傷害，其次就是腿部及足部的過度疲勞，以及遺傳上的身體構造問題（內旋過度或不足、拇趾外翻、長短腳、足弓問題等）。其他還包含兩腳鞋子磨損的部位不同，或是比平常磨損得更快。

需要使用矯正鞋墊的第一個徵兆，是足部出現疼痛，或是足部相同部位因為承受壓力而反覆出現水泡，或是生物力學壓力導致步態的改變，連帶使得膝蓋和骨盆出現問題。

矯正鞋墊還有一個好處，就是能支撐身體的自然動作。身體的姿勢不良時，矯正鞋墊可以減少肌肉的使用，肌肉少出力就比較不會疲勞或受傷，效能也會提高。

　　可以跟足型矯正師、足科醫師或是骨科醫師談談，找出適合你的矯正鞋墊，不過要留意幾個關鍵點：

■ 矯正鞋墊有不同等級的硬度，可向足科醫師查詢。

■ 經過纖維強化的矯正鞋墊比一般的更強韌。

■ 確認你的鞋子可以搭配矯正墊，這要看鞋子內的空間及設計來決定。

■ 決定你要單獨使用矯正墊，還是搭配鞋子原本的鞋墊使用。

■ 可能的話，在矯正墊上鋪一層襯墊，或是在上面放一片平的 Spenco 鞋墊，來加強吸震力。

■ 換新鞋子時，也需要調整矯正墊來配合新的鞋子。

■ 依照你的需求，問清楚矯正墊適合短期或長期使用。

矯正鞋墊常見的調整與修改

■ 加深足跟杯，改善腳跟的操控度。

■ 加強腳跟部位的吸震力。

■ 加長腳趾前端的軟墊。

■ 蹠骨墊可以外加或直接壓製於矯正鞋墊上，可以解除神經瘤及蹠骨痛的壓力。

■ 摩頓趾用的鞋墊，在大腳趾部位比較短，第二趾部位則加長。

■ 調整鞋墊角度，以矯正前足、後足外翻等問題。

■ 局部挖空以減少壓迫。

　　腳就像身體其他部位一樣，會隨著時間起變化。人老化時，足弓容易改變形狀，彎曲度變小。當足弓下降時腳會變長，你就需要更大或更長的鞋子。這時如果使用矯正鞋墊，就可以讓你繼續跑步。

　　不過，花大錢購買昂貴的訂製鞋墊或矯正鞋墊之前，最好先試試便宜的鞋墊。以色列哈達薩大學附屬醫院的研究人員發現，治療以色列士兵的腳部以及步

態問題時，訂製鞋墊的功效和一般市售鞋墊差不多。哈達薩大學研究人員、醫學博士查爾斯・米爾葛羅姆發現，中等硬度的鞋墊感覺最為舒適。

另一個由美國足踝骨科醫學會所執行的研究發現，貨架上便宜的鞋墊可能比昂貴的訂製鞋墊效果更好。醫學會表示，便宜鞋墊的吸震力，更能改善很多的腳部問題。市售鞋墊很多是由泡棉、矽膠、塑膠、羊毛或不同材料的組合製造而成的。

訂製矯正鞋墊

特別為你量腳訂做的矯正鞋墊可能很柔軟，可能是中等硬度，也可能較硬一點；材料可能包括毛絨墊、軟木、泡棉、黏彈性材料、矽膠、封閉型橡膠或封閉型聚乙烯、玻璃纖維、碳纖維、皮革等。矯正鞋墊可以做成各種長度，也能與蹠骨墊或足跟墊合併使用。矯正鞋墊必須配合鞋靴使用，品質差的鞋靴會影響矯正鞋墊的功能。

1996 年 3 月間的《生物力學學報》刊載了〈理想的跑步矯正：一個設計的哲學〉這篇文章，探討理想中的鞋墊應該是什麼樣貌。該文建議使用中等硬度或中等彈性的熱塑形鞋墊，重量輕，價格不可太貴，再加上防止破損的表層；且這種鞋墊不只能提供前腳掌及後腳掌更多的操控力，還應有形狀記憶功能，能調整形狀。鞋墊必須能搭配大多數人的鞋子。

文章中也將鞋墊區分成兩種類別：矯正型和舒適型。矯正型鞋墊的材質較硬，目的是要矯正腳的姿勢，將腳部構造異常的部位固定在正確的位置。舒適型鞋墊使用柔軟或中等彈性的材質，目的是為了舒緩受到壓迫的部位，或讓腳重新定位分散所受的壓力。

購買矯正鞋墊

很多領域的專家都可以提供訂做矯正鞋墊的服務：物理治療師、運動傷害防護師、內科醫師助理、足型矯正師、骨科技師、整脊治療師、足科醫師等等。如果可以選擇的話，我建議找足型矯正師或運動足科醫師鑄模及訂購。事實上，只有足型矯正師受過專業的訓練，可以實際製作客製化足部矯正墊，而其他的專家需要向供應商訂購。很重要的是要找出一位有耐心聽你腳部歷史的專家。

並非所有的矯正鞋墊都一樣

模造的客製化矯正鞋墊是實際以腳鑄模所製造出的用品。模型的材料有泡棉和石膏夾板兩種。泡棉比較乾淨，但準確度低，製作模型時病人採取坐姿，泡棉一經壓縮就無法再做修改，若局部的壓力過大也會讓模型產生瑕疵。

石膏夾板裡的材料沒有凝固前，還有機會把腳調整到正確的位置，接著等二到四分鐘，石膏就會凝固。製作模型時，病人可以坐著把腳往前伸直，也可以趴著把腳伸出診療床外，筆者偏好第二種方式。

大部分運動用矯正鞋墊的材質是白色聚丙烯，有的則是碳纖維。碳纖維矯正鞋墊可能很有彈性，也可能非常硬。如果需要微調（像是降低足弓或是去除突出的點），只要用瓦斯槍將碳纖維鞋墊加熱，即可輕易調整，調整後也比聚丙烯材質更容易定型。

聚丙烯屬於記憶材質，經過加熱調整形狀後，會慢慢回復到原本的形狀，永久性的調整需要由矯正鞋墊的製造商處理。

矯正鞋墊的硬度是重要的特性。彈性越好，操控度就越低，但舒適度也越高，再加上舒適型的前足或蹠骨墊，就很理想。如果需要加強控制度預防多餘的移動，像腳部過度內旋或是過度外旋，那就只好去適應較硬的矯正鞋墊。已經數不清有多少次，我為病患把其他醫師給的彈性矯正鞋墊拿掉，換成中等硬度或較硬的鞋墊後，病患的問題便完全解決。

—提姆 · 彥茲，足科醫師

不管是誰幫你製作矯正鞋墊，都必須問對問題，做對測試，才能正確診斷出所需的矯正鞋墊類型。標準流程包含詳細的運動傷害病史，完整的下肢生物力學檢測以及步態分析，同時也會檢查一下你的鞋靴。這些流程的目的是要辨識出你的傷害起因，防止持續惡化或再次發生。不過，解決腳部問題的主要關鍵在於：病患必須配合使用矯正鞋墊。矯正鞋墊有時需要經過修改，才能確保合腳，否則如果矯正鞋墊用起來不舒服，病患就不願意繼續使用了。如果矯正鞋墊用起來不會疼痛，又很合腳的話，就應該長期使用。使用矯正鞋墊之後，有些運動傷害可

能短時間內就獲得舒緩，不過步態、支撐或腳部功能等問題，則需要長期使用才能解決。

運動用品店賣的足弓支撐墊並不算是矯正鞋墊。有不少便宜的鞋墊，可以用來代替訂做的矯正鞋墊。

市售矯正鞋墊

並不是每個人都需要訂做矯正鞋墊。有些市售的鞋墊是針對特定的足部問題所設計，不妨試用一下，效果可能還不錯。足科醫師兼超馬選手提姆・彥茲醫師解釋說：

跑步用品專賣店有販賣各式所謂的矯正鞋墊，我將這些用品統稱為足弓支撐墊。這些鞋墊能支撐足弓，並且舒緩輕微的足弓或腳跟疼痛，不過卻無法解決引發病症的生物力學問題。這些鞋墊的構造很簡單，材質柔軟有彈性，有些甚至有一層薄薄的碳纖維增加支撐力，以便配合 8 號、10 號或 12 號的腳型。價格在 5 至 35 美元之間。

美國有種廣受歡迎的鞋墊產品 Hapad，在步道上的彈性很好，也讓許多選手根除了腳痛。超馬選手艾德・福爾托曾經使用訂製的矯正鞋墊長達 10 年，改用 Hapad 產品之後，腳跟疼痛的就問題解決了。他還用 Hapad 的 Scaphoid Pads 來增加足弓額外的支撐力，甚至他太太也把訂製矯正鞋墊換成了 Hapad 相關產品。如果這對夫妻發現自己足弓的某個部位有點痠痛，就把 Hapad 上面的羊毛材料剝一點下來，讓鞋墊更合腳。艾德說，有了 Hapad 這種產品，大家都可以自己動手調整矯正鞋墊。還有位骨科醫師告訴過我，如果他只能推薦一種產品給病人，他會選擇 Hapad！

使用矯正鞋墊

要讓矯正鞋墊產生良好的效果，可以詢問足型矯正師、骨科醫師或足科醫師。他們應該提供矯正鞋墊完整的使用及保養方法，也可能給你一份詳細的伸展或強化運動治療時間表，並且給你選擇鞋靴的建議。初次使用矯正鞋墊時，每天先穿幾個小時，再慢慢延長使用時間。

足部矯正墊產品

市面上有很多訂做的矯正鞋墊，而且你的足型矯正師、足科醫師或骨科醫師也會幫你挑選適合你的鞋墊。訂做的矯正鞋墊及各種鞋墊產品也不斷推陳出新。

ARCHCRAFTERS CUSTOMCOMFORT INSOLES：由電腦完全根據你的腳型製造。特殊設計的「腳印機」可以記錄你雙腳的印痕，然後根據你雙腳的掃描影像製造出適合你的訂製鞋墊。參見 www.archcrafters.com

以下的鞋墊經證實可用來替代高價的矯正鞋墊，足型矯正師或足科醫師也可以提供其他產品供你參考。

AETREX FULL-LENGTH ANTI-SHOX SPORTS ORTHOTICS：以專利的腳跟墊、中底、縱弓支撐墊以及蹠骨墊等鑄模製成。矽膠有保護跟骨和蹠骨的功能，表面的抗斷裂材質能穩定腳部。參見 www.aetrex.com

THE EZ RUNNER ORTHOTIC：是一種輕薄的液態矯正鞋墊。聚氨酯材質的封套中注入了液態矽膠，黏稠度與腳底的脂肪墊相同。每一步腳跟著地與離地時，矽膠都以準確的方式流動著，一邊吸震一邊矯正前腳掌和蹠骨前端的動作。參見www.footpainfree.com

HAPAD ORTHOTICS：全尺寸鞋墊或 3/4 鞋墊，都是用 Hapad 的超輕量羊毛製成。捲曲如彈簧的羊毛纖維提供堅固的彈性支撐，同時吸收足弓、蹠骨以及腳跟的衝擊力道。符合腳型的 Comf-Orthotic 全尺寸運動替換鞋墊有三層結構：麂皮表層吸濕排汗、透氣的 Poron 中層吸收衝擊、Microcel Puff 底層可加熱塑型。

　　如果你發現自己的足部會在矯正鞋墊上滑動，問問看是否能夠更換表面材質，也可在矯正鞋墊表面塗上橡膠膠水，再貼上薄薄一層 Spenco 鞋墊或你喜歡的材質。若在矯正鞋墊上覆蓋一層 Spenco's Slip-In 鞋墊，還能加強吸震效果，不過要在矯正鞋墊表面加裝任何東西之前，先跟製造商確認一下，因為這樣可能會改變你的步態，也會影響到矯正鞋墊的功能。

　　如果你用的是 3/4 長度的矯正鞋墊，也就是腳跟到前腳掌的長度，腳趾底下就需要放一片薄鞋墊，類似於綠色 Spenco 平板鞋墊。跑步或健行時，腳趾碰到鞋底會覺得不舒服，可以詢問矯正鞋墊製造商加裝腳趾墊的方法。

足部矯正墊產品

鞋墊前腳掌部位的蹠骨支撐墊可舒緩壓力，內側足弓的支撐墊可限制旋前，足跟杯可以加強雙腳和腳踝的穩定性和操控度。參見 www.hapad.com

LYNCO BIOMECHANICAL SPORTS ORTHOTICS：由 Aetrex 製造，三種密度的矯正系統再加上各種款式，足以配合九成的腳部問題。辨識出你的腳型後，再依照正常、高足弓、扁平或過度旋前製作出模型。每個模型再搭配一般足跟杯或內側墊高足跟杯，並可搭配蹠骨墊。矯正鞋墊上可以外加自黏 Reflex 襯墊，以紓解摩頓趾、籽骨炎及長短腳所造成的疼痛。參見 www.aetrex.com

POWERSTEPS INSOLES：由萊斯・艾帕爾醫師所研發，獨特的四階段設計能舒緩腳跟和足弓疼痛。再加上足跟墊、處方等級的強力足弓支撐墊、抗菌表布以及雙層吸震外層，這種鞋墊擁有最高的足弓和腳跟支撐穩定功能。參見 www.powersteps.com

SOLE CUSTOM FOOTBEDS：利用熱塑型科技，提供高品質低價格的訂製矯正鞋墊替代品，有一般款和超吸震款。鞋墊含有 Poron 襯墊，足跟墊加深以增強穩定性，然後足弓墊加高以增強支撐力。鞋墊用烤箱加熱後，放進鞋子裡，穿上鞋子站著幾分鐘，鞋墊就會定型。參見 www.yoursole.com

SPENCO 足弓支撐墊：有好幾種能配合你雙腳尺寸的款式。參見 www.spenco.com

　　拿到矯正鞋墊後，下一步就是放到鞋子裡面。不論是完整或局部的矯正鞋墊，都是要取代你現有的鞋墊。因為局部鞋墊的長度只到前腳掌底下，所以在腳趾下面加上一片薄鞋墊，穿起來比較舒服，邊緣的落差也會縮小。

　　每隔幾年就需要把矯正鞋墊調整一下。如果你的腳出現疼痛出現其他問題，請聯絡一下製造商，看是否可以幫你檢查一下。有時候只需更換表面的布料即可。

12

綁腿

我協助運動員保養足部的時候，通常會告訴他們有哪些選擇，讓他們自己挑選適合的方式。不過，有三件事情是我堅持的。第一，一定要穿吸濕排汗襪。第二，趾甲必須好好修剪。第三，如果要在步道上跑步，請戴上綁腿。

幾年前我在一項50公里越野賽事的救護站裡工作，發現一件很驚奇的事情：很少有選手戴綁腿。幾乎所有選手的鞋子上都是泥巴，很多人連襪子也都沾滿泥巴，而且還不是幾滴泥巴而已喔，是那種流進鞋子、卡在腳趾之間的濃稠泥漿。泥漿凝固後，帶來磨擦及紅腫，水泡也接著形成，結果就是步伐變慢，優雅的跑步姿勢消失，生物力學改變步距，表現就開始走下坡。

實務經驗顯示，綁腿是非常實用的步道裝備。凡是認真的越野賽跑和極限冒險賽選手，踏上步道之際都該配戴綁腿。對於穿著低筒靴的登山客，綁腿的幫助也很大，可以在小腿和鞋口之間形成防護，以免小石塊、沙塵以及懸浮於水中的砂礫進入襪子裡或卡在鞋襪之間。有些人是用完好的雙腳完賽，有些人完賽時雙腳已經整個紅腫起水泡，差別就在於綁腿。綁腿可以直接套在腳上，或在側邊或前面以魔鬼沾固定。

我對綁腿的迷戀源自於1989年，我即將參加第三次美國西部百英里極限耐力賽，正苦思如何想個辦法拯救雙腳。我很容易起水泡，而且那條步道的沙塵和石塊之多，也算是惡名昭彰了。我決定用襪子做一雙綁腿。果然，我的個人最佳成績進步了一個半小時。雖然並非全是綁腿的功勞，不過重點是，我的雙腿不再受到步道上塵埃、砂礫、小石塊的侵襲，我的問題幾乎完全解決。

不論你是極限冒險賽選手、單純的短距離越野賽選手、登山客或是超馬選

手，都應該對自己好一點，用綁腿把鞋襪蓋好。

自製綁腿

各式綁腿不難買到，不過有時候，自己在家裡做的一樣好用，甚至效果更佳。只要願意嘗試，綁腿不難自製。

超馬選手雷蒙 · 哲布里斯參加沙漠極地馬拉松賽時，在鞋子的外面套上一雙女性用的過膝襪。尼龍的彈性極佳，先覆蓋整隻鞋子後再拉到小腿，擋掉了沙子和小石子，不過網眼太大擋不住灰塵。這種襪子容易破裂磨損，但也可以撐一整天了。雷蒙每天換一雙新的襪子，雖然說不夠完美，不過比起他在沙漠六天賽程中見到的多數綁腿，效果好很多。

客製化綁腿

凱西與莉莎這兩位運動員都自己製作綁腿，而且她們的綁腿有兩種高度：到腳踝的用來參加一般的超級馬拉松賽事，到膝蓋的可以在沙丘上使用。這些綁腿緊密的套在鞋子外，下緣以魔鬼沾固定在靠近鞋底的外側，上緣則是以鬆緊帶固定，先量好腳踝及小腿的圓周後，再將鬆緊帶縫在綁腿上。莉莎說，參加沙地賽跑該帶的裝備中，最重要的就是綁腿，而且適用於沙地賽事中的綁腿還有一個關鍵，就是得將它固定在鞋底上。只要花一點時間和金錢，你也可以自製綁腿。莉莎的網站上有製作的方法：參見 www.adventurelisa.blogspot.com/2009/11/make-your-own-mini-gaiters.html.

有的夾克的袖口是鬆緊帶式的。運動員肯特 · 霍德拿這種舊的尼龍夾克，將袖口以上約 15 公分處截斷，把袖口鬆緊帶朝上，套在小腿的襪子上面，再以尼龍

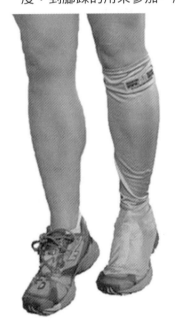

運動員莉莎自製的綁腿可以防沙。

袖覆蓋鞋面。這樣可以防止步道上常見的碎屑跑進鞋子裡面，而且這種綁腿沒有束帶，不會妨礙到鞋襪更換。運動員羅尼・哈曼斯的妙招也很有用，他先穿上一雙過膝的尼龍襪，再穿上 Ultimax 襪，接著把尼龍襪往下拉，蓋住襪子和鞋面。

修復綁腿帶

大部分綁腿上都附有束帶或繩子，可以固定在鞋底下，但經過一段時間會逐漸被地面的沙石磨損。可用封箱膠帶纏繞束帶，延長使用壽命，只需更換磨損的膠帶即可。

祕訣：一個切口，拯救一條束帶

有些運動員會用刀子或銼刀的鋸齒邊緣，在鞋底割出一個凹痕，用來固定束帶或繩子，這樣可以防止束帶磨損或是提早斷裂。如果你選擇這種方式，小心不要因為切割太深，而犧牲了鞋底的完整性。

有好幾種方法可以更換壞掉的束帶。第一種方法很簡單，先取直徑 6mm 的尼龍繩一段。在舊的束帶兩端和綁腿相連處，留下約兩公分的地方剪斷，用火烘烤一下切割處以防止脫線（烤過的地方溫度很高要小心燙傷）。在留下的 2 公分束帶中間打一個洞，洞的周圍也稍微用火烤一下。把 6mm 的尼龍繩穿過這個洞後綁緊，確認長度跟原本的束帶一樣，最後把尼龍繩的尾端也用火烤一下即可。

麥克・艾瑞克森（Mike Erickson）提出一個方法，使用了模鍛（兩端經過壓製）直徑 0.0625 英吋寬不鏽鋼絲來代替尼龍繩，兩端貼上封箱膠布，他說這個方法可以支撐五年以上。麥克還說，細的尼龍繩沾滿瞬間膠後，再纏上幾圈封箱膠帶也可以。也有人用功夫龍纖維（Kevlar）鞋帶或相框的鐵絲來代替束帶。你可以自己發揮創意，看看可否找到其他方法。

還有人在綁腿上裝上一條強韌的聚氨酯束帶，再加上可調長短的扣環。可以參見這個網站上的示範：www.dgioutdoors.com。

DIY 法更換束帶

　　若想自行更換束帶，可使用超馬選手科克 · 波瑟瑞所建議的方法，所需的材料在布料店都買得到：2.5 公分寬度尼龍織帶、24 號（0.625 英吋）金屬大按扣公母各 4 顆、安裝按扣的工具（在手工藝品店或縫紉用品店找得到）。依照以下步驟製作新的束帶：

1. 對照舊束帶的長度，剪下兩條長度相同的織帶，兩端都用火烤一下防止脫線，而且要小心燙傷。

2. 新的束帶兩端各裝上一顆母的按扣。然後在距離束帶兩端 2 公分的位置，利用打洞器或是釘子，於兩端各打出一個洞。

3. 把母的按扣放進洞裡，使用工具安裝好。

4. 重複四次，安裝好全部母的按扣，留意束帶兩端的按扣應該面向同一邊。

5. 把公的按扣安裝在舊的束帶上，距離綁腿大約 2 公分。利用打洞器和安裝工具，面向鞋子的外側，固定公的按扣。

6. 剪掉破損的舊束帶中段部分，在距離新束帶約 1.5 公分處剪斷。

7. 把新束帶扣上，檢查是否合用。

綁腿產品

DIRTY GIRL GAITERS：時髦的顏色和圖案很受歡迎。以四向彈性布料製造出這款柔軟舒適的中性綁腿，能用鉤子固定在前方鞋帶上，後方則是以自黏魔鬼沾固定在鞋子上，因此不需要鞋底的束帶。參見 www.dirtygirlgaiters.com

EASTERN MOUNTAIN SPORTS：有一種短筒款式及兩種高筒款式，可以搭配靴子。都有束帶可以固定在鞋底。參見 www.ems.com

EQUINOX：有一系列的綁腿產品，適用登山客或極限冒險選手。有低、中、高筒款式的綁腿，附有可固定於鞋底的束帶。參見 www.equinoxltd.com

4 DESERT GAITERS：發源於極地長征賽，質料是尼龍和彈性布料，高度到腳踝。本款產品最獨特的設計，就是將綁腿底部固定在鞋底，以達到防砂效果。廠商建議，購買後請鞋匠將魔鬼沾牢牢縫在鞋底，但要注意鞋子內側不可以感覺得到縫線。附魔鬼沾及膠水。參見 www.racingtheplanet.com

INO V-8 DEBRI GAITER 與 DEBRISOCK：這是兩種不同的綁腿。前者是一般的綁腿，後者則將綁腿和襪子結合為一。符合人體設計，可緊密的戴在鞋子外抵擋碎屑。兩種款式都附帶一個環，可以扣在鞋底。參見 www.inov-8.com

JOETRAILMAN GAITERS：沒有常見的鞋底束帶。前方的鉤子可以固定在最靠近的鞋帶上，後方則以魔鬼沾固定，再由四向彈性布料的張力讓綁腿定型。這款綁腿是在穿上鞋子前，先套在腳上，以至於更換鞋襪也不會有問題。參見 www.joetrailman.com

MONTBELL STRETCH GAITERS：這款堅固耐用的綁腿前面有鉤子，可以固定在鞋帶上，外加一條鬆緊帶用來扣住鞋底，完全固定綁腿，鬆緊帶可調長度也

綁腿產品

可自行更換。綁腿本身是由耐用的彈性布料製成，彈性持久、耐用、防水防塵，而且透氣度佳。參見 www.montbell.com

MOUNTAIN HARDWEAR GAITERS：有高筒、低筒、有束帶或無束帶等多種款式，以彈性尼龍布料製成，可以輕鬆套在靴子或越野跑鞋上。參見 www.mountainhardwear.com

OUTDOOR RESEARCHL：這個廠牌有好幾款適合跑步以及登山的綁腿。單一尺寸的 Flex-Tex 低筒綁腿是以彈性布料製造，適合搭配慢跑鞋或登山鞋。單一尺寸的洛磯山低筒綁腿的材質則是無塗層尼龍表布，而「全尺寸」長度的洛磯山高筒綁腿則有兩種布料可選擇：Gore-Tex 布料或尼龍表布。所有的綁腿的前方以魔鬼粘貼合，兩側各有一個孔可以綁上鞋底固定帶，還有一個鉤子可以固定在鞋帶上。參見 www.orgear.com

RACEREADY TRAIL GAITERS：專為慢跑鞋以及低筒登山鞋製造。質料是透氣、速乾的尼龍，有多種顏色，還有一條超級強韌的鞋底固定帶。綁腿以常見的魔鬼沾固定在鞋子外面。只要將束帶調長一點，即可搭配其他登山鞋使用。參見 www.raceready.com

REI：這家廠商生產造型多變的綁腿。適合塵沙環境的「Desert Gaiters」是以涼感布料製成，適合步道環境的「Trail Gaiters」則以特殊尼龍製成。每個款式的側面都可以用魔鬼沾黏合，再加上一條鞋面束帶。也可上網訂購。參見 www.rei.com。

13

綁鞋帶

　　綁鞋帶的方法很多，可配合腳部問題或腳型來選擇特定的綁法，包含腳太窄或太寬、高足弓、局部腳痛、腳跟穩定度、腳趾和雞眼問題等等。根據澳洲數學家柏克德 · 波斯特（Burkard Polster）的研究，兩排各六個鞋帶孔，竟然可以變化出 43,200 種鞋帶綁法，有興趣的人請自行搜尋他寫的書《鞋帶集：繫鞋的最佳與最差方法》。

　　我們的腳背通常沒什麼肥肉，鞋帶綁太緊的話就會壓迫到腳背；如果你的足弓較高或鞋子的鞋舌較薄，情況會更嚴重。有些運動員曾因為鞋帶引起摩擦或壓迫。長距離跑步或健行後，有些人腳背和鞋帶重疊的部位會瘀血，這是因為鞋帶刺激到腳背上的神經，所以這種紅腫有時候稱為「鞋子誘發神經炎」，偶爾還會讓腳趾麻木。鞋帶調整好，也等於微調了鞋靴合腳的程度，並可解除腳背的壓迫。

　　以下介紹的各種綁法能讓鞋子更合腳，也能在鞋舌位置留下足夠空間或增加腳跟的穩定。傳統的鞋面交叉綁法適合大多數人，不過在某些情況下，因為腳形或鞋子構造等問題，需要其他的綁法才能解決。以下幾頁的圖解中，虛線代表隱藏的鞋帶。

　　除了改變鞋帶綁法之外，有好幾種鞋帶產品可以搭配慢跑鞋、某些靴子、還有很多種鞋子使用，值得參考。有彈力的鞋帶 Easy Laces 上市超過 25 年，一直都是很多運動員的最愛，可以用來取代一般的鞋帶，也可以解決鞋帶鬆脫或是斷裂等問題。測試一下伸縮鞋帶，找出最舒服的鬆緊度，避免壓迫到腳背的同時也要兼顧到腳跟的穩定度。使用鞋舌護墊有助於保護腳背。

綁鞋帶的訣竅

要預防鞋帶鬆脫的話，不要打兩個結。而是在打好第一個結後，把它塞入靠近它的交叉鞋帶底下。用這個方法防止鞋帶鬆脫，效果跟打兩次結一樣好，而且更容易解開。用這種綁鞋帶的方法穿越樹叢時，鞋帶也不會勾到東西或沾到碎屑。

超馬選手瑞奇．謝克也是醫師助理，他提出另一個防止鞋帶鬆脫的方法。首先，鞋帶越短越好，這樣打結後的繩圈才會小一點。接著，在鞋帶的兩端各打一個結。綁好鞋帶後，把鞋帶一直拉到形成兩個環，再把它們塞在前面交叉的鞋帶底下即可。

以下這個鞋帶網站（www.shoelaceknot.com）介紹各種綁鞋帶的方法。其中的「牢固鞋帶結（Secure Shoelace Knot）」最適合活躍的運動員。這個網站是個鞋帶資訊寶庫，甚至還有一個 iPhone 應用程式，展示鞋帶的配置方式。

如果你在濕冷的天候下活動，就應避免使用結構鬆散或棉質的鞋帶，改用人造絲、尼龍或混合材質製成的鞋帶。很多運動員發現，圓柱狀的鞋帶很容易鬆脫。一種叫做「功夫龍（Kevlar）」的纖維製成的鞋帶非常強韌，不過需要打兩個結才不會鬆脫。

請把圓柱狀的鞋帶換掉，改成扁平的鞋帶。也可選用下面介紹的彈性鞋帶，或按照下面圖示的方法來綁鞋帶。圖示的方法，是按照特定的腳部問題所設計的。

很多鞋靴採用鞋帶鉤環而不用鞋帶孔。為了讓鞋帶固定在這些鉤環上，可以先用鞋帶繞鉤環一圈，再將鞋帶穿過中央的孔後打一個結。

鞋帶的綁法

扁平足、高足弓、足弓支撐力不足、足部過寬或過窄、腳跟穩定性等問題，都可藉綁鞋帶的技巧，得到或多或少的改善。以下幾種綁鞋帶的技巧，如果能搭配交錯排列的「鋸齒狀鞋帶孔」，而不是平常一般常見的、呈一直線的鞋帶孔，效果最好。

針對窄腳

針對較窄的腳，使用離鞋舌最遠的鞋帶孔，就可以把鞋子的兩側更緊密貼近腳背。這個綁法最適合有交錯排列的「鋸齒狀鞋帶孔」的鞋子。

窄腳的鞋帶綁法

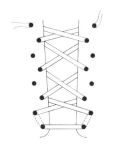

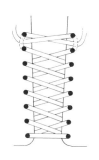

寬腳的鞋帶綁法　　　　　　　　預防腳跟滑動的鞋帶綁法

針對寬腳

　　針對較寬的腳，使用離鞋舌最近的鞋帶孔，這樣可以讓足部的空間比較大。這個綁法最適合有交錯排列的「鋸齒狀鞋帶孔」的鞋子。還有另外一個方法，就是在鞋帶穿出下一個鞋帶孔的時候，再穿回去鞋帶底下，這樣可以防止跑步的時候，第一個鞋帶孔的鞋帶越來越緊。

預防腳跟滑動

　　腳跟會在鞋內滑動的話，綁鞋帶時就必須用到每一個鞋帶孔，靠近下方的鞋帶不要綁得太緊，靠近上方的鞋帶必須綁得很緊。鞋帶穿到最後第二個鞋帶孔時，把鞋帶穿過同一邊的最後一個鞋帶孔，穿好後鞋帶會形成拱型，接著把鞋帶穿過對面的拱型後再打結。有的運動員會請修鞋店在鞋筒最上面的鞋帶孔旁邊，靠近腳跟的附近再打兩個洞。這樣看起來有點奇怪，不過鞋頭空間會多一點，同時也可以把鞋子固定在比較窄小的腳跟上。

高足弓

　　高足弓的人，鞋帶的穿法是保持平行。先從外側下方的兩個鞋帶孔開始，把鞋帶穿到內側的鞋帶孔之後，往上移動，再由內側的鞋帶孔將鞋帶穿到外側的

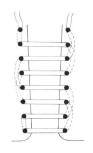

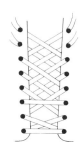

高足弓的平行鞋帶綁法　　　　　　高足弓的雙鞋帶綁法

鞋帶孔，穿好了之後再往上移動，再由外側的鞋帶孔將鞋帶穿到內側的鞋帶孔。如此交替直到只剩下一組鞋帶孔，再繼續把鞋帶穿過兩邊。

　　針對高足弓還有另一種鞋帶綁法。先用一條鞋帶穿好最下方的兩組鞋帶孔，接著每隔一個鞋帶孔穿鞋帶，再拿一條鞋帶穿過剩下的鞋帶孔。這個方法可以讓前腳掌和腳跟綁得較緊，而腳的中段綁鬆一點，上下坡之前都可以很快很輕易的調整一下鞋帶。

針對腳跟狹窄與前足寬闊的腳型

　　腳型如果是腳跟狹窄、前足寬闊的話，就要使用兩條鞋帶。第一條用比較鬆的方法綁好下面一半的鞋帶孔，另一條則把剩下的鞋帶孔綁緊一點。還有一個選擇是剛開始的幾組鞋帶孔都綁鬆一點，打一個結之後，再繼續把鞋帶穿好。如果不要用兩條鞋帶，則忽略最下面的一、兩組鞋帶孔即可。

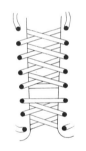

窄的腳跟及寬的前足鞋帶綁法

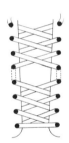

腳痛的部位不要綁鞋帶

針對腳痛者

　　要消除腳痛的話，可以照正常的方式綁鞋帶，但腳痛的部位不要綁鞋帶。

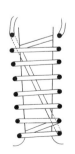

消除腳趾問題或雞眼所引起的疼痛

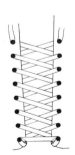

鞋帶固定繫牢，可以持續加壓腳趾。

鞋帶產品

EASY LACES：這是一種可固定式鞋帶，鞋帶本身是一條彈性繩，在綁鞋帶的位置則是一個鞋帶扣，用來固定這條彈性鞋帶。不需要解開鞋帶扣就能穿上鞋靴，也可以解開鞋帶扣將鞋口撐大。有多款顏色。參見 www.easy-lace.com

HAPAD TONGUE CUSHIONS：這是一種鞋舌襯墊，可防摩擦以及消除其他對於腳背的刺激。如果你的腳跟較窄，可用這種鞋舌襯墊讓腳往後移，使腳跟和鞋子更加密合。捲曲有如彈簧的羊毛纖維提供穩定的彈性支撐。使用時，將襯墊貼在鞋子的鞋舌內側。參見 www.hapad.com

LACE LOCKS：這是鞋帶鎖，有時叫做繩子鎖。外觀是很普通的塑膠圓柱體，兩條鞋帶可以輕鬆穿過中央的洞，再依照所需的鬆緊度固定。一般運動用品店都找得到。

THE LACE-STICK：專為鞋帶鬆脫的運動員設計的防鞋帶鬆脫塗抹產品。軟管包裝，是具有黏性、像蠟一般、透明、安全的物質，塗在鞋帶上之後能預防鞋帶鬆脫。參見 www.lacestick.com

LOCK-LACES：特殊設計的彈性鞋帶，加上以彈簧啟動的鞋帶扣裝置。強力彈簧的材質由不生鏽或腐蝕的合金，鞋帶扣可以固定住鞋帶（打結時），防止鬆脫的同時也能維持對雙腳的施力。參見 www.locklaces.com

SPEED LACES：附六個塑膠鞋帶孔的扣環、鞋帶、鞋帶鎖、以及鞋帶拉繩。把這些扣環套在鞋帶孔上，就可以把鞋帶平均的綁在鞋面上。鞋帶鎖以及鞋帶拉繩讓你可以自行調整鞋帶的鬆緊。參見 www.speedlaces.com

ULTIMATE SHOELACES：特殊的鬆緊鞋帶，上面有可折疊的節點，大約每半英吋有一顆。這種獨特的鞋帶可以在同一隻鞋子上施予不同程度的拉力。當你拉長鞋帶時，節點便會消失，可以輕鬆的穿好鞋帶，接著調整各個鞋帶孔需要的拉力。這些節點有五種尺寸，可配合各種鞋靴，鞋帶也有各種顏色及長度。參見 www.xtenex.com

THE YANKZ SURE LACE SYSTEM：包含彈性鞋帶以及可以兩段式鎖扣裝置，可自行調整鬆緊度。趾甲剪鉤可固定住多出來的鞋帶。不需要解開鞋帶就可以穿脫鞋子。參見 www.yankz.com

針對腳趾問題或雞眼

　　針對腳趾問題或雞眼的鞋帶綁法是，先從有問題腳趾的對邊，最上面的鞋帶孔開始往下穿鞋帶，到達最下面的鞋帶孔，要留下足夠可以打結的鞋帶。然後再從底下開始，橫向穿鞋帶一直穿到最上面。這個方法會製造出往上的拉力，將問題腳趾上方的鞋帶孔往上提，以此減輕壓迫。可參考圖解。

針對腳趾持續加壓

　　要對腳趾持續加壓的話，先將底下幾組鞋帶孔照正常的方式綁好，然後把鞋帶再穿回同一個鞋帶孔一次，就可以將鞋帶鎖住固定。接著繼續把鞋帶穿完。也可以將鞋帶鎖在第二或第三個鞋帶孔。使用這個方法的話，鎖住的鞋帶上方可以儘量綁緊，下方可以盡量放鬆。可參考 159 頁的圖解。

14

腳部保養 DIY

皮膚保養

要保持雙腳的健康，必須用心照顧，適度關懷。不過有多少人知道雙腳的需要呢？按摩治療師吉莉安 ‧ 史丹蒂斯發現，很多跑步的人甚至沒想過替自己的雙腳擦乳液或乳霜。

一個人的雙腳是否健康，只需用手撫摸一下足部、腳趾頭、趾間，就很容易判斷。健康的雙腳又軟又嫩，皮膚摸起來有點光滑又濕潤，而不是乾燥又粗糙。厚繭硬皮算是不可避免，但我只能允許每隻腳有一兩小塊地方起厚繭（很多人珍惜厚繭，捨不得磨掉，有些人則是努力去除腳底的硬皮）。雙腳不能有雞眼、足底疣、香港腳，皮膚一定要又軟又嫩。有沒有注意到我重複了哪一句話？

我也會仔細檢查趾甲，因為趾甲是腳部健康重要的指標。趾甲是否修剪磨平得很整齊？趾甲是否修剪得太短，而可能引發嵌甲？趾甲是否太軟、剝落、變厚、變色？是否有灰趾甲？健康狀況良好的趾甲堅硬、強韌而且修剪整齊。

我們的雙腳擁有超過二十五萬個汗腺，鞋襪裡的汗水和細菌混合在一起就會產生異味。維持乾爽的雙腳和乾淨的鞋襪，腳臭及真菌感染的機率就會降低。

洗澡的時候，花一點時間用香皂和毛巾洗腳，用毛巾摩擦以去除乾燥的角質，並可徹底清潔。接著擦乾雙腳，特別留意一下腳趾和趾間的狀況。如果你常忘記洗腳，可以買「Soapy Soles」這種產品，它是吸附在淋浴間地板的腳型踏墊，上面有 1,500 根柔軟的刷毛幫忙洗淨雙腳（參見 www.soapysoles.com）。

夏天常是我們最活躍的時候，在此時雙腳卻經常受到虐待。我們參加多日賽，一天又一天長時間的練習跑步，或是做好幾項運動的訓練，要不就是打赤腳或是不穿襪子穿涼鞋。這些都會讓雙腳變硬、長繭、起水泡。我們持續操勞雙腳，卻沒有給它們時間修復療癒。在乾冷的天氣中，皮膚因為乾燥而裂開，深度的裂痕稱為裂隙，而且時常伴隨厚繭出現。

修足機（例如 Heel Smoother Pro）是去除厚繭的最佳工具，以電池供電，有兩段變速，可以磨平厚繭並去除腳跟、腳趾或腳上任何部位的乾燥皮膚。使用修足機時若施力過大，機器會自動停止，免得過度去除角質傷害皮膚。另一款 DuraCrystal 則在強力研磨頭上裝有水晶，跟專業微雕療法的一樣，使用過後皮膚非常平滑。也是唯一獲頒美國足部醫療協會認同標章的電動修足機。

乳霜或乳液能去除乾燥的老化角質，讓有活力的新皮膚浮現出來，幫助改善皮膚的質地和色調。有些乳霜含有果酸，也就是水果和甘蔗裡所含的純天然物質，具有加速去角質的功效。

每天塗抹兩次深度保濕乳霜，使皮膚的天然油脂得到修復，雙腳就會又軟又嫩，還有選手使用亞麻仁油來保護皮膚。要特別注意腳跟和前腳掌部位，這裡最容易形成裂隙和厚繭。為了讓乳霜達到最好的效果，可以在睡前先抹一些在腳跟上，再用保鮮膜包住腳跟，保鮮膜會封住乳霜並增強滋潤的效果。早上起床沖澡時，使用修足機、磨腳石或腳部銼刀磨掉死皮，去除厚繭。磨好雙腳之後，再塗上少量乳霜以保持一整天的柔嫩。

雙腳再也不發臭

只要使用少量的小蘇打，即可輕鬆保持雙腳和鞋子的清新。把小蘇打當成足粉塗抹在腳上，或灑一點在鞋子裡，都可以消除氣味。鞋子裡面輕輕噴一點來舒噴霧劑，也有助於控制氣味。

健行專家布里克・羅賓斯每星期泡腳一次，他用 4 公升清水，加入 60 到 120ml 的普威隆碘，把雙腳泡在溶液裡 20 分鐘。他說這個做法讓他「腳的氣味減少很多」，也可以用優碘取代普威隆碘。

如果鞋子發臭，或是下雨天泡過水後發出霉味，可以先用肥皂和水洗乾淨，再把鞋子自然風乾。乾燥後，每隻鞋子裡面再噴一點來舒噴霧劑。不要把鞋子放在乾衣機裡烘乾。

夏天接近尾聲時，很多運動員的腳都已經乾燥裂開，通常是因為赤腳跑步或穿涼鞋的關係。如果你目前選用的乳液或乳霜效果不彰，考慮試試 Vicks VapoRub。杜蘭大學醫學院皮膚科教授賴瑞‧密立肯說，VapoRub 所含的凡士林非常保濕，有抗黴菌的效果，還可減少搔癢感。

護膚產品

運動員使用的護膚產品琳瑯滿目，健康食品店或藥妝店都很容易找得到。

ALL TERRAIN'S THERAPEUTIC FOOT RUB, RECO VERY RUB 以及 FOOT BAR：這兩種軟膏可以舒緩、減輕雙腳的疲勞和疼痛。

AQUAPHOR HEALING OINTMENT：這種藥膏可以塗抹在乾裂有水泡的皮膚上。

BURT'S BEES：他們的椰子腳部修護霜還不錯。

Dr. Scholl's 製造的超級足部晚霜及粗皮去除足霜，也是可以考慮的產品

亞麻仁油：含有必需脂肪酸，可調節皮膚狀態。

FOOTHERAPY NATURAL MINERAL FOOT BATH：用於泡腳，可軟化雞眼及厚繭。

FOOTSMART：有完整一整系列專為雙腳設計的皮膚保養產品，有的可以分解令人痛苦的硬皮，有的可以減少厚繭形成。厚繭藥膏及厚繭銼刀都可減少厚繭形成。參見 www.footsmart.com

HAND SENSE：這是一種可以增強皮膚油脂系統的護膚霜。塗上後，護膚霜穿透皮膚外層，和皮膚連結形成一層柔軟的屏障，預防皮膚下層敏感活躍組織受到刺激。本產品可以有效減少疹子，也可以減少排汗。參見 www.handsense.com

HEEL SMOOTHER PRO：這款修足機是最好的厚繭清除工具。兩段速度，使用時施力過大就會自動停止。DuraCrystal 強力研磨頭能快速處理腳跟、腳趾和其他部位的厚繭。附帶兩個腳部彎曲部位專用的研磨頭，還可選擇電池供電或充電款式。

偶爾檢查一下雙腳和腳踝，看看皮膚是否出現色斑，痣的大小或外觀是否改變，趾甲是否因不明原因變色。這些都是皮膚惡性黑色素瘤的初期症狀，而且都需要醫師詳細檢查。皮膚惡性黑色素瘤出現在雙腳或腳踝上的話，通常發現得慢，死亡率也較高。

修剪趾甲

　　我邀請惡水超馬賽水泡女王丹妮絲・瓊斯談談修剪趾甲這檔事，以下是她分享的精闢見解：

　　修腳這件事跟運動員或跑者有什麼關係？運動員會許會覺得 SPA 沙龍或美容院裡的奢華氣泡足療太過夢幻。可是換個角度想，你的雙腳讓你能夠參加超級馬拉松賽，如果雙腳的狀態很差，一定會影響到長距離賽事的

護膚產品

JOHNSON & JOHNSON'S NO MORE RASH：這款藥膏特的三合一配方可以有效促進癒合，舒緩紅腫受到刺激的皮膚，形成一層保護膜。含氧化鋅以及綿羊油、凡士林、維他命 E 和 B5 等護膚成分。

KATHY'S FAMILY：這個品牌的足部潤膚膏、足部磨砂膏、泡腳浴鹽都是由 100% 天然有機成分製成。

KERASAL ULTRA20：超強護腳霜，適合乾燥腳跟使用，可以軟化最乾燥的雙腳。

KINESYS SPORT：舒緩腳部噴霧，含有薄荷以及薄荷醇。

露得清護足霜：號稱來自挪威的配方，可以滋潤軟化乾燥皮膚。

ON YOUR TOES：除臭抗菌的足粉。

PRETTY FEET & HANDS 超級潤膚霜以及 PRETTY FEET & HANDS 足部和手部去角質膏

SKINMD NATURAL：一種隔離乳液，一方面為皮膚補充水分，一方面停止水分散失，可修復乾燥受損的皮膚。

TINEACIDE：抗黴菌鞋內噴霧，可以消除鞋子裡的黴菌和細菌。

TRIPOD LABS' HYDROSTAT：這款足霜很適合腳跟和雙腳乾燥粗糙的皮膚。

VOGEL 順勢療法七草膏：在天然的基底中融入各種藥草及油脂，特殊配方可讓粗糙、乾燥、龜裂的皮膚變得柔軟平滑。

ZIM'S CRACK CREAM：可有效滋潤、舒緩、軟化乾裂疼痛的皮膚。有兩種配方可供選擇：夜用型的液體或日用型的乳霜。獨特的乳霜配方中含有山金車油和月桂油。

表現。為了美觀，也為了雙腳的健康，請考慮修一下趾甲和厚繭。或許你以為腳底有厚繭算是一層屏障，也是雙腳加強防護摩擦力的對策。不過事實恰好相反，有厚繭就是不正常，而且是人體工學不良或鞋子不合腳的徵兆。大部分跑者對於厚繭視若無睹，除非厚繭引發問題。只要你體驗過厚繭底下長水泡的感覺，你就會儘量去除或削減厚繭。這時候，修腳就是必要的措施了。另外，記得要告知幫你修腳的人，你是一位跑者，而且你不想直接削除厚繭，而是要用磨腳石一點一點的磨，用磨砂棒的話更好。改善雙腳的狀態得循序漸進，不能操之過急。

另外，沒有修剪好或磨好的趾甲問題也很多。很多跑者因為趾甲太長而付出很大的代價，趾甲的邊緣可能勾到襪子，跑個幾英里就可以將整片趾甲掀掉。大多數情況下，這種痛苦是可以事先預防的。把趾甲修剪好，讓趾甲維持良好的狀態。腳底按摩也很重要，不只有療效還相當舒服。去店裡修腳的時候，有時先修剪趾甲再泡腳，不過有些沙龍先讓你泡腳，再修剪趾甲。身為一位跑者，要確認趾甲剪得夠短，也磨得平整，然後把雙腳泡在一大盆溫水裡。接著兩隻腳輪流，用一顆粗糙的磨腳石磨掉腳底的厚繭和死皮，再用乾淨的毛巾把雙腳擦乾。最後，可以拋光趾甲或擦上指甲油，然後雙腳和小腿用乳液按摩一下。

如果你還是不相信修剪趾甲的好處，聽聽運動員泰芮・史奈德的看法。他寫道：「我儘量固定修趾甲，因為，1）我雙腳皮膚又硬又厚，參加超馬賽事時這點並不好，在百英里賽事中厚繭底下會起水泡（長的部位又深，感覺又痛）。我常請美甲師修掉所有的厚繭、死皮、趾甲還有其他可能引起水泡或麻煩的東西，讓皮膚維持在健康平坦的厚度。2）只要定期修趾甲，我的雙腳看起來就比較健康。刮除死皮之後，皮膚才能維持自然的脫落，腳臭的問題也會改善很多！」

修腳之前，問一下SPA沙龍所使用的消毒方式。一般說來，消毒劑需要十分鐘的時間才會起作用。修剪完趾甲後的幾天，留意一下雙腳是否有感染的跡象。如果有傷口、破皮甚至是破裂的水泡，就不要去修腳。女性去沙龍修趾甲的前一天，應該避免刮腿毛、用蜜蠟除毛或使用除毛霜。

腳部按摩

　　腳部按摩對雙腳很好，可加速受傷區域的血液循環，有助於消腫並加速復原。運動按摩是針對運動中緊縮或使用過度的肌肉群加以按摩，使其放鬆並回復到最佳狀態。

　　肌肉緊繃會讓身體缺乏彈性，影響訓練和比賽的表現。肌肉放鬆同時血液循環良好的話，能在比較不痛、體力耗損較少的情況下，達到較高度的訓練。肌肉緊繃會引發拉傷或軟組織受傷，長期的緊繃可能讓肌肉或結締組織受傷發炎，使得人體力學失衡，引發背痛、阿基里斯腱發炎及足底筋膜炎。而腳底按摩和伸展運動可以改善這些狀況。

　　吉莉安 • 史丹蒂斯是有執照的按摩師，她的主要客群是運動員，他們透過按摩來強化跑步的成績。吉莉安 • 史丹蒂斯會延長按摩雙腳的時間，因為雙腳跟小腿的肌肉有連結，賽前按摩能放鬆肌肉，延長跑者的步距。她也盡量讓勞累緊繃的肌肉放鬆開來。

　　按摩可以加速傷害的復原。輕微的拉傷經過幾次深層組織的肌肉按摩即可消除，嚴重的拉傷加上肌肉纖維撕裂的話，會增生疤痕組織，造成肌肉收縮時的疼痛。做伸展及關節運動，再加上深層的縱推法按摩，有助於分解疤痕組織。疤痕組織和肌腱沾黏所引起的慢性肌腱炎，經過幾次深層橫向纖維按摩法即可解決。有些醫師使用肌肉筋膜放鬆術（A.R.T.）做軟組織治療，這種療法可以軟化並伸長纖維化的疤痕組織，藉此改善血液循環，增加關節活動度及增加力量。

　　領有執照的羅伯特洛斯納克醫師是一位運動脊骨神經科醫師，也是 A.R.T. 治療師，他說：「A.R.T. 的技巧包含身體的一些特定動作，引導軟組織彼此重疊，同時再施以一定的力道，將黏住肌肉的膠水狀疤痕組織分裂剝離。其中的『放鬆』則是藉由拉長肌肉、韌帶、肌腱或是放鬆神經來達成。」

　　要找有執照的按摩治療師，可以翻翻電話簿或請其他運動員介紹。物理治療師、運動醫療脊骨神經治療師以及運動或矯正復健專家都會使用按摩療法。

自我按摩

自我按摩雙腳之前，先用溫水或濕暖毛巾暖化雙腳。把一隻腳翹起來，腳掌面對自己，雙手的大拇指盡量施力，用畫圓圈的動作，一次按摩一小塊區域。從腳趾按摩到腳跟，然後再按摩腳踝。試試不同的動作和力道，然後找出最舒服的方法。所有的動作和力道都應該導向心臟，將老舊、停滯的血液推回心臟。使用按摩油或乳液，有助於按摩的動作，也可軟化乾燥的腳跟和厚繭。身體靈活的人比較容易自己按摩雙腳，就算身體不太靈活，還是可以試試看。可能的話，請人幫你按摩雙腳。

足部按摩技巧

- **腳底**：以雙手大拇指按住腳跟，用力按壓腳底，從腳跟慢慢往前按摩到腳趾。

- **前腳掌**：以雙手大拇指畫圓圈，其他手指頭握住腳背，大拇指頂住前腳掌，由腳趾往腳跟方向按摩蹠骨。

- **足弓**：用大拇指以輕柔或中等的力道按摩足弓中央，正確的位置在腳跟和前腳掌的中間點，以及腳底內外兩側的中間點交會處。

- **腳跟**：用大拇指或手指關節按摩腳跟底部和兩側。

- **腳趾**：從腳趾間隙朝上往心臟方向按摩。

- **腳背**：用手指按摩腳背，腳前端趾骨間的柔軟部位是重點，往上朝腳踝方向按摩。

- **撫摸雙腳**：將手指放在腳背上，大拇指放在腳底，一次用一隻手，往上（腳踝的方向）撫摸。

- **赤腳走路**：赤腳走路可以刺激雙腳的肌肉、神經和關節，尤其是在戶外的各種路面。

按摩用產品

THE STICK：這是一種按摩工具，可以透過衣服或直接在皮膚上針對任何主要肌肉群使用，能夠立即放鬆筋肌膜，促進肌肉纖維的健康，並加強血液循環。一共四種尺寸，運動前後使用都有助於提升力量、彈性、以及耐力。參見 www.thestick.com

專書《足部自然照護法》（ NATURAL FOOT CARE: HERBAL TREATMENTS, MASSAGE, AND EXERCISES FOR HEALTHY FEET, by Stephanie Tourles.）這本書提出一套全面的腳部保養法，介紹健康雙腳的非主流天然療法。

水分、虛脫、鹽分

　　虛脫以及重要電解質流失會影響皮膚，但這個問題常被運動員忽略。長時間運動時，水分會囤積在四肢，對末梢造成壓力。血液鈉含量降低（低鈉血症）時，會使得手指和腳趾因囤積水分而腫脹。此時若繼續跑步或健行，積水的組織容易受到摩擦或撞擊，進而引發腳部問題。

　　長距離的比賽中，補充電解質格外重要。光喝水或運動飲料，無法補充所需的鈉和其他重要電解質。市面上有賣能量棒和凝膠，不過所含的電解質也低於身體所需。

　　「SUCCEED ！電解質膠囊」開發者卡爾・金恩認為，只要電解質維持一定的水平，就算運動很長一段時間，也能減少手腳腫脹、雙腳紅腫起水泡的狀況。他還說：「高溫加上潮濕的情況下，出汗率很高，血液裡的鈉離子會大量流失。當血漿裡的鈉濃度過低，身體的反應就是把水分留在細胞外的空隙裡，藉此將鈉濃度維持在最低的容許範圍之內，這就是手腳腫脹的起因。雙腳的組織腫脹時，皮膚會變得柔軟，容易起水泡或趾甲受損。慢跑鞋束縛著腫脹的雙腳，腳部組織受到內外雙重壓力，持續的摩擦也會造成物理性傷害。皮膚的層次剝離引發水泡，趾甲移動的幅度變大，使得原本趾甲周遭已經動搖的組織受到損害。」引發水泡的體液常常來自於皮膚底下，而非表面。

水分與電解質產品

E-CAPS ENDUROLYTES：膠囊產品，配方可以抵消大熱天電解質耗損或失衡的影響。可直接服用，也可加在飲料當中，膠囊裡含有鈣、鎂、鉀、氯化鈉、左旋酪胺酸、維他命 B6、錳。見 www.hammernutrition.com

SUCCEED! BUFFER/ELECROLYTE CAPS：膠囊產品，可在長時間的運動中，適量補充血漿的電解質，適合運動時大量流汗的人。膠囊的化學緩衝系統含有氯化鈉、碳酸氫鈉、檸檬酸鈉、磷酸鈉還有氯化鉀，可中和運動時產生的酸性物質，既能降低熱天運動時特別容易產生的噁心感，也能減少長時間運動後手腳腫脹。水分缺乏時不建議服用。參見 www.succeedscaps.com

THERMOTABS：一種口服緩衝鹽片，可預防過度出汗所引發的肌肉痙攣或中暑。有效成分包含氯化鈉和氯化鉀。到附近的藥店或藥房找找看。

　　超馬選手杰伊・哈德指出：「『適當的水分』和『充足的水分』這兩個詞不可交替使用。有充足的水分，並不代表鈉含量也足夠，水分和鈉一樣重要。」當你體內水分充足，鈉含量卻偏低時，多餘的水分會聚積在雙腳的組織裡，增加水泡形成的機率。當你的身體水分不足時，皮膚因原本正常的水分含量降低而失去膨壓，變得容易互相摩擦或起皺摺，也會引發水泡。

　　電解質平衡與否，是水泡形成的重要因素之一。鹽分太高或太低都會讓皮膚底層腫脹，使皮膚和底層組織脫離，產生水泡。很多運動員也從錯誤的經驗中學到，光是補充水分，並無法提供身體所需的適量電解質。長時間運動的過程中，使用補充鈉的產品有助於預防水泡。

電解質與黑趾甲

跑者卡爾‧金恩強調說：「會產生黑趾甲大多是因為電解質控制不當。鈉含量過低時手腳會腫脹，雙手腫脹你眼睛看得見，可是腳上穿著鞋子，所以看不見腳也腫了。腳部組織含水過高而腫脹的話，趾甲周圍的支撐力道就會減弱，任何動作都會傷到組織。超馬選手經常因為疏忽，而在超馬賽事的後半段讓電解質失衡，傷害也就此產生。相形之下，15 英里賽很少讓人產生黑趾甲。以前我不瞭解電解質的作用，我和所有朋友一樣都有黑趾甲。改善電解質的平衡後，趾甲漸漸癒合，黑趾甲也都不見了。」

更換鞋襪

不論你即將獲得同年齡組冠軍、達到個人最佳成績、在時間範圍內完賽，或者只是朝著步道上的某個定點前進，千萬別覺得花個三、五分鐘保養腳步，是很浪費時間的事。花時間照顧雙腳全看你自己的意願。我曾見過很多跑者脫掉鞋襪時，一整片腳皮跟著剝落下來，不是一小片，而是半個腳底那麼大片。我強調，花必要的時間操控你的雙腳，否則你的雙腳會操控你。

可能的話，盡量在問題發生前更換鞋襪。你也可以多帶一雙襪子和一小包腳部保養用品組，需要時在路邊或步道旁處理一下。乾燥的皮膚對於水泡形成的抵抗力，比起濕軟的皮膚來得高。依比賽類型不同，可事先決定好定點或定時更換鞋襪。停下來的時候，立刻檢查雙腳是否出現問題，並且做適當的治療。換襪子時，要重新塗抹足粉以及潤滑劑。

長跑前事先決定好多久要換一次鞋襪。最適合換鞋子的地方就是你的支援隊伍所在的救護站，或者你寄放用品包的救護站。多帶一雙大半碼或一碼的鞋子去參加 24 小時賽，你的雙腳可能因此得救。

更換鞋子能幫助雙腳解除疲勞，每一款鞋子的吸震力和支撐力不同，換過鞋子後雙腳可能感覺比較舒服。每雙鞋的合腳程度和力學都不相同，可能會改變你的步態，使雙腳、腳踝、膝蓋、骨盆還有背部

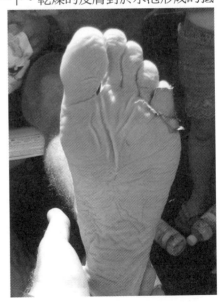

因為沒有更換鞋襪，這隻腳嚴重泡濕，皮膚起皺摺。

放鬆。不過，換鞋子也可能引發問題。如果是因為出現紅腫而更換鞋子，要小心換鞋子後的局部舒緩，可能引發其他部位的問題。換好鞋子後，密切注意雙腳的狀態，有時可能得換回原本的那一雙。

祕訣：動作別太急

不管是換鞋子或襪子，一定要撫平襪子，去除可能引起問題的皺褶。用手觸摸鞋子內部，把接縫撫平，並檢查有無會刺激皮膚的碎屑。換好鞋襪時，太多運動員直接把腳塞進鞋子，不過這樣會替腳跟和柔嫩的皮膚帶來額外的壓力。如果你腳跟有水泡而沒有貼膠布，這道壓力會讓水泡的皮掀起來。換鞋子時，應該使用鞋拔，讓疲勞的雙腳輕輕滑進鞋子裡，鞋拔也能確保已經貼好的膠布不會移位。事先做好計畫，在每一個工具袋或醫護站的腳部保養組用品裡，放進一把便宜的鞋拔。

步道賽跑和健行常讓鞋子靴子泡水並沾滿泥巴，可能的話，盡量在第一時間更換。雖然水分會慢慢蒸發，但繼續前進的話，雙腳的皮膚會泡軟，容易起水泡。皮膚軟化（或稱浸潤）會讓水泡上面或周圍的皮膚剝離，水泡破裂的位置，皮膚會掀起來。雙腳長時間泡水後脫下襪子，可看到皮膚變得非常皺，甚至剝離。穿著高科技外襪（詳見〈襪子〉一章）不只能保持雙腳的乾爽，還有助於減少浸潤和水泡。

登山客必須在急救包裡加上一套基本的足部護理用品組，也應該每天將髒襪子洗乾淨，掛在背包上晾乾，有些明智的登山客一天換上好幾次襪子。有可能的話，花個五到十分鐘的時間，把疲勞的雙腳泡在涼爽的野溪或湖水裡冰敷一下。要穿上洗乾淨的襪子前，先把它們翻面後甩一甩，讓布料回復到原有的彈性。

在酷寒的天氣中，保持雙腳乾爽溫暖相當重要。太緊的鞋襪會約束雙腳，阻礙血液循環。把濕的襪子換成乾爽的襪子，可以保暖。穿著吸濕排汗襪也有幫助。

保持鞋子的清新

我們都遇過腳很臭的人，或許你本身也是個臭腳丫！你們知道嗎？只要幾個步驟就可以改變腳臭的局勢。

市面上有很多除臭產品，有小蘇打也有吸收力強的火山石，效果通常馬馬虎虎。要達到最佳效果，試試來舒消毒噴霧劑（保齡球館常使用來舒噴灑在可怕的舊球鞋上）。使用時，取出鞋墊然後噴灑整個表面，鞋子裡面也噴一下，接著風乾幾個小時後再穿。

獨特又創新的 Fresh Force 瓶子底部是噴頭，可以噴灑到鞋子裡各角落。只要把這款產品放進鞋子裡按壓，雙效噴霧就會有效去除接觸到的氣味，效果可持續一整天。參見 www.kiwicare.com。

還有一個比較天然的方法。www.aromaweb.com 網站上有用天然材料製作鞋子除臭劑的說明。建議用四大匙玉米澱粉，四大匙小蘇打，二十滴茶樹精油，十滴檸檬精油，再加上十滴薰衣草精油。晚上或是連續幾個小時不穿鞋的時候，把調製好的除臭劑灑一點點到鞋子裡面。起初可能看不出效果，不過固定使用這種除臭劑一段時間之後，就會知道它的神奇。

14

極端環境及多日比賽

　　極限冒險賽運動員、超級馬拉松選手還有旅行者都必須瞭解並掌握以下這些情況：濕冷、凍傷、高溫、熱帶皮膚病、沙子、冰雪、泡水過度及多日賽事。有趣的是，這些狀況當中有很多會在同一場比賽中一起出現。

　　紅腫、水泡、砂礫、水、腳腫、水、熱帶皮膚病等等，都是多日極限冒險賽常見的元素。有些運動可以測試我們、挑戰我們對不同環境的適應力；同理，也挑戰著你的足部照護技巧。每一場比賽都有其獨特性，有些祕訣在一個環境中有效，換個環境可能就失效。

個人經驗談

　　我認為我們成功的關鍵因素之一，就是勤於保養腳部。我們知道在這麼潮濕的路徑上賽跑，成敗的關鍵就在於腳部有沒有受傷。賽事中，我們是在騎馬的階段才想到這一點，天啊，如果馬的腳都出了問題，人類會更慘。真的是太潮濕了。

　　我們的基本策略就是保持雙腳乾燥而且不受傷。預防絕對勝於治療，不過預防的效率比較高。每次休息時，我們立刻躺平，把腳抬高以減少腫脹。如果停下來的時間較長（超過一分鐘），就脫掉鞋子讓腳乾燥一下，在陽光下效果特別好，陽光的熱能有助於水分蒸發，紫外線也可以殺死一些細菌。

174

清潔相當重要。熱帶皮膚病的徵兆出現的時候，我趕快塗一大堆神奇的優碘。我們常常必須用很快的速度除腳上的細砂礫。有好幾次我們的腳已經腫脹到快要出問題了，於是馬上停下來休息讓腳消腫。我們盡量讓前進的動作迅速確實，以求能減少雙腳的使用時間。

我們採用熱成型量腳訂做的鞋墊，有助於減少水泡形成，而且用刀子就可以修改鞋墊，減輕對紅腫部位的壓力。好幾位隊友穿 SealSkinz 的襪子來隔絕細砂礫和感染，我們也用矽靈潤滑劑來隔絕水分，並且潤滑。我覺得關鍵還是在於事前想清楚，加上聰明的計畫。

—史提夫 · 葛尼　ELF極限冒險賽心得

2003 年的 Primal Quest 探險越野賽中，珍 · 莫瑞德在救護站中照護參賽者的腳，她的經驗也呼應了史提夫 · 葛尼的要點：無論何環境，都要有做好足部護理的計畫。

個人經驗談

我去幫忙那天，一共照顧了 20 位賽跑選手，其中將近七成五出現程度不一的足部浸泡現象，以及不同階段的水泡。有位選手說他帶了三雙襪子，而且只要雙腳沾濕，他一定換掉襪子。另外一隊的隊員不惜把昂貴的鞋子的鞋頭剪掉，好讓水可以順利排出。他們大部分都有貼膠布，也使用 moleskin 水泡貼或是其他的外用品。

既然這樣，為什麼他們腳的狀況還是這麼糟？同一場比賽中，我先生是澳洲隊的醫護支援隊長，澳洲隊有兩位的前腳掌水泡破皮，而且皮膚嚴重泡濕，另外兩位卻安然無事。怎麼會這樣？我也很希望有個確切的答案，原因應該很多吧。

最重要的是要保持雙腳乾燥。一位選手的浸泡足相當嚴重，當他把腳底的膠布撕下來時，有一、兩層皮膚跟著剝離。後來我們乾脆請選手們離開帳篷，叫他們先把雙腳洗淨擦乾，去外面曬一下太陽，烘乾皮膚組織，再回到帳篷。因為就算有全世界最好的膠布，也沒有辦法黏貼在濕答答的腳上。

一定要瞭解你的雙腳！貼好膠布或 moleskin 水泡貼參賽的選手，比沒有貼膠布的人表現更好。如果一位選手知道自己的小腳趾容易起小水泡，就應該在賽前貼好膠布，而不是比賽中才臨時貼。

選手一旦感覺到腳出問題，應該要馬上停下來貼膠布。這是一場艱辛的比賽，就算經驗最老道的選手都可能低估雙腳得付出的代價。可惜，很多隊伍給我的印象是他們只想前進，不願意花十分鐘停下來貼膠布。

—珍・莫瑞德 2003 年 Primal Quest 探險越野賽

千萬不要以為你的雙腳天生就很強韌。參照以下的方式，再根據比賽的地點、天氣、地形以及時間長短，還有過去比賽中你雙腳的狀況，來規劃自己的照護法則。

又濕又冷的環境

大家都有這種經驗：無論是訓練或參賽時，雙腳往往長時間處於又濕又冷的狀態。賽程短的話，濕冷的狀態可能只持續一兩個小時；比賽如果是一整天的話，可能維持四到八小時；參加多日賽的話，可能就要連續好幾天，每天忍受四到八小時的濕冷。不管時間長短，潮濕對我們的雙腳有不良的影響。水泡本來只是有點不舒服，後來卻可能演變成大問題。皮膚泡水過度，情況嚴重的話，會引發醫學上所謂的「戰壕足」。出現這些問題時，你只能任由疼痛的雙腳擺佈了。

雙腳又濕又冷，可能導致長期、永久的殘障。即使溫度還不到冰點以下，比如在攝氏 18 度的溫度中登山，就可能引發戰壕足。很多運動都對寒冷天氣裡的雙腳保護相當重視。

瑞奇・謝克是超級馬拉松選手，也是內科醫師助理，他針對低溫提出寶貴的建議：

首先要知道，不管任何等級的運動，身體可以製造的熱能是有限的。身體會優先將熱能分配到重要器官，剩下的才往外分散到四肢。所以，想讓雙腳保持溫暖的話，第一步就得先幫身體及頭、頸部保暖。同樣的，如果小腿赤裸或是沒有充分保溫，很多熱能在到達腳底之前就散失掉了。

接下來要瞭解保溫的原理。衣服困住空氣，體溫再把衣服的空氣加熱。

如果保溫層受到擠壓，就會失去作用。照這個原理，如果鞋子穿得太緊，雙腳就無法保持溫暖。

下雨、下雪或雪水（地面的融雪）會沾濕雙腳，河流或水坑這些地形因素也會讓腳泡水。令人驚訝的是，讓雙腳潮濕的禍首通常是「內奸」，也就是汗水。綜合以上這些因素可知，重點在於該如何處理潮濕的雙腳，而不是該如何保持雙腳的乾燥。

襪子的選擇是關鍵。基本的原則是襪子越厚，吸收的水分越多，乾燥所需的時間就越長。另外，厚襪子會讓雙腳持續流汗，保持在潮濕的狀態下。除非你要悠閒散步，否則別穿厚重的襪子。倒是可以帶一雙去參加「中途會停下來休息」的運動，休息時間可以穿。

我推薦 Thermax 或 Capilene 的內襪，不只質量輕，材質又具有疏水性。外面再套上一層類似材質的輕量襪，如需增加保暖度，也可以考慮羊毛，或甚至是尼龍材質。這種組合不會吸收太多水分，而且快乾。

雙腳又濕又冷的話會怎樣？對你的比賽有何影響？當你的皮膚沾到水，它會軟化，而且更容易起水泡。萬一形成水泡，也比較容易破裂，然後皮膚會更進一步分離。經過長時間泡水之後皮膚會浸透，脫掉襪子的時候，你會發現雙腳皺得看起來像是梅子乾，就是這樣。皮膚脆弱時可能擠壓重疊在一起、分離，或是產生其他問題。當皮膚層次分離，水泡就越來越多，皮膚會變白，也可能裂開流血。這種情況下很難包紮雙腳，而且雙腳變得很脆弱，每走一步都是痛苦。

瑞奇的建議很好。他認為，要預防雙腳浸濕或皮膚分解，薄薄的一層凡士林或類似產品又便宜又有效。有一種品牌（Kiwi）的 Camp Dry 蜜蠟加上綿羊油塗料的效果更好，它主要設計用來讓鞋子防水，而且比凡士林類型的產品更耐用。雙腳特別多汗的人，先噴上一層止汗劑，再塗抹防水藥膏，應該會有幫助。

Hydropel 運動軟膏就是另一個很好的選擇，因為防水性能良好，很多極限冒險運動員都愛用。足科醫師羅伯・康尼奈羅喜歡戈登實驗室的 Forma-Ray，還有

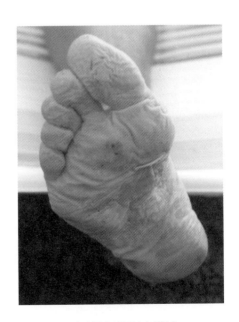

腳泡水過久以至於皮膚軟化

Pedinol 的 Formalyde-10 噴劑，這兩種產品都可以讓皮膚保持乾燥。而常用來治療尿布疹的 Desitin Maximum Strength Original Paste 或是 Boudreaux 的 Butt Paste 這兩種產品，也都是便宜的防水劑，而且藥妝店或藥房都很容易找到。

很多雙腳泡濕的運動員會感覺彷彿整個腳底都起了水泡，其實，通常沒有水泡。皮膚變得太過軟爛，每走一步都很痛苦。皮膚泡水太久會起皺摺或是突起，形成很多摺痕。泡水的腳需要儘快離開水分來源，擦上足粉，然後通風乾燥。有時候為了舒緩疼痛，我會在前腳掌貼上一片 3 英吋寬的皮膚保護膜，不過，雙腳泡水過久的時候，其實並沒有快速的治療方法。

幫鞋子除濕，對你的雙腳也有幫助。除濕產品的目的是為了快速吸收鞋子裡的水分，縮短濕鞋子的乾燥時間，藉此提高舒適度，延長鞋子的壽命，降低黴菌生成機率。有種名叫 Stuffitts Shoe Savers 的產品，裡面裝滿了西洋杉碎屑，一小時就可以吸收鞋子裡六成的水分，六小時可以吸收掉八成。把這種產品放在鞋子裡，隨時隨地都可以吸收水分，去除異味。在家裡使用的話，可以考慮 Peet Dryer，或附家用及車用轉接器的 Go!Peet Dryer（參見 www.peetshoedryer.com）。

還要記得你小時候學過的一件事：要是你的頭覺得冷，你的全身也會冷。戴帽子可以讓頭部保持溫暖，頭部保暖也有助於雙腳保暖。

預防雙腳泡濕的祕訣

皮膚泡軟可能造成很大的痛苦，對走路和跑步也會有影響。接觸水之前先採取以下步驟，效果最佳，也要留意以下說明的應付濕冷的祕訣。

- 先塗抹一層含有蜜蠟或是羊毛脂的準備劑。有些產品具有防水性，像是 Atsko 出品的 Pro-Tech-Skin、Kiwi 的 Camp Dry 或是 Hydropel 運動軟膏，很多極限冒險賽選手都常用。
- 雙腳上可以塗抹一層 Desitin Maximum Strength Original Paste。
- 每隔一小段時間或換襪子時，就重新塗抹皮膚保護劑，務必先把雙腳擦乾淨。
- 確認一下你的鞋子可以排出裡面的水分。
- 停下來、休息或睡覺時，雙腳要保暖。
- 休息或睡覺時，脫掉鞋子，擦乾雙腳後，讓雙腳透透氣。

應付濕冷的祕訣

　　若在賽事或訓練中可能遇到濕冷環境的話，那麼在做計畫時，可以考慮下列幾個點子：

▨ 質量輕、容易乾的鞋子最適合高強度、快節奏的運動。

▨ 如果你穿的鞋子有含 Gore-Tex 布料，要記得你的雙腳會流汗，鞋子裡面會累積濕氣，所以，一定要搭配穿著吸濕排汗襪。還有，含 Gore-Tex 布料的鞋子一旦進水，鞋內會潮濕很久一段時間。

▨ 用防水噴霧處理鞋子，一方面有保護作用，一方面也可以讓雙腳保暖。

▨ 如果你的鞋子有透氣鞋面，用封箱膠帶黏貼鞋面可以防風隔水。

▨ 穿上排水性能不足的鞋子，雙腳將可能長時間受到濕氣的侵襲。用一根燒熱的鐵釘或電鑽，在鞋面和鞋底的交會處開幾個小洞，腳跟左右兩側各開一個洞，前腳掌左右兩側也是。有些運動員偏好有孔洞的鞋底，排水更快速。

▨ 穿有吸濕排汗功能的襪子。選擇像是 Drymax、CoolMax、Olefin 等人造纖維布料或混紡的質料。SmartWool 襪子是由羊毛製成，很適合潮濕的環境。不管你是穿什麼襪子，要常換，然後把舊襪子晾乾。

▨ 考慮一下改穿防水的襪子，你有兩種選擇。SealSkinz 襪子的設計就是完全防水。Seirus Stormsocks 的襪子則是由氯丁橡膠製成，主要是設計用來保暖，不過可能會進一點水。即使穿了防水襪，如果雙腳流汗變濕，還是會出現問題，只是程度會稍微減輕。

▨ 有些人建議在襪子外面套一層塑膠袋，或是在兩層襪子中間夾一層塑膠袋。雖然這個方法可以防止雙腳泡水，你的腳還是可能因為流汗變濕。

▨ 在潮濕的情況下，可以用高吸水力的微纖維毛巾（像是背包登山店賣的那種）做成束帶。把束帶套在襪子口，應該可以吸收大部分沿著腿流下來的水分。製作時如果加上鬆緊帶或是魔鬼沾的話，就更方便取下擰乾後，再套回去。

▨ 足粉能夠吸收水分，也能幫助你保持雙腳乾燥。記得在背包或隨身包裡放一些小瓶裝的足粉，換襪子的時候可以補擦一些。Zeasorb 或 Odor-Eaters 都是很好的吸水足粉，而且不會結塊。塗上新的足粉之前，先把

腳上舊的粉和沙土擦拭乾淨。

■ 休息或睡覺時，務必脫掉濕的鞋襪，讓雙腳透氣呼吸。

戰壕足

第一次世界大戰時，士兵們長時間站在濕冷的壕溝中，因此出現了戰壕足這個名稱，有時也稱之為浸泡足。

戰壕足的正式名稱是冰凍傷害，也就是雙腳的皮膚長時間暴露在又濕又冷的環境下，所產生的一種非凍傷性的嚴重冰凍傷害。濕冷的雙腳受到鞋靴的束縛超過 12 小時的話，組織就可能壞死。如果雙腳持續浸濕，即使在攝氏 15 度的環境中，戰壕足還是可能發生。換句話說，不一定是冬天才會。

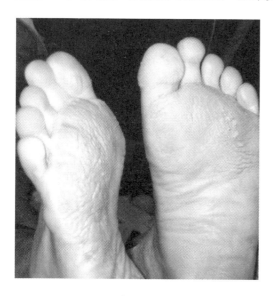

嚴重的戰壕足

極限運動選手常遇見的環境，也正好是戰壕足的起因：虛脫、濕鞋襪、營養不良、鞋子不合或太緊、低溫。不少超級馬拉松多日賽以及極限冒險賽都有能引發戰壕足的條件。一旦條件符合，就算是一日賽也可能害慘你的雙腳。同樣的，登山客也會遇到相同的狀況。鞋子如果不透氣也不排水，鞋襪可能積水引發戰壕腳，所以，任何種類不透氣的鞋襪都可能出問題。

鞋子裡的環境濕冷狹小，使得血管會收縮，減少血液流動以保存體溫，導致血液缺乏氧氣和養分，毒素累積，皮膚組織開始壞死，皮膚變紅而且失去知覺，接著腳會腫大，伴隨著搔癢以及刺痛感。當皮膚再度升溫，水泡就會形成，等水泡脫落後會留下潰瘍，破皮處會流血或滲出體液。

戰壕足若沒有及時治療，萬一潰瘍跟壞疽持續發作，可能導致截肢。這是雙腳濕冷的後遺症，跟鞋襪無關。

損傷程度需要一兩天才看得出來，如果你的雙腳會痛、腫大、起水泡，那就需要就醫。

避免戰壕足的祕訣

　　極限運動選手常遇見的問題也都是戰壕足的起因。有特定的方法可以減少得到戰壕足的機率：

■ 將雙腳洗淨後擦乾，接著按摩。

■ 不要穿著濕襪子睡覺。換上乾爽溫暖的襪子。

■ 避免穿太緊的鞋襪。

■ 不要因為腳冷就多穿襪子，這樣會讓鞋子穿起來更緊。換成大一點的鞋子。

■ 慢慢升溫，不要讓腳接觸到高溫。

■ 不要搓揉皮膚，而是輕輕按壓接觸。

■ 把腳抬高到心臟水平線以上。

■ 使用消炎藥。

■ 考慮使用含有氫氧化鋁的止汗劑，幫助減少流汗，參賽前在腳上塗抹一個星期。

■ 不要把水泡戳破，可以塗抹一些乳液或乳霜。

凍傷

　　凍傷就是身體的組織凍結，而腳趾尤其容易出現這個嚴重的情況。吹風、皮膚濕潤（甚至是汗水）以及鞋襪太緊以至於血液流動受限，都是造成凍傷的原因。

　　凍傷初期的症狀包含麻木感、皮膚的顏色變得蒼白，而且患部有疼痛感，摸起來也可能硬硬的。凍傷嚴重時，皮膚會變得更白，而且疼痛消失。人體繼續移動或離開濕冷環境，進入溫暖環境中以後，凍傷常會自行解凍。當組織開始回溫，患部可能出現紅斑、搔癢感以及腫脹。

　　凍傷嚴重的情況下，皮膚和下層的組織一起凍結，以至於無法移動。可能形成透明或乳白色的水泡，水泡內如果含有血液則表示更深層的凍傷。雖然皮膚會變色或變黑，並不表示你就要截肢了，大概要要花幾星期或幾個月的時間才能確定需不需要截肢。盡快就醫就對了。

在酷寒的情況下，要留意鞋襪裡的水分。汗水以及外來的水分都可能會在你的襪子裡結冰，引起凍傷。

應付凍傷的祕訣

- 不要用搓揉的方式幫腳趾取暖，免得造成更多組織的損傷。

- 不要搓揉凍傷的部位。

- 除非絕對必要，不要用凍傷的雙腳或腳趾走路。

- 儘快進入溫暖的環境。

- 把患部浸泡在溫水（而不是熱水）裡面，也可以用別人的體溫讓患部升溫。

- 不要使用保溫墊、暖爐或火爐、壁爐或電暖爐的熱度來取暖。

- 除非你肯定能保持患部溫暖，否則不要讓凍傷部位回溫或解凍。得記得一件很重要的事，組織解凍之後又再次結冰的話，後果不堪設想。可能的話，請專業醫師協助。

- 虛脫讓人更容易凍傷。

冰雪

在冰雪上健行或跑步，挑戰性都很高。在這種環境裡，足部的抓地力大大降低，跌倒是常見的事。雪可能會掩蓋住那些害你絆倒的石頭、樹根以及其他障礙物，冰會讓路面變硬又很難行走。要冰雪上運動得注意兩個重要的因素：保持雙腳乾爽溫暖，增加抓地力。

除了絕對必要的吸濕排汗襪之外，也可以考慮穿防水襪，有兩種防水襪可以供選擇：SealSkinz 的 ChillBlocker 襪有抓絨內襯，還可以把雪隔絕在外。另外，用氯丁橡膠製成的 Seirus Hyperlite Stormsock 則是設計用來保暖。〈襪子〉那一章有這些產品的詳細解說。

選手柯爾・杭利冬天跑步時，會為他的鞋底裝上六角螺絲，提升鞋子的抓地力。他自己表示，他從來沒碰過螺絲鬆脫掉落的情形，也沒有螺絲刺到過腳底。

另一個方法是在鞋底裝上增加摩擦的抓地力裝置。來自阿拉斯加的朵特・罕姆試用過一些抓地力裝置，她說：

我先解釋一下，從我家到最近的郵筒，距離約 2 百公尺，卻是小山丘上最危險的一段結冰道路，落差大約 4 到 6 公尺，坡度 10%。我就在這段路上測試抓地力裝置。雪夠軟的話，我就穿上雪靴測試一種叫做 Yaktrax 的外加設備。這種外掛設備走在冰上的時候顯得銳利度不足，無法提供如釘鞋那麼好的抓地力，不裝 Yaktrax 反而抓地力會更好。多年來，我用過好幾種輪紋裝置在冰上跑步，只要冰面不要太粗糙，接觸到冰面的紋路夠多的話，效果就還不錯。

要注意的是：如果你用的抓地裝置是套在鞋子上方或旁邊，就要注意它們跟不同鞋子的密合度也有差異。其次，每種抓地裝置在不同的冰雪地面上，效果也不一。

祕訣：冰雪用六角螺絲釘

可以在鞋底裝上六角小螺絲增加抓地力，這個方法又便宜又簡單，在冰雪上走路會更安全。

將直徑 3/8 英吋的螺絲裝在你的鞋底上，鞋底的邊緣裝上 10 到 18 顆螺絲，其中幾顆裝在腳趾和腳跟的位置。如果你的鞋子裡有氣墊或矽膠鞋墊的話，就要小心。用螺絲起子或是 1/4 英吋的電鑽接頭，做起來比較容易。先在螺絲上沾一點環氧樹脂，再鎖到鞋底裡面會更加牢固。如需更多資訊，可以參考麥克・卡本特（Mike Carpenter）的螺絲釘鞋網站 www.skyrunner.com/screwshoe.htm。

每顆螺絲底下，可以加墊片，以防釘得太深。加上墊片後，插入鞋底的螺絲變短，脫落的機率也變高，所以要注意，是否選用了長度適合的螺絲。裝設螺絲時，盡量不要用一般的螺絲起子，改用六角棘輪螺絲起子。

也有鞋商推出附有鞋底釘，可以增強抓地力的鞋子。瑞典的 Icebug 鞋靴系

列商品，使用了獨特技術，有 15 至 16 個聰明防滑釘，可各自獨立運作抓緊地面。防滑釘的尖端為鎢鋼材質，安裝於鞋底的厚重橡膠凸粒之中。這個品牌的產品 Icebug 有賽跑用、訓練用、運動用、冬季用四款鞋靴，可以上網查詢相關資料 www.garmontusa.com/ icebug.html。

對抗冰雪的祕訣

■ 可以考慮穿比較新的 Gore-Tex 鞋，可擋掉一些會讓雙腳變得濕冷的水分。

■ 使用六角小螺絲或是下述的抓地裝置。

■ 穿上高筒綁腿，防止冰雪掉進鞋子或靴子裡。

■ 穿上最好的吸濕排汗襪，Drymas 或羊毛混紡襪都是很好的選擇。

冬季抓地力產品

DUENORTH ALL PURPOSE TRACTION AID：鞋子的「外掛」設備，專為在冰雪上健行、跑步、登山以及需要穩定的人所設計。直接套在鞋子底下，雙向鞋底再加上六根可替換的鎢鋼防滑釘，在冰雪上可以發揮最大的抓地力。由特殊複合橡膠製成，在各種溫度下均可保持彈性。參見 www.surefoot.net

KAHTOOLA MICROSPIKES：一種擁有彈性設計的抓地裝置，可以任意搭配常見的鞋類，不論是越野賽跑鞋、登山靴或是雪靴都不成問題。這款產品的十爪抓握系統是由最堅硬的鋁合金製成，每一雙的重量只有 5 百多公克。配備束帶和快拆扣，這個裝置很容易安裝在任何鞋子上，而且獨特的 LeafSpring 延伸棒以及前後獨立的束帶，可以自然的隨著鞋子伸縮。延伸棒一共有三種尺寸，而且不需工具即可輕鬆調整。結冰情況嚴重時，可以考慮使用他們的 KTS 冰爪。參見 www.kahtoola.com

KASTNER TRACKTION SOLES：這種抓地鞋底，是由世界級的鐵人三項運動員席德‧凱斯納所設計。底部有專利鎢鋼防滑釘，比鞋底的凸粒稍微再突出一點，在冰冷的環境中跑步時，這些突出的防滑釘會抓緊冰、雪或步道的路面。在堅硬的水泥或柏油路面跑步時，防滑釘會縮到鞋底裡面，鞋墊就變得跟

冬季抓地力產品

其他高功能慢跑鞋一樣。鞋商經由簽約可取得抓地鞋墊的使用權。參見 www.
kastnershoe.com

STABILICER SPORTS：是一種抓地裝置，包含強力防滑釘與鞋底，由張力密
合固定裝置結合在一起。以雙重密度 TPE 彈性聚合物構造，加上抓地力輪胎紋
鞋底以及可更換的防滑釘。參見 www.32north.com

YAKTRAX PRO：是一種輕量的抓地裝置，以不鏽鋼線圈纏繞的橡膠管，可以
套在鞋子底部的表面。這款產品的材質是一種熱塑型彈性聚合物，以射出成型
方式製成，經過設計，穿脫非常容易。線圈經過防鏽處理以及手工纏繞，在冰雪
上有 360 度的抓地力。此產品配備一條可移除的功能束帶，固定在鞋面上時可
增加穩定性。同個廠商也有其他類似產品，但以這款最適合運動員。參見 www.
yaktrax.com

高溫

　　在加州死亡谷惡水超級馬拉松或沙漠裡跑步時，高溫對你雙腳的影響很大。
死亡谷是全美最熱的地方，參加過該賽的凱西・提貝茲維特克斯形容在高溫下
跑步的感覺：

　　　　除非你在沙漠的高溫中做過訓練，否則雙腳還是無法習慣熱到可以煎
　　餅的路面，溫度高到幾乎可以烤肉。想征服惡水的選手得事先想好，如何
　　才能讓雙腳在這種高溫下撐 135 英里。你的腳會流汗，支援隊員也會在你
　　身上灑水降溫。沙漠裡雖然很乾，你的雙腳在參加惡水時卻會很濕。

　　布萊絲・沙普勒跑完了五次沙漠極地馬拉松賽，也跑完 2002 年的惡水超
馬。她訝異的是，在惡水超馬賽事中起的水泡，卻比沙漠極地賽少。她說：「惡
水下坡路段的衝擊，簡直害我痛不欲生。我雙腳的皮膚變白變軟，還有皺摺，應
該是腳很濕的關係。雙腳下的鞋底感覺就像燒起來一樣。」這個灼熱感來自於雙
腳長時間接觸水分泡軟。她坦承：「賽事進入 72 英里後，就沒再換過鞋襪了。
我連自己的腳都不敢看，因為好痛，不過後來發現，其實沒有起幾個水泡嘛。」
穿著吸濕排汗襪可以防止雙腳泡濕，而且要常換襪子，花一點時間讓腳乾燥，也
讓皮膚回復正常。

　　惡水超馬完賽選手克利夫・沙佛瑞從死亡谷一路跑到惠特尼山，他獨創了

一個在高溫中保護雙腳的方法。在 1999 年的惡水賽中，除了他常用的凡士林加足粉，他還多加了一道額外的防護來散發雙腳的熱度。他把太空毯加以裁切，鞋面上凡是「非白色區塊」就全部貼上太空毯（用封箱膠帶貼的），然後再以相同的手法，將裁切好的銀色太空毯，以小片的封箱膠帶固定在鞋墊底部。除了在第 122 英里處腳跟出現一個小水泡之外，整場比賽儘管高溫酷熱，他的雙腳沒出任何問題。放在鞋墊底下的太空毯耗損得比較嚴重，爬出死亡谷之後取出這片太空毯，它已經磨到只剩一層透明塑膠膜而已。有些熱水式保暖毯的保溫層也夠薄，可以這樣使用。

不過，大概沒有人能跟惡水水泡女王丹妮絲 · 瓊斯一樣，有那麼多酷熱環境的經驗

個人經驗談

沙漠高溫到連鞋子都熔化了，想像雙腳會變成什麼樣子！過去十年間，我曾見過也照顧過不少在惡水超馬賽事裡起水泡的腳，感覺這些腳簡直就是在熱油鍋裡炸過似的。我使用過無數方法，想要讓雙腳承受住惡水超馬的考驗。經過無數嘗試錯誤，我設計出一套在雙腳上貼膠布的方法，特別適合攝氏 49 度以上的路跑使用。我的經驗是，如果參賽者事先貼好膠布，比賽的過程可以節省不少的時間。水泡就算真的出現，也不會太嚴重，而且比較容易治療。

先試試看這個方法對你有沒有效。在 2003 年的比賽中，有位選手的腳部表現完美，在可怕的酷熱之中，完全沒有長水泡。這位選手採用了我發明的膠布黏貼法，搭配印金足五趾襪、Hydropel 運動軟膏、足粉，才穿上襪子。

我不建議使用封箱膠帶。所有的膠布都要很透氣，在沙漠的高溫中尤其重要。封箱膠帶並不透氣，而且造成黏貼部位水腫，有時候膠帶底下甚至更容易長水泡。

—丹妮絲 · 瓊斯　惡水水泡女王

丹妮絲 · 瓊斯控制腳部過熱的祕訣

■ 雙腳可能出問題的部位都事先貼上膠布。在沙漠中，肌內效貼布這類的

透氣膠布相當重要。

■ 不要穿黑色的鞋子，因為會吸熱。

■ 穿著吸濕排汗襪。

■ 腳趾容易長出水泡的話，可以用印金足五趾襪保護每一根腳趾。

■ 矯正墊或是額外的鞋墊可以加強隔絕地面的高溫。

■ 多帶幾雙尺寸較大的鞋子，萬一雙腳腫大就有鞋子可換。

■ 鞋襪可以裝在夾鏈袋裡，放在冰庫中保持冰涼。

■ 把膠布裝在夾鏈袋裡，然後放在冰庫中，其實是個很好的做法。因為在沙漠的高溫下，膠布就算放在鞋盒子裡，黏膠還是可能融化，失去黏性。

■ 帶一把堅固的剪刀，萬一有需要，可以把讓你起水泡的部位剪掉。

■ 事先想好足部護理計畫，同時準備好護理用品。

沙子

都是沙子惹的禍。走過沙地的人都知道沙子無孔不入，你的目標是要防止沙子進到鞋襪裡面。舉個比賽當例子好了：沙漠極地馬拉松賽是一場 150 英里的賽程，為期一個星期，參賽者必須背著所有的食物和裝備，穿越摩洛哥南部的撒哈拉沙漠。

凱西・提貝茲維特克斯參加過好幾次沙漠極地賽，而且已經克服沙子的問題：

經過訓練，雙腳可以適應背著 15 至 20 磅的背包長途跑步。不過在自家做訓練，無法模擬沙漠環境，就算市面上賣的綁腿也無法有效抵擋沙子。要在沙漠極地馬拉松賽裡保護雙腳，必須自己製作綁腿，完全包住你的鞋子，並往上延伸到膝蓋。

凱西的綁腿沿著鞋子一直延伸到膝蓋部位。〈綁腿〉一章有更多關於沙地用綁腿的資訊。

儘量不要穿有網眼的鞋子，免得沙子透過網眼進入鞋子裡面，然後卡在鞋墊底下、襪子裡、腳上。你的雙腳在鞋子裡移動，沙子就跟著在裡面摩擦，最後

磨破鞋子裡面的材料，讓你的雙腳受到更多刺激。

接下來是沙漠極地超馬賽事的完賽選手吉姆·貝尼克的經驗，以及沙子對他雙腳的影響。

個人經驗談

沙漠極地馬拉松賽最特別的地方是賽程達七天，每一天都要跑步。大家知道這裡有沙子，不過還有非常多比沙子更小的細砂礫和灰塵，無孔不入，每一道裂痕和縫隙都逃不過這些細砂礫。瞭解這一點之後，我們就可以開始討論足部照護。

我一直很滿意我的雙層 CoolMax 襪，可惜不適合這場比賽。沙子和砂礫會卡在兩層布料之間，一兩天後這雙襪子就變得跟砂紙沒兩樣，再怎麼洗也無法去除沙子和砂礫。建議可以帶三雙襪子，第一雙前三天穿，第二雙在賽程最長的一天穿，最後一雙後面幾天穿。

我每天都戴綁腿。穿越沙丘和賽程最長的那兩天當中，鞋子的網布也要包起來。我試過幾種全罩式綁腿，不過都不牢固。我用封箱膠帶把綁腿黏在鞋頭，不過其中一個還是脫落了，以後可能要用更多膠帶固定。我覺得在鞋頭上包一層尼龍布應該有用，雖然細砂礫還是會跑進鞋子裡，但至少熱氣可以散發掉。有些人乾脆在鞋頭套上一隻襪子。

我平常穿 12 號鞋，不過參加這場比賽時，我穿 13 號鞋，裡面加一片鞋墊。第二天，腳正如預期的開始腫脹，我就把鞋墊拿掉。比賽結束後我換上涼鞋，不過雙腳腫脹到差點塞不進涼鞋裡。我也見到幾個人的腳已經腫脹到連鞋子或涼鞋都穿不下，只好用封箱膠帶把鞋墊黏在腳底走來走去。

這項賽事中最大的重點是預防水泡，再來就是處理水泡。問題出在水泡多快形成。我把腳上已經長出水泡以及可能長水泡的地方都貼上了 New Skin，讓皮膚更強韌，又不會黏住沙子或細砂礫。我也用封箱膠帶黏貼前腳掌（通常都是這裡起水泡）。事先貼膠布可能對情況有幫助，有些比賽老手會這樣做，不過我沒有。用針刺破水泡把水放出來還蠻有效的，我沒有受到感染，沙漠裡的空氣乾燥，太陽把雙腳曬得很乾，不會有濕濕爛爛的問題。

法國隊的選手會直接把水泡上的皮膚移除，我認為這樣不太好，因為隔天還得繼續跑下去。

—吉姆‧貝尼克關於沙漠極地馬拉松賽

如果腳上塗抹潤滑劑，就得留意腳趾和腳底，不要讓沙子堆積在這些部位，因為砂粒會附著在潤滑劑上，嚴重摩擦到腳趾和雙腳。換襪子的時候，擦掉舊的潤滑劑，把腳清潔乾淨，然後塗上一層新的潤滑劑。

你應該有注意到這些老將的建議都環繞著同一個主題：沙子會毀掉你的雙腳，你必須盡一切能力把它擋在鞋襪之外。

應付沙子的祕訣

- 避免網布材質的鞋子。

- 避免雙層的襪子。

- 儘量保持雙腳乾淨。

- 先擦掉舊的潤滑劑後再塗上新的一層。

- 戴上綁腿阻擋沙子進入鞋襪。

- 每隔一段時間就檢查一次雙腳。

熱帶皮膚病

熱帶皮膚病是熱帶氣候所引起的一種皮膚病變。長距離的極限冒險賽或超馬賽中，運動員在異國環境裡，雙腳常接觸到各種生物。例如 ELF 極限冒險賽曾在菲律賓和巴西舉辦過，運動員在這些地方，可能會碰上有害的寄生蟲。

溯溪、渡河、穿越潮濕洞穴時，特別容易沾上如原生菌、蝨子或是沒人認得的小蟲子。不少寄生蟲是從水泡的傷口、腳趾之間的裂傷、皮膚上的裂隙、破皮處進入身體。有些寄生蟲會造成類似皮下出血的症狀，患部可能伴隨感染滲出黃色膿液，雙腳劇痛，而且奇癢無比。極限冒險賽的場地上，的確躲著一些令人厭惡的生物。

大多數的情況下，內科醫師診斷病情後，會開立口服抗生素處方。這類生

物有些需要幾個星期甚至幾個月的時間，才能從完全去除。比賽的主辦單位通常瞭解這種問題的潛在性，也會有對應的醫療方來控制情況。

參加 ELF 極限冒險賽事時，我遇到了超乎想像、最嚴重的腳部問題。到底是什麼原因，讓某些隊伍的腳部完全沒問題，而有些隊伍卻棄賽？是不是有些人因為基因不良而活該受處罰？如果有參加過全球知名勵志演講大師安東尼·羅賓的赤腳過火課程，就會有用嗎？我的隊伍沒有採取任何預防措施，是不錯的對照組，我們這組人或許可以幫忙想出一些方法，讓未來在類似環境中比賽的選手們預防腳部問題。

大會的網站只列出三位選手因腳痛而退出，不過可能多數人棄賽的原因都跟「腳」有點關係。比賽時可以看到很多選手步履蹣跚，我的雙腳也一度腫到正常的兩倍大，連足弓都看不見了，還有一些白色、藍色、粉紅色的斑塊。醫生說我發燒的原因，是雙腳內部嚴重感染引起的。

我們原本就預期會腫脹和水泡，但還有黴菌和鉤蟲等問題。比賽的環境非常潮濕，選手們常在下雨天裡渡河，腳也全濕了。濕的腳加上細的砂礫等於水泡，然後黴菌又滲透到皮膚底下，許多人的腳腫到變形。皮下的黴菌感染是疼痛和嚴重腫脹的主因。醫生說，鉤蟲一般是伴隨著進入鞋子裡的沙土和微生物而來，才有機會鑽進皮膚。一位幸運的隊友穿了SealSkinz 襪子隔絕了沙土，所以她沒有感染鉤蟲。我們沒穿 SealSkinz 襪子的這幾位都感染了鉤蟲，我數了一下，我的腳裡面大約有三十條。

我學到了一點：優碘真是有神效！有位法國醫師建議，凡士林加上優碘然後塗在雙腳上，再穿上襪子，他還給了一個很明顯卻沒有用的建議：「保持雙腳乾燥。」優碘的殺菌力很強，會殺死外部黴菌感染。至於鉤蟲感染，只需一劑處方藥即可治癒，我吃藥後隔天早上就沒事了。

這種長度的比賽一定要準備登山杖，尤其是雙腳有可能會受傷的情況下。健行賽當中有一大半，我把大約四成的體重放在我的登山杖上，如果沒有這兩枝登山杖，我一定沒辦法完賽。

—大衛·史密特　ELF 極限冒險賽選手

控制熱帶皮膚病的祕訣

▦ 盡全力保持雙腳乾燥。

▦ 停下來休息或進食時，讓雙腳通風。如果可以的話，邊休息邊曬一下太陽。

▦ 使用 Hydropel 運動軟膏，或是其他防水軟膏隔絕水分。

▦ 盡可能換上乾爽的襪子。

▦ 換襪子的時候，順便檢查雙腳是否有傷口，有的話就用優碘和消毒藥膏處理一下。有些潤滑劑有消毒的作用，〈足部用品〉那一章有列出幾種適合的產品，見 120 ～ 121 頁。

▦ 如果懷疑感染了寄生蟲，儘快請醫師檢查。

多日比賽的腳部保養

　　多日賽對經驗老到的運動員還是很有挑戰性。天氣可能變化多端：雨和水、風和低溫、高溫和潮濕等等，每一場多日賽都不同，你必須預備好面對任何狀況。賽前做好計畫，準備好鞋子、襪子、足部護理用品組以及其他裝備，這些都非常重要。不論是參加 40 小時的百英里越野賽、六天的路跑、三天的極限冒險賽，還是為期兩星期的背包越野賽，一開始你就必須好好照顧雙腳。有些建議只適合路跑，並不適用於越野賽跑或是路跑混合越野賽，可自行依賽事來修改。

　　羅伯‧伯恩參加過摩洛哥的沙漠極地馬拉松賽、中國的戈壁長征賽以及埃及的撒哈拉沙漠越野賽，全部都是大約 150 英里的 7 日階段賽。他在腳上塗抹凡士林，套上聚丙烯材質的內襪，然後外面再加一層棉襪。他每天都要換乾淨的內襪，棉襪則是兩天換一次。我不喜歡凡士林加棉襪的這種方法，不過對他很有效。他在戈壁比賽時必須常常渡河，但從沒起過水泡。

　　沙漠極地馬拉松賽網站上有這一段話，其中最後一句是我的最愛：「談到腳，為了在比賽過程中保持雙腳狀態良好，靠的是比賽前的訓練。把雙腳照顧好，它們就會帶你完賽。雙腳因為高溫而腫脹時，換上大兩個尺碼、鞋頭比較寬的鞋子，會比較舒服。參賽者不太可能會在賽前先拜訪足科醫師，但很多人賽後會因此感到遺憾。」

　　超馬和極限冒險賽選手泰芮‧史奈德談到在埃及舉行的七天撒哈拉沙漠越

野賽當中，她維護雙腳的方法：「每天結束後，把水泡裡的液體排出來，把腳風乾，不到一星期傷口就會開始癒合（只要沒出現更多水泡）。跑完一天的賽程後，我會拆掉全部的膠布，儘量把腳洗乾淨、擦乾，然後儘量吹乾。每天使用酊劑黏著膠布有個問題：幾天之後皮膚會太乾，很不舒服。我必須說，高溫加上背包的重量，對雙腳的壓力很大。跑完步後，儘量把腳抬高，我每天晚上睡覺都把腳放在背包上。比賽接近尾聲時，我的水泡好得差不多了，不過掉了幾根趾甲。」

伊恩‧亞當森是一位極限冒險賽選手，他提供以下三個多日賽的準備祕訣：

第一，選擇透氣及排水功能良好的鞋子。鞋子一定會進水，不過你要讓水分盡快排出。防水鞋有它的市場，可是極限耐力運動員很少穿，因為這種鞋很容易傷到腳。

第二，找出吸震力足夠的鞋中底。平底慢跑鞋不錯也很輕，不過經過幾天之後，感覺彷彿是打赤腳走在石頭上似的。鞋中底太厚也不好，因為會把足部墊高，犧牲橫向的穩定性。

第三，要有預防撞傷的保護裝置。Salomon 極限冒險慢跑鞋系列產品擁有優秀的防撞保護，鞋底是功夫龍材質或塑膠片。如果鞋子的防護不佳，背著很重的背包在崎嶇的地面跑步，對雙腳組織會是一場大災難。

選手伊恩‧亞當森對於健康雙腳的額外建議

以矽靈為基底的潤滑劑能幫助皮膚防水，減少鞋子和腳的摩擦。Sportlick 和 Hydropel 都是不錯的產品。

把鞋子裡的小石頭和異物清乾淨。通過森林時踢起的碎屑堆積在鞋子裡，會引起紅腫、水泡、擦傷及破皮，這些全是大敵，使雙腳快樂不起來。最好一開始就用輕便的綁腿把髒東西擋掉。

有機會的話，盡量去踩很冰的水，冰水對消腫超級有效，而且跑步時雙腳如果很痛，冰水也有治療和預防的效果。如果你有擦防水潤滑劑，鞋子的排水功能又好，就不用擔心沾到水會出問題。再不然，就是在跑步的空檔用冷水泡腳。

選手丹‧布萊南有豐富的超馬多日賽經驗。他對多日賽事中雙腳容易腫脹這個問題，提出了一些看法：

　　多日賽事到了最後階段，對我腫脹的雙腳來說，最舒服的就是不穿襪子，以及把慢跑鞋的鞋頭剪掉。很諷刺的是，在多日賽的過程中，休息時間是造成雙腳腫脹的元兇。所以，要避免腳部嚴重的腫脹，最好的方法就是盡量跑下去。只要休息幾個小時以上，雙腳就會變得更大。冰敷、抬高、休息都免了吧，效果都很有限。

　　丹建議，比賽結束後回家的路上（尤其是搭飛機時），應該穿襪子搭配涼鞋。也可以穿運動鞋，但不要綁鞋帶。

　　另一位多日賽事的老鳥彼得 · 巴克溫提出以下看法：「不少多日賽事的選手會把鞋頭剪掉。我們隔壁帳篷的跑者，就有好幾雙那種『鞋頭已經被剪掉』的運動鞋，而且她的鞋子大約比平常穿的大兩號。她常換鞋襪，襪子也輪流晾乾。我也注意到很多人在參加六日賽時，會在平常的襪子底下套一層薄尼龍襪。」用繃帶剪可以很快速的把鞋頭剪掉，而且只要有醫護支援的比賽都有繃帶剪這種工具。

　　賽事中，除了白天的突發狀況外，晚上就是檢查保養雙腳的時間。盡量清潔雙腳，檢查並護理水泡，磨掉乾燥、粗糙、龜裂的部位，修剪磨平趾甲，以及塗抹像是乳液、藥膏、酒精、足粉之類的護膚產品。晚上也是檢查鞋子的時間，取出鞋墊，倒出沙土，接著檢查一下鞋子的布料、襯墊和襯布，看看上面是否卡著外來的尖刺或物體。

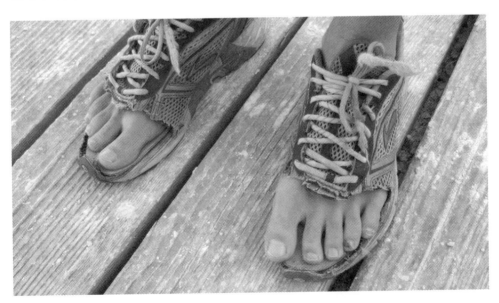

看起來可能很怪，不過把鞋頭剪掉可以預防常見的腳部問題。

把鞋頭剪掉

如果決定把鞋子的鞋頭剪掉，可以用 EMT 剪刀或萬用剪鉗。事先就可以放一把在醫護箱裡。切忌用刀子割，這樣很容易切到手。以下有幾個祕訣：

▨ 從最底下的一對鞋帶孔下方剪起，或是沿著鞋帶孔穿過的布料下緣。

▨ 一直剪到鞋面跟鞋底連接的地方，從一邊剪到另一邊。

▨ 儘量把蓋住腳趾頭的部分修剪乾淨。

▨ 如果要剪掉鞋跟，留下足跟穩定架的上半部，從足跟穩定架的一半往下剪到接觸鞋底的地方。

▨ 粗糙的邊緣用封箱膠帶封住。

我參加 72 小時路跑賽的時候發現，每 6 個小時小睡 20 分鐘，可以讓我保持敏銳。而且每一次小睡中，我都把鞋子脫掉，雙腳稍微墊高。

要是你連治療水泡或腳踝扭傷的最佳足部護理方法都不會，就冒冒失失參加多日賽，可能會釀成大災難。賽前先做好練習，如果你有隊員或醫護支援隊，盡可能多學一些足部護理的方法。

多日賽的祕訣

▨ 利用休息和進食時間讓雙腳透氣。這樣對皮膚的乾燥和修復很重要。

▨ 把鞋子的鞋頭剪掉（如果地點和地面允許的話）。空出來的部位，可以在上面黏貼一片彈性布料，擋掉不必要的異物。

▨ 常常冰敷雙腳，或在休息時間把腳泡在冰水裡。

▨ 休息時雙腳抬高。

▨ 襪子輪流穿，盡可能保持雙腳乾燥。

▨ 準備大一、兩個尺碼的鞋子，以及可替換的鞋墊。

▨ 或者可以在一開始的時候先穿稍微大一點的鞋，裡面加一層鞋墊幫助合腳。雙腳腫脹時，取出鞋墊。

▨ 穿不同厚度的襪子。

■ 服用消炎藥。

■ 常常更換鞋襪。

■ 在一般的襪子底下穿上很薄的尼龍襪。

■ 塗抹 Super Salve、Bag Balm、Brave Soldier 殺菌癒合藥膏或是類似的藥膏，儘量保持雙腳健康。

腳痛

　　很多長距離健行者過度使用雙腳時，腳底會冒出來一種刺痛感，感覺來就像有人不斷用槌子敲打腳底一樣。其他雙腳過度使用的人也會有疼痛感。如果在短時間內驟然延長運動的距離，也會增加骨骼、肌腱、韌帶還有雙腳肌肉不必要的壓力。如果你平常每天走 5 公里，某天忽然間走 15 公里，雙腳就會感到痠痛、過熱、疼痛。把跑步的距離從 10 公里突然增加到半程馬拉松，腳當然也會痛。其他運動的距離也是一樣。跑完百英里、24 小時、48 小時、72 小時的比賽後，超馬選手也會有相同的感受。極限冒險賽選手在六至十天的戶外競技賽後，也會感覺得到腳痛。一般說來，原因是：

■ 日復一日長距離的走路、跑步、登山所累積下來的壓力。

■ 在很短的時間之內推進太遠。

■ 雙腳還沒有調適好狀態。

■ 在還沒完全準備好參加的比賽中太過用力。

■ 遭遇到尚未準備好可以應付的狀況。

■ 穿了破損的鞋子、鞋墊、襪子。

■ 雙腳原本就有狀況，像是扁平足或足底筋膜炎，進而引發雙腳全面性疼痛。

　　跑步的距離每星期增加最多一成，這是跑者必須遵守的原則，也是適合所有的人好建議。

　　所有長距離健行者都知道，有時就算換了好鞋子，腳底還是會持續疼痛，因為每天走路的時間很長，距離也很遠，很容易產生各種問題。不管是去看足科醫

師還是精通足部護理的運動傷害防護師，他們能給的建議都一樣：「少走一點。」

還有些治療疼痛的方法，並沒有科學根據，而且只適用在某些長距離健行者身上。我在情急之下，一聽到或想到什麼方法，就全部試試看。首先把背包的重量減輕，腳痛就會改善。扎實的訓練也是很好的預防措施。換一雙新的或不同款的鞋子，尤其是支撐和防震都更強的鞋款，也會有幫助。有個神奇療法常受到大家的忽視，就是休息一天。我自己發現，脫掉鞋襪雙腳抬高，疼痛馬上得到舒緩，可惜效果短暫。墊高雙腳好好睡一覺，也能讓腳痛得到改善。

自行按摩雙腳或伸展小腿能增加腳部血液循環，也有助於減輕腳痛。偶爾打赤腳逛逛，也會有幫助。避免長時期站在水泥地上面不動。如果你用心體會的話，跑步的時候可以感覺出不同地表的硬度。

基於某種無法解釋的理由，只要吃一頓大餐，我的腳痛就會立即完全消除，而且效果持久，我猜想可能跟大量的血液集中到胃部有關。大量補充水分也很重要，我在阿帕拉契步道健行的時候注意到，雙腳異常疼痛的那幾天，剛好也是我水分補充不足那幾天。大熱天底下，我儘量每天喝八到十公升的水。

信不信由你，有時候我的腳真的讓我痛到很無奈，只好出去跑步。增加了血流量，運動到不同的肌肉群，雙腳反而稍微舒服一點。讓雙腳在冰冷的溪水裡浸泡，對我很有幫助。科羅拉多步道上有很多積雪，腳痛的時候我會馬上利用一下。

我發現，腳痛最有效的治療方法就是時間。只要利用以上的技巧和療法，三個星期過後，疼痛就會消失。我也跟一些運動員聊過，他們表示，自己早已經接受了腳痛，把腳痛當作健行生涯的一部分。

16

團隊合作及支援隊伍

大家都有機會參加團隊賽或有醫護支援隊的比賽。極限冒險賽一般都以團隊賽方式進行，背包登山和健行也是好幾個人一起（雖說這種運動還稱不上是團隊賽）。超馬、極限冒險賽、橄欖球或足球之類的團隊比賽一定會有支援隊。賽前就要做好計畫，列出需要的用品，然後劃分好每位參賽選手或支援隊員的責任，也務必討論一下團隊合作的宗旨。

團隊合作

一個隊伍的速度，是由最弱的和最慢的隊員來決定。如果有醫護隊支援的話，請想一下：當你需要足部護理時，醫療隊伍裡的每位成員都能替你護理雙腳嗎？還是只有一位？同隊的參賽選手，每個人都能把自己的腳照顧好嗎？

在極限冒險賽中，這點特別重要。平常一起訓練時，隊友間就知道彼此的優點，也會改進彼此的缺點——這點說起來簡單，實際上卻是競賽所有環節中最複雜、也最難達成的事。每位隊員的各種技能（包括足部護理），都要有一定的水準才行。先看看以下的故事，由一位參加美國加州「沙斯塔三一國家森林區極限冒險賽」的運動員所口述：

賽事中，要跑步的那一段大約長達35英里，根據我之前的極限冒險賽經驗，我多帶了一些水泡貼。我一位隊友說她起了水泡，我一看才知道竟然是她腳跟兩邊、前腳掌、很多根腳趾上面都有水泡。我們有三種不同的膠布，可以固定皮膚保護膜，所以我先用 Moleskin 水泡貼，不過沒幾分

197

鐘就脫落了。接著採用布質膠布，也黏不住。最後，我想到隊伍的必備用品包裹有封箱膠帶，我不知道她是怎麼貼的，不過她說她的腳舒服多了，而且繼續比賽，封箱膠帶也沒再脫落。

以上故事的重點是，這個隊伍有準備，可以應付預期的腳部問題，他們知道皮膚保護膜的用途，也知道怎麼黏貼膠布及處理突發狀況。如果不是這樣，這個隊伍就無法完賽：

賽後我們聊到起水泡的原因。隊友說她穿的高級慢跑襪可以減少摩擦，鞋子也穿了一段時間，相當合腳。所以我認為，起水泡的原因是她的雙腳訓練時間、經驗都不足。就算鞋子合腳，鞋襪的類型跟比賽也很適合，但若是練習距離不足以強化雙腳的話，水泡還是會出現。我誠心相信封箱膠帶以及皮膚保護膜的威力。

規劃足部護理

參加同一場比賽或同一個隊伍的人（尤其是頭幾次一起組隊參賽），不妨先一起坐下來聊聊足部護理這件事。誰的護腳經驗最豐富？賽前鍛鍊雙腳的最佳方式為何？賽前貼膠布、強化皮膚、比較好穿的襪子、比較合腳的鞋子等的經驗可否分享？處理水泡的最佳方法為何？很大的水泡怎麼處理？每個隊員至少該有多少護腳知識？你該帶什麼足部護理用品而且要帶多少？如果只有一個人會使用某種足部護理用品，那麼那組足部護理用品就等於沒用。如果會用的這個人遇到了問題，誰可以幫他？如果會用的這個人受傷了或是必須退出比賽，那誰可以處理隊員的腳？

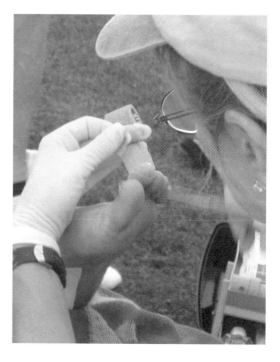

所有的隊員都必須能為彼此護理雙腳。圖中，一位隊友正以Coban膠布固定腳趾水泡上的皮膚保護膜。

　　賽前的規劃也包括準備足部護理用品組，〈足部護理用品組〉一章列出了
需要帶的各種用品。

隊友的責任

　　　　你必須學會用足部護理組裡面的每一項用品。每一位隊員都該知道貼膠
布的方法，才能預防及治療水泡。每位隊員也要找出最適合自己雙腳的潤滑劑或
足粉、襪子（單層及雙層）、最能配合自己腳部問題的鞋帶綁法、最合腳的鞋子。
每個人都有責任確認其他人已經具備足夠的足部護理訓練。記住，比賽的結果只
有三種：很好、勉強完賽、棄賽。

支援隊

　　如果你參加的比賽有醫護支援隊及醫護站，那麼在比賽前一定要先跟支援
隊員討論好足部護理的問題。如果你要換鞋襪，告知他們你會在哪個醫護站換，
還有要準備哪種特定的鞋襪。清楚告知他們以下的所有細節：

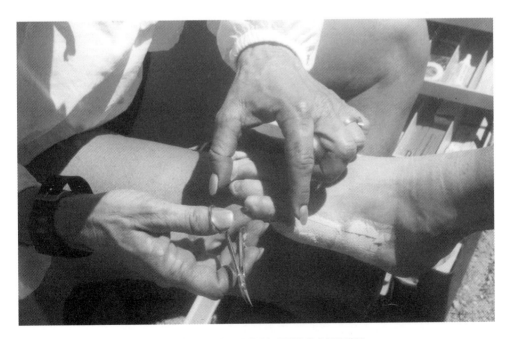

丹妮絲‧瓊斯在西部一百英里極限耐力賽中幫忙貼腳。

▨ 幫你脫掉鞋襪的方法，以避免讓腳部問題惡化。

▨ 幫你穿上新鞋襪的方法。

▨ 幫你擦哪種足粉或潤滑劑，擦在腳的什麼部位。

▨ 幫你把鞋帶綁多緊，打一個結還是兩個結。

▨ 幫你處理紅腫、水泡、趾甲及其他疑難雜症的方法。

　　比賽前，先跟隊友在家裡練習好。用嘗試錯誤法找出有效和無效的方法。另一件重要的事：知道每一種方法需要的處理時間。

　　到達醫護站的時候，讓他們知道你雙腳有什麼需要，主動告知是否有紅腫或水泡。要小心解開鞋帶，不要讓他們把鞋子強脫下來，這個動作雖然不是故意的，卻會擠破水泡，或是讓原本已經很痛的腳更痛。鞋拔是腳的救星，用它讓腳輕鬆滑進或滑出鞋子，不會對痠痛或敏感的腳跟造成太大的壓力。

17

為選手提供足部護理

　　照料選手們的雙腳，責任相當重大，因為他們靠著雙腳繼續前進。如果你有足部護理的技能，他們一定會很感謝你。要是你只負責照顧一位跑者，或許可以稍微隨興一點。不過如果你身為醫護隊的成員，就一定要做好準備。

　　我教過很多人雙腳的包紮法，當中有些人後來也教了其他人。其實，一般人也能跟專業醫療人員一樣，擁有包紮腳的技術。多年來，我教過足科醫師、醫生、護士、急救人員、急診醫療人員、運動傷害防護師還有很多單純想學的人。要讓雙腳嚴重起水泡的選手們重回到步道或馬路上，包紮腳的技巧相當有用，可惜醫療專業人員通常沒學過。

　　在比賽中，我幫選手們包紮雙腳的目標是要讓他們繼續比賽。不管比賽的時間或距離有多長，我的目標不變。我必須充分做好賽前準備，才能服務他們。

身為醫護隊的一員

　　不管是醫護支援隊或是醫療團隊的一員，只要你負責照顧雙腳，就絕對需要紮實的足部護理知識。水泡會是常遇到的問題，所以要多瞭解水泡的類型，要知道抽出水泡的液體、包紮方法以及貼膠布的方法。不論是賽前為選手黏貼可能出問題的部位，或是比賽中黏貼處理好的水泡，還是多日賽中重新包紮水泡，足部護理的品質關鍵就在膠布的黏貼技巧。抽出趾甲底下水泡液的方法也是必須學習的技能。你得瞭解水泡的起因、修剪趾甲的方法、厚繭所帶來的問題、浸軟的治療方法等等。

務必研究一下本書的〈水泡的膠布黏貼法〉、〈極端環境及多日比賽〉、〈水泡〉、〈拉傷及扭傷，骨折及脫臼〉、〈肌腱及韌帶受傷〉、〈腳跟疾患〉、〈腳趾問題〉、〈前足問題〉、〈皮膚疾病〉、以及〈冷熱療法〉這幾章。

除了實務技巧之外，同樣重要的能力是「能跟你負責治療的選手交談、傾聽他們的心聲」。包紮腳的時候，我用手撫摸腳部，問他們發生了什麼事；我一定檢查整隻腳，可以的話兩隻腳都檢查。包紮水泡時，我會告訴選手一些關於水泡和厚繭的知識，也會解釋我正在做的處理，還有這麼做的原因。包紮時是很好的機會，可以幫助選手瞭解足部護理知識，因為此時他們哪裡都不能去，只能認真聽。

如果還有其他人幫忙足部護理，你可以留意他們的技巧到何種程度。也許他們懂的沒有你那麼多，也很歡迎你分享你的專業知識。

「抄捷徑」無法節省時間。不使用複方安息香酊的話，膠布可能會脫落或在襪子裡起皺摺。用錯膠布的話，膠布可能脫落進而產生更嚴重的問題。用針刺破水泡後忘記把開口擴大，結果開口閉合後水泡又重新填滿了液體。草率的貼上膠布會產生皺摺，也會讓選手感到不適。為了你自己也為了選手，你必須把工作做到盡善盡美。

設立醫護站

對於足部護理來說，摺疊躺椅是一種完美的工具，因為在治療雙腳的時候，這種可調式躺椅能支撐選手們往後仰的全身重量。雙腳會自動抬高，看得也更清楚。按摩床也是不錯的選擇。坐著工作的話，你比較不會腰酸背痛。旁邊最好有張桌子，擺放你的各種材料。賽前先計畫好夜間工作的地點，再準備一盞至少一瓦的外科用頭燈，就算有室內照明，頭燈可以讓你把水泡看得更清楚。

處理水泡的祕訣

我在一日賽和多日賽的醫護站服務多年，包紮過無數的雙職業選手、業餘選手以及不算是選手的健行者。這些人的共通點是容易起水泡，而且是很嚴重的水泡。以下是我處理水泡的祕訣：

準備工作

- 應該抽掉水泡內的液體。如果水泡引起選手的不適，趁著更嚴重的問題還沒發生前，抽除水泡液。
- 用酒精棉消毒水泡四周。

▓ 濕冷的皮膚不利於膠布黏貼，應先擦乾並且加溫。

抽出水泡液

▓ 用針抽出水泡液的話，把針左右移動一下，讓洞口稍微變大，以防止閉合。

▓ 用十一號手術刀或是尖剪開一個小切口，讓水泡液可以持續排出。

▓ 計畫好水泡的切口位置，好讓地心引力或腳的持續壓力持續擠出水泡液。

血水泡

▓ 抽出血水泡的液體後，告知選手注意感染的徵兆。

▓ 一般來說，在乾淨的環境中抽出血水泡液並且經過包紮，總比跑步時水泡破掉來得好。

▓ 包紮前，先在水泡裡面或表面塗上一點抗菌藥膏。

多日賽水泡祕訣

▓ 雙腳要清潔過、洗過以後再包紮貼膠布。比賽期間選手有休息時間的話，鼓勵他們讓雙腳通風，以便讓水泡乾掉。

▓ 用針筒把少許的氧化鋅注射到水泡裡，可以幫助新的皮膚更快乾燥硬化。

▓ 比賽過程中，要不斷重複包紮水泡。

包紮水泡

▓ 在水泡上塗少許的氧化鋅，不只可以預防膠布沾黏，還可以有效乾燥皮膚。

▓ Spenco 的 2nd Skin 水泡貼片在短距離比賽中很好用，不過在長程比賽中，這種貼片會讓皮膚變得又濕又冷，讓後續的包紮變得困難。

▓ 趾甲下的水泡如果接近趾甲前端，可直接抽出水泡液，否則的話，必須在趾甲上鑽洞。

▓ 水泡的表面塗了少許氧化鋅、抗菌藥膏或是蓋著水泡貼片防止膠布沾黏的話，就可以直接將膠布貼在水泡上。

黏貼膠布

▓ 複方安息香酊有助於加強膠布的黏著，不過要避開傷口免得刺痛。

▓ 膠布的所有尖角都要修圓。

▓ 不要讓膠布起皺摺。

■ 如果使用肌內效貼布，記得要搓揉膠布 30 秒，經過加溫活化的黏膠黏性
更強。

■ 避免使用很難塑形、不夠服貼的膠布。

賽後處理的建議

　　既然花了時間包紮好水泡，更要防止包紮材料脫落，最重要的一件事就是
建議選手小心的穿脫襪子。教他們先把襪子捲起來，把腳趾放進襪子裡，然後再
把襪子輕輕往上攤開。這個看似簡單的步驟可以保護包紮好的部位，也可以防止
膠布脫落。

　　很重要的是，選手們應該要學會比賽後保養雙腳的方法。最常見的問題是
水泡，不過腳踝扭傷還有黑趾甲也是很常見的問題。

　　水泡的部分，建議選手穿涼鞋，讓皮膚儘量通風透氣。溫熱的水裡加入一
杯瀉鹽，每天泡腳數次，有助於保持水泡乾燥。水泡周圍出現粗糙邊緣的話，需
要修剪掉。如果水泡裡有血，請他們注意感染的跡象，包含：水泡附近會出現紅
腫或溫熱感、出現往心臟方向的紅色線條、有膿、碰觸時會痛、或是持續疼痛。

　　腳踝扭傷則需要冰敷，用彈性繃帶包紮好，再把腿抬到比心臟高。只要選
手能夠忍痛，腳踝還是可以支撐重量。

　　用瀉鹽泡腳對黑趾甲也有療效。黑趾甲一般需要幾個月的時間才會脫落，
當指甲鬆脫時，可以用護創膠布包著固定。

醫護工具

　　本書的最後一章是〈足部護理用品組〉，列出比賽用足部護理組的基本用
品。可以根據你的經驗值酌量加減這些用品。用品的數量取決於比賽的距離、時
間長短、合作的隊員數或是工作的天數。我的用品都裝在一個黃色的工具箱裡。

　　舉例來說，2010 年 GoreTex 洛磯山脈穿越賽在科羅拉多州舉行，為期 6 天。
我用掉兩卷 1 英吋寬肌內效貼布、三卷 2 英吋寬的、一卷 3 英吋寬的。我還用掉
好幾碼 2 吋寬的 HypaFix 以及 6、70 支複方安息香酊棉棒。其他林林總總的用品
還包括乳膠手套、8 支十一號手術刀、1 條氧化鋅、1 條抗菌藥膏、好幾百片酒
精棉、一包 4x4 紗布、1 瓶雙氧水、一支 10cc 針筒加上好幾支 18 號針頭、很多
不同大小的 ENGO 貼片、好幾把剪刀、鑷子、一台 1 瓦的 Princeton Tec 頭燈還
有幾瓶小瓶的手部殺菌液。共有 40 位選手參加三日賽，220 位選手參加六日賽，
還有兩位運動傷害防護師使用自己拖車上的用品，和我一起提供每天的足部護
理。

18

運動員護腳經驗談

　　這一章很特別，提到的十二位運動員將耐力推至極限，努力達成重要目標，而且全部成功。有些人跑步，有些人走路。其中六位在步道上追求冒險，另外六位征服了無數路程。他們的冒險包括走路或跑步穿越美國、太平洋頂峰及阿帕拉契步道還有其他的長程步道，甚至有一位很驚人的跑完世界一周。

　　我把同樣的九個足部保養問題，寄給這十二位運動員，每個人都大方回答，答案也顯示出這群人各有巧妙的腳部保養法。

鮑勃 · 布朗（Bob Brown）跑過了橫越美國賽、橫越澳洲賽、以及3,000英里的橫越歐洲八國賽。見 www.bobbysrun.co.uk

迪米崔 · 庫伯納斯（Demetri Coupounas）綽號「酷伯」。沒後援也沒物資補給，單槍匹馬征服了科羅拉多步道、佛蒙特州長步道以及加州約翰謬爾步道。

大衛 · 霍頓（David Horton）完成了橫越美國賽，也保持了多年的阿帕拉契步道最快速紀錄。2005 年，他以 66 天又 7 個小時的時間從墨西哥走到加拿大，創下了太平洋頂峰步道賽的紀錄。參見 www.extremeultrarunning.com

布魯斯 · 強森（Bruce W. Johnson）從加州洋邊市跑到維吉尼亞州的維吉尼亞海灘，花了 105 天的時間橫越美國。參見 www.unitedstatesrun.com

泰德 · 凱瑟（Ted Keiser）綽號「洞穴之犬」，擅長以輕型裝備跑步征服步道或山峰。曾經以不到一百天的時間，完成全美五十州的 50 公里越野賽。參見 www.thedogteam.com

蘇 · 諾伍德（Sue Norwood）花了 148 天走完阿帕拉契步道。參見 www.runtrails.net

傑斯普 · 歐森（Jesper Olsen）在 2004 年 1 月 1 日開始跑步環遊世界的創舉，於 2005 年 10 月 23 日完成，一共跑了 16,263 英里。參見 www.worldrun.org

安德魯 · 史科卡（Andrew Skurka）在 2005 年花了 339 天的時間走了 7,700 英里，是完成大西洋到太平洋中間所謂「海洋至海洋路線」的第一人。參見 www.andrewskurka.com

安德魯 · 湯姆森（Andrew Thompson）綽號「步道之犬」。2005 年，他以 47 天又 13 小時的時間，刷新全長 2,174 英里的阿帕拉契步道記錄。

史提夫 · 佛特（Steve Vaught）自稱「胖子走路」。為了減肥，他從聖地牙哥走路到紐約，大約減了 100 磅而且重獲新生。參見 www.thefatmanwalking.com

強納生 · 威廉斯（Jonathan Williams）在 2005 年花了四個多月的時間，從加州新港灘市跑到羅德島州新港市，成功橫越美國。

麥特 · 維波（Matt Wyble）和**布蘭登 · 紐林（Brandon Newlin）**在 2005 年時，從紐澤西州大西洋城跑到奧勒岡州林肯市，完成橫越。參見 www.runacrosstheusa.com

1 你穿哪種鞋子和襪子？

布朗：亞瑟士，通常買特價品。我不會受傷，所以不需要穿特定鞋款，只要是亞瑟士就可以了。襪子：便宜、過腳踝的短襪。

酷伯：如果只是為了好玩或訓練而健行一兩天，我都採用平價賣場沃爾瑪的便宜棉襪，腳上也不擦東西，這樣可以訓練雙腳。參加大型多日步道賽的話，我穿輕薄的 Wright 襪，或是兩雙蓋住腳踝又極薄的 CoolMax 襪。如果步道特別長沙礫

特別多，我會穿兩雙 98% 尼龍加上 2% 萊卡的紳士襪，不是為了好看，而是因為耐穿。不管從事什麼運動，我都喜歡穿越野慢跑鞋，鞋面透氣網眼越多的越好。去攀爬冰河當然要換別的鞋子，我曾經穿著 Salomon Tech Amphibians 鞋，到達海拔一萬八千英尺，我很喜歡這雙鞋。休閒時我穿布希鞋，好讓雙腳透氣。

霍頓：鞋子方面，我穿壞了六雙 Montrail Hardrocks 鞋子再加上一雙 Montrail Leona Divides。襪子方面，我消耗了大約 15 雙 Patagonia 的輕量襪和絲質襪。

強森：我以前穿 New Balance 856，這款鞋子後來停產，最後一雙撑了 225 英里後，我的關節也開始疼痛，只好試穿其他的鞋子，結果遇到更嚴重的問題。最後找到一雙 Nike Shox 2:45，然後把兩邊割開，下次跑步就要穿這一雙。我事先買了 16 雙，都比我的腳大一號。

凱瑟：Nike 慢跑鞋還有 Champion 零摩擦力襪子。

諾伍德：鞋子方面，四、五雙 Montrail Hardrocks，一雙 Montrail Vitesse，還有一雙 Montrail Highlines。Hardrocks 和 Highlines 有一樣的抓地鞋底，比起 Vitesse 對於濕岩石、樹根、和沼澤地的抓地力比較好。每一雙大約可以撑 400 英里，雖然岩石會磨壞鞋底，鞋面的狀態都還不錯。看到不少背包登山客穿著 Hardrocks 而不是登山鞋，讓我感到很訝異。我在步道的那段時間當中，前後穿了 5 雙印金足五趾襪，襪子都沒有破洞，腳趾也沒有起水泡。我在印金足五趾襪外面套上很便宜的襪子，減少磨損及摩擦。這一整套做法效果很棒！

歐森：因為贊助商的關係，我只穿亞瑟士 Kayano，或偶爾穿亞瑟士 Gel 2000 系列。長期的訓練過程中，我覺得輪流穿不同廠牌與不同款式的鞋子效果最好。跑步的過程卻不容許我這樣做，幸好雙腳沒出問題。前後我穿破了 28 雙鞋子，也儘量穿亞瑟士的 Kayano 襪子，不然的話我就隨便找一雙輕薄的襪子穿，因為像在西伯利亞，就沒有很多襪子可選。我最喜歡的還是 Kayano 襪子，主要還是因為穿起來很舒適。

史科卡：襪子：比較溫暖的幾個月當中穿 DeFeet Cush，冬天那幾個月則穿 DeFeet wool Blaze。鞋子：Montrail Masais 加上 Highlines（兩雙都帶著，每天中途替換）。

湯姆森：我穿 Inov-8 的 Flyrocs 鞋子，配上同廠牌唯一的襪子 Mudsocks。北方比較冷，我就加穿 Fox River 內襪，一直到雙腳的抵抗力夠強為止。

胖子：聰明羊毛襪。我不是每次停下來都會換襪子，有時只是把襪子脫下來晾乾，然後再穿回去。我把便宜的止汗劑當成潤滑劑使用，鞋子穿大一碼，讓腳趾多一

點空間，不過必須確認鞋楦的前後左右都貼合腳型。

威廉斯：New Balance 贊助我的賽程，我穿 New Balance 766，我很喜歡這個型號，支撐力很夠。襪子的部分，穿 New Balance 棉質低筒運動襪，還隨身帶了幾雙其他牌子的。

維波和布蘭登：我們在市面上找了一些便宜、品質還不錯的鞋子穿。布蘭登是身障人士，兩腳尺寸不同，也影響了鞋子的選擇。所以我覺得真的是要看人，我們買的鞋子都是很合穿的。至於襪子的話，我們兩人都只穿 Ultimax Ironman Triathlon 半腿襪，平滑而且觸感很好。我很容易起水泡，不過這款襪子真的讓我的水泡減少，又很容易乾。

2 你多久換一次鞋襪？

布朗：差不多會帶 10 雙襪子，每天換，然後每 500 英里換一次鞋子。

酷伯：長途健行時，我幾乎不換鞋子，因為山區野外健行過程中，我的體重一直掉，背包的重量也隨著用品的消耗而減輕很多，減輕的重量與前進的距離幾乎完全抵消，雙腳也不會脹大。我也不常換襪子，雖然我通常會多帶一雙備用襪，不過還是連續好幾個星期都穿同一雙，晚上當然會脫掉。我也有準備一雙備用的襪子以防萬一，或等最後幾天可以穿，每天輪流穿也可以。如果天氣非常酷熱的話，我會在最熱的時候脫掉鞋襪休息一段時間，然後再穿上同一雙鞋襪。

霍頓：我覺得需要換鞋子的時候就馬上換，而且每天都有換襪子。

凱瑟：換鞋襪要看情況，天氣熱雙腳又流汗的話，就比較常換，涼爽乾燥的天氣就比較少換。一般來說，鞋子穿了 500 英里，襪子出現破洞了，我就讓它們退休。

諾伍德：白天我從來不換襪子。我在步道上最久的時間是一天 14 個小時，一般平均一天 10 到 11 個小時，鞋襪常常泡到水，不過對我不是問題。對我來說，沙礫很多的步道才是問題（怕長水泡），幸好阿帕拉契步道上沒有沙礫。

歐森：我的鞋子最久可以撐 900 公里，至少撐 7、800 公里，我幾乎完全確定，會不會受傷，就看有沒有換鞋子。有位很強的俄羅斯跑友跟我一起從倫敦出發，起跑後經過 9,800 公里，好不容易到了西伯利亞，才因為受傷嚴重棄賽。他每雙鞋子都撐了將近 3,000 公里！

史科卡：鞋子：差不多500英里換一雙（我身上帶著兩雙鞋，可以走1,000英里）。襪子：每10天或250到300英里。

湯姆森：等步道的露水蒸發後我才換鞋襪，大約一天換一次，不過有時候完全不換。不過我隨時都有乾爽的鞋襪可用就是了。

胖子：一天一次。

威廉斯：我的路程大約3,300英里，換了8雙鞋。不過，我剛好需要新鞋子的時候，都沒有辦法馬上拿到。因為鞋子是以郵寄的方式送到我手上，我必須停留在有郵局的城鎮，才有辦法收件。我身上也帶著兩雙鞋子，每隔幾天就會替換一下。我請人每隔四個星期寄兩雙鞋子給我。我每天都換襪子，身上帶7雙，而且每天出門前都會先把髒襪子洗乾淨。

維波和布蘭登：我們每天換鞋襪，每天都有兩雙鞋子替換著穿，其中一雙穿過500英里後就會換新的。如果腳濕了，有時間可以擦乾的話，一定都會換掉鞋子。

3 你有帶護腳用品嗎？如果有，是什麼？

布朗：我只帶了水泡貼片，長水泡的話就貼一下，還有凡士林，大概就這樣。

酷伯：我帶了 Hydropel 運動軟膏，早上一起床就先在雙腳上塗厚厚一層。就算一天前進50英里而且沿路都踩水，Hydropel 還是不會脫落。我每天晚上都擦 Dr. Scholl's 足粉，感覺雙腳很乾淨也很乾燥，還可預防香港腳。足部護理用品我帶得很少，幾片 Spenco 皮膚保護膜之類的、一片 Moleskin 和一片 Molefoam 水泡貼片，還有少量膠布，不過很少用得上。我還是覺得預防重於治療。

霍頓：用了一些 Moleskin 水泡貼還有封箱膠帶。

凱瑟：我不帶護腳用品，不過我的醫護支援隊會帶凡士林、增黏噴霧、繃帶、moleskin 水泡貼、膠布等等。

諾伍德：我有一個小包包，裡面裝了一些包紮用品（水泡貼 Blist-o-Ban、2nd Skin 皮膚保護膜還有水泡貼片）、酒精棉片、濕紙巾、安全別針。我好像沒有在一天行程的中途停下來處理紅腫或水泡過，都是晚上到營地時才處理。

歐森：沒有護腳用品。不過我帶了一些透明膠帶以防萬一，還好不需要用到。

史科卡：只帶 Sportslick 潤滑劑。

湯姆森：我沒有帶所謂的護腳用品，不過我的卡車裡有放玉米澱粉、防水膠帶、針、鑷子還有紗布。

胖子：我帶了 Hydropel 運動軟膏還有一些急救用品。

威廉斯：我有的 moleskin 水泡貼，不過沒有用到。有用到 Dr. Scholl's 的水泡護墊，非常好用。也帶了護創膠布，還有最重要的矯正墊。

維波和布蘭登：我們沒帶護腳用品，除了趾甲剪和磨甲銼刀外，什麼都沒帶。我們一有機會就把鞋子脫掉，我認為幫助超大。

4 你的雙腳出現過什麼問題？

布朗：橫越澳洲的時候，腳上長了一顆水泡，不過橫越美國和歐洲的時候都沒有，完全沒問題。我剪掉了鞋子的鞋頭，所以不會長水泡。

酷伯：我很少出問題。比如說，我在約翰謬爾步道、佛蒙特州的長步道、科羅拉多步道這三大步道上，大約走了 1,000 英里都沒起過水泡。走科羅拉多步道時腳跟有點瘀血，不過那是因為越野慢跑鞋的材質太硬了。

霍頓：我左腳起了兩個水泡，一個在第二根腳趾底下，另一個在小腳趾和隔壁腳趾中間。這兩顆水泡是在第二個星期快結束時才出現，大約作怪了五個星期。

強森：整體而言，我最擔心我的腳，心裡一直想著腳啊腳啊。一旦雙腳開始腫脹，馬路也越來越熱，腫脹只會更嚴重。

凱瑟：我的腳沾濕後一段時間，就會變得皺皺的，跟手指頭泡水泡久了一樣。前腳掌有個地方一旦泡濕起皺摺，每走一步都痛得像是刀割一樣。如果保持乾爽，就完全沒問題。

諾伍德：問題少得驚人！前三個星期我右邊大腳趾外側（輕微的拇趾外翻）的厚繭底下出現了一些液體，然後左腳外側大約在腳跟和小腳趾間，出現了一個水泡。我用 Blist-o-Ban 水泡貼片處理這兩個部位，幾天就好了。不過我還是繼續使用水泡貼片兩星期，防止再度惡化，之後的整段行程這兩個部位完全沒事。到了美東，我的小趾甲腫起來，而且也很痛，我想可能是在沼澤裡或沾到泥巴才受

到感染，我把裡面的液體放出來，用瀉鹽泡了幾次腳，然後跑步前先包紮好。

歐森：我的腳很少有問題，可能是因為已經有 22 年馬拉松賽事的經驗吧（我 15 歲第一次參加全馬）。跑步環遊世界 22 個月，一共經過 26,232 公里，雙腳還是一樣沒問題。途中我參加了 Colac 六日賽（以 756 公里的總成績得到第一名），雖然是十一月，不過賽道相當熱，第二天左腳大腳趾下出現初期水泡的徵兆，還在小紅斑的階段就馬上治療，問題輕鬆解決。

史科卡：左腳拇趾外翻，一部分是遺傳，一部分是因為我時常走路。

湯姆森：我的問題是：腳後跟持續磨擦／長厚繭、腳皮增厚、小腳趾底部裂傷、第二第四趾的趾甲發黑、濕氣讓前腳掌的皮膚起皺摺、前腳掌中央起紅腫、踢到樹根引起腳趾痠痛、小腳趾因為受到雙腳腫脹的擠壓而異常痠痛、小腳趾在健行過程中會腫到兩倍大。這兩隻小腳趾時常都慘兮兮的，所以我跑步時會穿上大上半碼的鞋子。

威廉斯：起了一些水泡，不過不如我預期的多。我在水泡上面放一片水泡墊，接著再貼上護創膠布，問題就解決了。跑步的過程中，我的腳會痛，不過這沒什麼奇怪的，因為整隻小腿都很痛。每天都有某部位會痛，不過一旦調整了矯正墊，疼痛就會消失。

維波：雙腳沒什麼嚴重的問題，大部分的問題都發生在我身上。剛開始的時候，因為我的腳趾拍打著路面，然後產生腫脹，導致後來完全失去知覺，一直到結束跑步行程一個月後，才慢慢恢復知覺。我的腳也起了很多水泡，不過我已經習慣了。

5 腳部問題後來有惡化嗎？

酷伯：唯一的問題是腳跟輕微瘀血，不過沒有很嚴重也不需要治療。多年來，我太早出門、走太遠、做太多事情，花 8 到 10 小時在深雪堆裡行走，結果長出水泡，然後就必須休息幾個星期。現在我已經知道了，不能靠天賦，要靠正確的方式。

霍頓：第二根腳趾下的那顆水泡痛了很久，我很擔心會感染，還好沒有。我在水泡上墊一個甜甜圈形的水泡貼，然後上面再貼上封箱膠帶或是其他膠布。

強森：一樣，雙腳一旦開始腫脹，馬路也越來越熱，腫脹只會更嚴重。

諾伍德：沒有，用了我前述的方法，所有的問題都很快速的解決。

歐森：沒有。我認為運動員的自我訓練很重要，在運動傷害和水泡產生前就要有感覺，這種能力也是訓練出來的。

湯姆森：我的腳後跟厚繭深處起了好幾顆水泡。其中的一顆在接近半途的時候磨破了，聞起來像是爛掉的肉，而且馬上引來二、三十隻小蠅子，纏著這塊化膿的肉不放，裡面組織應該有點壞死吧，感覺非常噁心。

胖子：沒有。遵守嚴格的足部護理程序，就不會出現併發症。

維波：因為腳底起水泡，我的步態也變了，引發一些併發症。

6 你是否有過度使用的傷害（比如肌腱之類的）？

布朗：我的阿基里斯腱之前有些狀況，不過我把鞋子的後腳跟修掉一些後，問題就解決了。我發現大部分運動鞋的後腳跟太高，會刺激到阿基里斯腱。

酷伯：沒有，而且我不是一個過度的人。我心裡很清楚跑步或健行的距離，也不會逼自己超越極限。

霍頓：我沒遇到肌腱或韌帶的問題，不過最後 500 英里左右兩個膝蓋都很痛，而且結束後還痛了三個月。腳跟出現了裂隙，為了不讓裂隙越來越深，我得一直塗很多乳液。

強森：雙腳腫到連鞋帶都不用綁了，腳跟的皮膚裂開流血，到現在我的雙腳還有關節炎的疼痛感。

諾伍德：有，小腿外側下方靠近腳踝關節部位腫脹疼痛。第五個星期開始，先是單腳出現症狀，接著另一隻腳也一樣。期間我回家三次，一隻腳出現問題時，我馬上就去看了骨科醫師。他判定疼痛部位是在神經末梢，屬於發炎或是軟組織突出，而且根據疼痛部位，他排除了壓力性骨折的可能性。經過幾天的冰敷、抬高、服用各種止痛藥之後，兩個腳踝和小腿下半段都沒事了。治療過程中，我還是繼續跑下去。

歐森：有。剛開始的五到八周，我的身體必須努力適應每天跑平均 50 公里，再加上推嬰兒車（載著我的裝備）。我的阿基里斯腱、膝蓋、髂脛束都很痠痛，背

部和脊椎也很痛。超過 5,000 公里後，就都沒什麼問題了。

湯姆森：直到現在，我還在做一些踝關節的背屈運動，因為腳踝的肌腱還是會痛。不過，健行的過程中倒是沒遇到什麼問題。

胖子：剛開始不久我拉傷三條膝蓋的肌腱，之後就沒有了。

威廉斯：我的阿基里斯腱之前讓我很痛苦，不過採用新的矯正墊加強了腳跟的支撐後，壓力就解除了。我的膝蓋、腳踝、脛骨、骨盆等等在不同的時間點都痛過，也都靠矯正墊解決了問題。

維波：我主要是小腿受傷，跟雙腳沒什麼關係。

7 有什麼方法能讓你的雙腳表現更好嗎？

布朗：沒有。

酷伯：我覺得我的雙腳已經相當厲害。

霍頓：不要碰到水，一天少跑個幾英里。算了，不可能！

強森：更寬更大的鞋子。

凱瑟：要注意雙腳，它們是你與地面的接觸點。比起身體其他部位受傷，雙腳受傷對你的表現更加不利。

諾伍德：出發前，拇趾外翻部位上的厚繭先清除一下，腳的側邊出現水泡前先貼上 Blist-o-Ban，然後是減少前進距離（只可惜這一點做不到）。

歐森：乾爽的鞋襪。我提到過我沒有運動傷害，不過有好幾個星期得穿著濕鞋襪跑步，有點不舒服。跑步的速度不快，大約 10 分鐘 1 英里，對我的腳來說不至於造成傷害。

史科卡：沒有。我的腳真的沒什麼問題，身體也一樣。

湯姆森：只有休息才能改善我雙腳的問題，可惜，時間不等人。

胖子：只能靠更多的經驗。

威廉斯：我不太懂什麼預防性的保養，也許懂一點可能比較好。要跑這麼多英里，雙腳多少會出一些狀況，只是我非常幸運，沒遇到什麼嚴重的問題。

維波：多帶一些 Ultimax Ironman Triathlon 的襪子，更常換鞋子，或是用一些足粉類的產品讓雙腳保持乾燥。

8 你有沒有晚上或早上保養雙腳的習慣？

布朗：剛開始會把凡士林塗在腳趾間，不過大約過了兩個星期，我的腳就跟牛皮一樣硬，我也懶得再用凡士林了。

酷伯：每天早上第一件事就是在雙腳塗抹 Hydropel 運動軟膏，將食指長度的軟膏擠在前腳掌上，然後均勻推開塗滿整個腳底、每一隻腳趾還有腳的每個側邊，以及再往上約 2.5 公分處，然後才穿上襪子和鞋子出門。我盡可能背著最少的東西（對我全身和雙腳的壓力較小），保持中等速度，而且補充足夠的營養和水分（可以改善所有的身體功能，包含雙腳重複受到衝擊和推進）。長距離健行時，我會用登山杖，上半身的重心轉移 20% 到登山杖上，身體的舒適度大約增加 25%。短距離的健行我儘量不用登山杖，才能訓練到雙腳。登山杖的重量越輕，你的手就越容易跟上腳步。每天晚上我都儘量脫掉鞋襪，擦上 Dr. Scholl's 足粉，然後鑽進睡袋裡。吃喝以及路線計畫全都在睡袋裡進行，好讓雙腳盡量保持溫暖乾爽，只要好好休息一整晚，並且保持溫暖乾爽，雙腳隔天又可以承受很多的虐待。我以前會洗腳，不過後來發現足粉的效果也一樣好。

霍頓：早上我會貼好膠布，以防沙土跑到水泡裡。晚上我第一個清潔的就是雙腳，而且盡量每晚都做到。

強森：跑步之後把腳抬高，而且我把腳抬高時會穿上緊襪子，可能的話再加上冰敷。我睡覺的時候會在腳底墊枕頭，可以讓雙腳整晚抬高，比較不好睡就是了，不過對消腫很有幫助。

諾伍德：早上我有時候會在腳趾頭上塗 Hydropel 運動軟膏，不過有塗或是沒有塗似乎沒什麼差別。有需要的話，我會在早上換上新的 Blist-o-Ban 水泡貼，這個產品很好用，只是沖過澡後比較容易脫落，而且每天用兩片也蠻貴的。傍晚洗完澡我會先仔細檢查雙腳，看看有沒有需要注意的地方，有無水泡或紅腫（前三、四個星期都沒有），剪趾甲或修掉太軟易剝落的趾甲，每隔幾天就修平厚繭。接近終點時，雙腳前腳掌的皮膚很明顯增厚，而且完全不會起水泡，所以我認為是件好事。

歐森：最近 20 年來，我持續做雙腳的力量和動作訓練，除非是在跑步環遊世界的途中或遇到情況不允許（很少），否則我每天做三次，每次做 5 到 10 分鐘。對我來說，這是我預防運動傷害的主要方法。畢竟還是雙腳要承受全身重量和跑步的衝擊，所以，我認為雙腳的力量、彈性、每一根腳趾、整隻腳、腳前端以及腳踝得持續鍛鍊，這一點很重要。

史科卡：從這個網站買 PossumDown 的襪子來穿：www.backpackinglight.com。

湯姆森：每天早上、晚上還有更換鞋襪的時候，我都會在腳上塗滿玉米澱粉。以不凍傷為前提晚上盡量讓腳透氣。如果睡覺不會流汗我就打赤腳，不過幾乎每晚睡覺我都流汗，所以我就穿上一雙乾淨的 Inov-8 的襪子。我的贊助商相當慷慨，即使到了旅程的尾聲，我的包包裡隨時都還有全新的襪子可以穿。我每天的進度結束，洗完澡，抬高腿，就馬上塗上玉米澱粉。時間是我遇到最大的挑戰。

胖子：腳洗乾淨後按摩一下，就這樣。

威廉斯：沒有。只有一次起了一顆水泡，用水泡襯墊和護創膠布處理一下就差不多了。

維波：我們脫掉鞋襪，然後用安全別針把出現的水泡刺破，放出裡面的液體。

9 別人可以從你的經驗中學到什麼？

布朗：你不一定要帶一大堆裝備和神奇藥水。依照你的需求調整好運動鞋，在長賽程中，萬一覺得快要起水泡了，就馬上治療。我看過不少原本狀況極佳的人，後來卻因為水泡而退出比賽。

酷伯：該怎麼做才能健行一千英里而不長水泡，大家可能得參考一下我的方法，再加以調整才能符合自己的身體跟性格。另外，做正確的事情就會產生效果，而且非常值得。最後，要放輕鬆。每小時兩英里對雙腳算是輕鬆，假如背包很輕，一天要走 15 個小時也完全不成問題，這就是每天走 30 英里的方法。一旦你體驗過一次，你就會瞭解不但很簡單，又很好玩。

霍頓：如果你可以保持雙腳乾爽，而且也有適合的鞋襪，應該不會有水泡的問題。不過多日賽就不太可能做到。

強森：我建議要仔細留意你的雙腳，盡可能減少腫脹，鞋子的尺寸最好比你需要

的寬一點大一點。

凱瑟：記得水泡的三個成因：摩擦、水分以及高溫。三個要素只要少了一個，水泡便無法形成。

諾伍德：參加超級馬拉松或極限冒險賽前，先在與賽事環境類似的地面上多做幾英里的練跑，這樣會強化雙腳還有肌肉骨骼系統，也可事先防止水泡或運動傷害的發生。先穿上印金足五趾襪，再把一隻薄襪套在外面試試看。紅腫的部位貼上 Blist-o-Ban 水泡貼片免得惡化成水泡。經過長時間的跑步，雙腳會腫脹，鞋子要夠大才不會摩擦到雙腳。我現年六十多歲了，每個關節都在退化，也不知道跑這麼多英里身體會不會散掉。最可能出問題的兩個地方之一是左腳踝，幾年前兩條肌腱斷裂開過刀；另外一處是右腳第二隻腳趾，出發前六個月才剛開過刀（同樣也是兩條肌腱斷裂）。很幸運，兩個部位都沒出問題。雖然阿帕拉契步道上石頭、樹根、還有其他步道障礙物很多，我每天雙腳都會戴上 ASO 腳踝束套，所以腳踝都沒有扭傷。

歐森：傾聽身體的聲音，瞭解自己的身體，才有優秀的表現。

史科卡：我從高中就開始參加比賽，所以我的雙腳非常強韌。鞋子要穿不防水的，背包要輕。要是腳會沾到水，就採用以矽靈為基底的運動藥膏（像是 Sportslick、Hydropel、或 BodyGlide 之類的），才能讓雙腳防水，也可避免雙腳泡軟之後裂開或長水泡。如果你要參加多日活動，帶兩雙鞋子。多背這兩磅很值得。

湯姆森：我只想強調一下，我相信得先解決了問題，才能繼續下去，我從來沒有因為腳部問題而放棄前進。經過賓州的時候，我還以為我右腳內部出了什麼大問題，感覺很像是踩著一顆高爾夫球走路。我猶豫起來，在想要不要去看醫生。後來我拿一根針刺破前腳掌的正中央，一些液體流出來之後，疼痛馬上減輕。接著我努力把當天的進度跑完，也沒再去想它。行程結束後，我腳底的皮膚整片整片的剝落下來。還好幾個月後，麻木感逐漸消失，我還以為造成了永久性的神經傷害哩。

胖子：聽聽別人的意見，合理的就接受，不過最後還是得由身體來告訴你需要什麼。

威廉斯：矯正墊很棒也很好用，如果你常受傷，很值得嘗試看看。水泡襯墊對於幫助水泡復原的效果很好。水泡很痛，不過有必要的話我們會撐過去。

維波：不要讓雙腳潮濕太久，否則可能會起水泡或是受到感染。要放出水泡裡的

液體，只能用消毒過的工具刺破水泡，絕對不要把水泡剪開。如果你鞋子裡的鞋墊不是很好，買品質較好的來替換，才能吸收雙腳著地時的大量衝擊，這一點超級重要。如果鞋子才穿一下子腳就開始痛，不要硬撐，因為情況只會更嚴重。請專業人員找出配合你雙腳的鞋子，而且最好是一天的運動結束後，在雙腳還是腫脹的狀態下買鞋，不然的話，買來的鞋子可能會太小。有水泡的困擾嗎？穿上吸濕排汗襪吧。

19

預防水泡

　　很多運動員對水泡抱持著錯誤觀念，以為水泡就是生活的一部分，必須學習接受。他們試過別人傳授的訣竅，如果沒效就換別的方法，試過一陣後就放棄了，下半輩子都花在治療無可避免的水泡上。事實上，水泡是可以預防的。

　　超馬選手馬可・史汪森跑過西部百英里極限耐力賽，他處理水泡的原則是：塗抹防擦傷軟膏、穿襪子、使用足粉、戴上綁腿。「先在腳上塗一層 BodyGlide 防擦傷軟膏，再套上印金足五趾襪，然後在薄襯襪上灑一點 Gold Bond 足粉，套在五趾襪外面，最後再戴上綁腿。比賽結束後，我只有幾顆很小的水泡，沒什麼大問題。我在 62 英里的休息站換過鞋子和襪子，但事後我蠻後悔的，不但浪費時間，而且新換上的鞋子有點緊，害我可能有幾隻趾甲過一陣子會脫落。」

　　丹・歐西是一位極限冒險賽選手，他花了八年才學到有效的水泡預防方法：「我的雙腳已經訓練到可以承受運動的壓力，外皮也很強韌。比賽時，我先擦上複方安息香酊，再加上一層 Sports Slick 潤滑劑，然後套上兩層襪子。」丹曾經是美軍海豹特種部隊成員，也是老經驗的跑者。經過多年，他已經學會各種對他有效的水泡防範技巧。更重要的是，他知道了「持續學習、接受新的水泡預防方法」有多重要：換上新鞋子、腳產生變化、在多變的條件下參加各種比賽時，原先有效的方法可能變得無效。

　　你也必須瞭解，你今天使用的水泡預防技巧可能明天就會失效。我包紮過很多選手的腳，每個人都說自己「之前都沒出現過問題」。你如果知道的處理方式越多，就等於準備得更充分。學習對自己有效的處理方法非常重要，從以下幾點就看得出來。

可以為雙腳做的事

以下列出最有效的方式：

▓ 修剪趾甲，呵護雙腳。

▓ 找時間自我腳底按摩。

▓ 去除皮繭，讓腳部皮膚保持柔軟。

▓ 趾甲剪短後，用磨砂棒去除粗糙的趾甲邊緣。

▓ 盡可能換掉濕襪子，保持雙腳乾爽。

▓ 盡量保持雙腳乾爽，休息時間讓雙腳通風，濕的襪子必須換掉。

▓ 打赤腳在草皮、泥土和沙地上走路或跑步，讓雙腳的皮膚更強韌。

雙腳用的東西

可以用來幫助雙腳預防水泡的東西很多，潤滑劑和膠布最受歡迎，足粉則名列第三。你使用在腳上的藥品或貼布，會跟鞋襪產生交互作用：在腳上擦潤滑劑，襪子也會沾到，所以必須再補擦。膠布很好用，不過黏貼不良的膠帶會鬆脫，反而會纏住襪子。以下列出幾個最好的做法：

▓ 皮繭乳霜可以軟化厚繭，也能預防摩擦所產生的水泡。

▓ 挑選一款潤滑劑來減少摩擦，常見的有 BodyGlide、Hydropel Sports Ointment、Bag Balm、BlisterShield Roll-On、Brave Soldier's Friction Zone、以及 Sports Slick 等。每次換鞋子就重新塗上一層。

▓ 也可使用足粉來減少摩擦，常見的有 BlisterShield、Zeasorb、Odor-Eaters 或 Gold Bond。

▓ 選用受歡迎的水泡貼片（包含 Spenco 2nd Skin、俗稱「巫棒水泡貼」的 Blist-O-Ban），或是 Bunheads 矽膠腳趾套。

▓ 挑選一種膠布，不管是肌內效貼布、肌能貼布、Elastikon 或是封箱膠帶都可以。比賽前，把膠布貼在可能出現紅腫或問題的部位。

▓ 在腳上塗抹 Certain Dri 止汗劑或 Ban Roll-On，都可以抑制流汗。

▧ 鞋子和襪子中間放置一片能量飲品的平滑外包裝，可以減少摩擦。

▧ 凡士林很黏，容易吸附沙子卡在襪子上，儘量避免使用。

▧ 在潮濕的環境中，腳上塗一層抗菌消炎的軟膏如 Hydropel 運動軟膏、超強效 Desitin 或 Sudocrem，大型比賽中一天塗兩次。主要目的是預防痱子，抹在腳上可以提供長時效的防護。

▧ 在瘀血、痠痛或是長水泡的部位放一片小羊毛，再用膠帶固定在腳上。

雙腳穿的東西

預防水泡最重要的一環，就是你腳上穿的東西。鞋襪的款式不對或不合腳，會產生壓力點，引發水泡。多嘗試幾種不同的鞋襪有利而無害。

▧ 在鞋子內部或鞋墊上貼 ENGO 貼片可以減少摩擦。

▧ 穿兩雙薄襪子，或是穿上厚重的襪子之後再套內襪，也可以穿雙層襪。

▧ 穿吸濕排汗襪，不要穿棉襪。

▧ 非常潮濕的環境中可以穿 SealSkinz 防水襪。

▧ 如果腳趾時常起水泡，試試印金足五趾襪。

▧ 腳底或腳跟起水泡的話，換成別種鞋墊。

▧ 襪子的腳跟是磨損最快的部位，不要等到破損了才丟棄。

▧ 穿好襪子後，務必撫平腳跟。另外，鞋墊的腳跟部分以及鞋子的「鞋托」（也就是撐住你腳跟部位的地方）內側也要檢查，看看是否有皺褶或是破損。

▧ 鞋子破損就換掉。

▧ 參加比賽所穿的鞋子必須經過測試，包含距離以及各種環境因素：寒冷或炎熱、道路或步道、潮濕的環境等。

▧ 試穿別的鞋子，很多鞋子的透氣度更高，對雙腳比較好。

▧ 拿一根燒紅的鐵釘，在靠近腳踝高度（就是鞋子開始彎曲往上翹的位置），燒出幾個排水孔，以利排出水分。

- 高品質又合腳的鞋墊有助於預防水泡。

- 戴上綁腿，可將石頭、灰塵和沙土隔絕在鞋子外。

綜合使用數種預防水泡的方法

可以把幾個預防水泡的方法一起搭配使用，達到最好的效果。比如說：BodyGlide 軟膏加上吸濕排汗襪，複方安息香酊搭配膠帶，以及皮膚強韌劑搭配雙層襪等。

- 每個月至少修趾甲一次，並把所有的厚繭以及粗糙的部位磨平。每天使用乳霜保養雙腳。

- 雙腳大量塗抹一層潤滑劑，然後套上吸濕排汗襪。

- 雙腳大量塗抹一層增黏劑，撒一點足粉去除黏性，再穿上吸濕排汗襪。

- 雙腳大量塗抹一層增黏劑，然後貼上膠布。

- 比賽前一晚，雙腳上防水藥膏（如 Hydropel 運動藥膏或超強效 Desitin），然後穿上隔天比賽要穿的襪子。早上睡醒後，再塗一次藥膏，並穿上同一雙襪子。

- 穿著合腳、高品質的鞋襪。

- 保持雙腳乾爽，穿著乾淨的吸濕排汗襪。

平常該做什麼

其他預防水泡的方法包含：鞋帶綁法、水分補充、鞋子合腳，還有定時更換襪子。

- 如果有的銷售通路不能讓你試穿到合腳滿意的程度，就別跟他們買。

- 正確補充電解質和水分，維持身體的鈉平衡。

- 學會各種鞋帶綁法，以防止雙腳在鞋子裡滑動。

- 把鞋墊換成表面較為平滑的產品，或是改用熱塑型鞋墊。

- 遇到休息站、休息時間或晚上的時候，檢查雙腳有沒有紅腫或其他問題。同時，清理鞋子和鞋墊底下，然後更換襪子。

- 修剪趾甲，維護好趾甲和皮膚。

- 休息時間或晚上睡覺時，把腳抬高可以消腫。

- 避免穿著濕襪子。

- 準備幾雙鞋子替換。

- 盡量把握機會讓雙腳風乾，例如長距離健行時，只要遇到休息時間就脫掉鞋子。

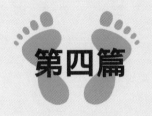

第四篇

治療方法

20

治療你的腳

慢跑之運動傷害第四定律：
只有極少數真正的運動傷害，無法以簡單的技巧完全治癒。
　　—提姆 · 諾亞克斯醫師

　　不管你多麼努力保養雙腳，難免還是有需要治療的時候，但切莫因此而變得被動。很多運動員沒有花時間瞭解雙腳的需要，也不瞭解雙腳對周遭環境的反應，所以只好被動等待問題出現再處理。

　　接下來幾章將說明如何處理常見的腳部問題。最好在問題出現前，就先學會處理的方法。錯誤的時機出現一兩顆水泡，令人引頸期盼的活動可能就此畫下句點。

　　公元 2000 年間，我對跑步、超級馬拉松、鐵人三項、登山、極限冒險賽等運動員們發出一份問卷調查。雖然不是正式的科學調查，收回的 214 份問卷還是顯示出一些有趣的結果：

- 有香港腳的人以男性居多。

- 71% 的人有黑趾甲。

- 49% 的人有厚繭。

- 32% 的人有嵌甲的經驗。

■ 30% 的人有摩頓足。

■ 11% 的人現在腳踝扭傷，而 36% 的人以前扭到過。很多人扭傷十五次以上，最多還有三十次！

■ 57% 的人趾甲有脫落。

■ 11% 的人現在有跟腱炎，而 25% 的人以前有過。

■ 17% 的人現在有足底筋膜炎，而 30% 的人以前有過。

■ 36% 的人有用矯正鞋墊。

　　從這些結果可以看出，運動傷害及腳部問題是不可避免的。有趣的是，很多受訪者的雙腳同時遇到好幾種問題。看了這些問卷結果，我最大的感想是：不管是眼前的腳部患疾或未來在運動過程中可能遇到的腳部問題，運動員一定要學會如何去處理。

　　比賽的重點在於事先做好計畫，才能用健康的雙腳好好跑完全程。缺乏事先的計畫，你就已經輸在起跑點。超馬老手戴夫‧科比在 1996 參加了為期 25 天的西澳 600 公里越野賽，這場比賽不只競爭激烈又很有挑戰性，還讓他的雙腳痛到完全超乎想像。他平常在健行登山鞋店上班，已經先研究過各式靴款，挑出一雙有 Gore-Tex 內襯的尼龍牛皮靴。可是高溫、長褲、又戴上厚重的尼龍綁腿（免得被沙漠植物的針刺到），這樣的組合卻讓他雙腳汗流不止。雙腳潮濕再加上地面崎嶇不平，他的雙腳付出極大代價。頭兩天，他每小時換一雙乾的吸濕排汗襪，略有幫助。第三天，腳趾底下出現水泡的蹤跡，可是水泡貼卻無法黏著在汗溼的皮膚上。第八天結束時，他決定休息幾天讓水泡乾掉，然後他在腳趾上塗抹碘酒再貼上封箱膠帶。到了第十八天，水泡開始結痂，而且越野賽的最後六天中都不需要貼膠帶。

　　上述案例中，戴夫事先做好了功課，知道參加這些極限比賽雙腳需要什麼。不管我們即將參加高難度的比賽或是簡單的賽事，我們也都必須對治療雙腳的方法有基本的瞭解。

　　有些方法很基本。舉例來說，如果雙腳疲勞的話，就有好幾種方法能讓它們舒服一些，包含：在換鞋子、午餐時間或有機會停下來幾分鐘的時候，為雙腳進行按摩，檢查有無紅腫；把腳泡在冰冷的溪水或一桶冰水裡，能消除疲勞；長時間用腳之後，有機會坐下來更換鞋襪時，把雙腳抬高到心臟的高度有助於消腫；參加健行或極限冒險賽時，至少一天用肥皂水洗腳一次，最好是在晚上。

　　接下來幾章有介紹其他較為詳細、複雜的方法，包含問題的描述、治療的方法、有助於舒緩或解決問題的產品，以及某些狀況下會列出可以強化患部的運動。你不妨細讀跟你的外傷害病史有關的章節，然後試試各種療法和產品，找出一套方法來解決你的問題。

21

水泡

　　2004 年八月號的《急診醫療期刊》中提到：「……在所有治療紀錄中，雙腳的水泡占 32.8%，是最常見的意外傷害。」這篇文章的作者是急診醫師大衛‧陶恩斯，也是 Primal Quest 探險越野賽醫療團隊的成員。

　　水泡剛開始會紅腫，如果及早發現及早治療，就可控制紅腫。放任不管，紅腫會形成惱人的水泡，害你棄賽。水泡不但很痛，還會讓你的步態改變（因為你怕踩到水泡），步距也跟著改變，進而導致受傷。

　　紅腫相當容易預防及治療，水泡就不一樣。很多運動員以為包紮水泡只有一種方法，這一章卻會教你很多種應付水泡的方法。有些方法簡單又快速，而有些方法是為了超馬或極限冒險賽設計的，所以複雜又花時間。

　　找出水泡產生的原因，並且消除這些原因，也是治療水泡的一部分。要找出所有的起因並不容易，可能是襪子內部接縫接觸到小腳趾所引起（這種情況太常見了），也可能是鞋子不合腳，鞋子或鞋頭太短。趾甲太長的話也有嫌疑，可能勾到襪子，讓襪子在該部位起皺褶。下坡路也可能是元凶。此外，問題也可能是出在跑者本身的小腳趾，也許他的小腳趾比一般人的長，或是角度特別，以致於容易受到摩擦。換句話說，你必須整體觀察鞋襪是否合腳，以及你的雙腳和周遭的一切。單純把水泡包紮好就繼續跑下去，也只是治標不治本而已。

　　水泡隨時可能在任何部位冒出來。有人問我關於他們自己特定的水泡問題時，我都會反問：「有什麼不一樣呢？」可以參考一下本書前面第 12 頁〈有哪裡不一樣〉那一個段落，觀察一下是哪些因素改變了，導致上次沒出現的水泡，這次出現了。

紅腫

多數跑者都有這種經驗：在容易形成水泡的部位，會先出現紅腫，紅腫可能伴隨著刺痛或灼熱感。紅腫的周圍顏色較淺，越往中心接近受摩擦的點，皮膚就越充血。局部的表皮因為充滿體液而突起，一顆水泡就此形成。

當你感覺到皮膚出現紅腫時，請檢查看看襪子是否起了皺摺，重新調整好鞋帶，然後確認鞋子裡沒有會刺激到皮膚的碎屑。

治療紅腫

你必須在紅腫變成水泡之前就做好處理。開始感覺得到紅腫的時候，就需要防護，要是不管紅腫而持續跑下去，只會讓情況惡化，演變成更難纏的水泡。你可以用膠布或本書介紹過的水泡治療產品來保護紅腫的部位。如果你在腳上塗了潤滑劑或是足粉，那麼先用酒精棉擦拭患部再貼上膠布、自黏保護墊或 moleskin 水泡貼。要是在荒郊野外，腳出現紅腫的話，可以先在紅腫的皮膚上塗一點護唇膏，要不然就是用一片能量飲料的外包裝或亮面的紙，把紅腫的皮膚和鞋襪隔開。

每年都有上千位背包登山客，穿越加州內華達山區謬爾步道農場。農場主人派蒂 · 葛雷曾經聽一位芭蕾舞者提到說，很多舞者都在舞鞋裡面放 Dr. Scholl's 羔羊毛。因此在農場裡的足部保養用品組當中，一定配備有羔羊毛。她建議登山客，一旦出現紅腫症狀，馬上使用這個產品，尤其適合用來包住腳趾部位。包好腳趾以後，不太容易脫落，還可預防腳趾或趾甲撞到靴子前端。

腳部受到鞋、襪壓迫後容易引起紅腫。檢查一下你的鞋靴，看看是否有可疑的壓力點需要修改或去除。鞋子的側邊可能需要割開，也或許是鞋頭部分需要剪掉，先切割好一個小洞，然後有需要的話再慢慢加大。確認一下襪子是否有皺褶，用手摸摸襪子裡面，要是有鬆脫的毛球就拔掉。穿好襪子以後，用手順著腳的曲線將襪子撫平。

紅腫之後：起水泡

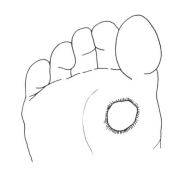

基本上，水泡算是運動傷害，而且大家都知道水泡有多痛。腳的敏感處只要長出一顆水泡，美好的一天也就這麼毀了，幾個月的訓練和昂貴的參賽費用也付諸流水。幾顆水泡就能耗盡你的體力，讓跑者變成緩步前行的人，讓登山客變成蹣跚掙扎者。很多運動員的水泡防範自我教育有待加強，水泡護理的常識也不足，他們誤以為水泡無可避免，也是跑步或登山的必經過程。雖然我常開玩笑說要頒獎給水泡最大顆的人，不過，我常在救護站裡脫下選手的鞋子時，看到兩隻腳的皮膚各剝落一大半的那種慘狀，我就知道該給他們的不是獎，而是腳部保養的教育知識。

每個人都不一樣

超馬選手都知道，水泡是個人問題，適合某人的方法可能不適合別人。你必須實驗，實驗，再實驗，不管是黏貼膠布、綿羊油滋潤膏、跑步潤滑膏、凡士林還是換成較寬較長的鞋子，要找到自己的方法。如果某個方法無效，也不必硬要試到有效。

有些選手自稱腳底皮膚非常嬌嫩，有些選手則為腳底厚繭累累感到自豪。雖然這兩種人都宣稱自己不曾起水泡，不過，換個日子，換個比賽或活動，換個條件和變因，這兩種人都可能起水泡。我們每個人都不一樣，而且我們的雙腳會變化，每一場比賽誘發水泡的因素也有差異，比如說天氣狀況、雙腳缺乏調適、身體的水分、比賽長度等。或者是因為大腿後側痠痛或股四頭肌緊繃，或者是選手跑步的生物力學改變，這些都會引發潛在問題。

水泡有大有小。一開始是小紅點，不治療就繼續變大。一顆水泡看起來似乎沒什麼，不過突然間就可能出現第二顆，然後第三顆。把一顆水泡的痛苦放大三、四倍，小問題可以變得多嚴重也就不難想像。

超馬選手榮恩・詹森的前腳掌和腳掌中間時常起水泡，他甚至懷疑自己有蹠骨痛的問題，因為起水泡的部位會發麻，痛到受不了；有時候是普通水泡，有時是血水泡。後來他使用 Hapad 蹠骨墊（甚至只是在鞋墊下方黏一團棉球），讓蹠骨有了足夠的支撐，腳不再發麻，對水泡的預防也有幫助。水泡的情形已經好很多了。

1992 年，超級馬拉松選手 A. J. 豪伊跑步橫越美國時，長出了大到可以破金氏世界紀錄、看起來像義大利香腸披薩的噩夢水泡。沙漠極地馬拉松賽事選手約翰・賽普勒則形容：「賽後我的腳底裂成像麵條一樣一條一條的形狀，隔天睡醒時腳黏在床單上，腳底積了一灘黃色的濃，還不斷滲出來。」

形成水泡所需的時間和狀況因人而異。跑者和登山客在下坡時，腳趾和腳前端容易受到摩擦，而形成下坡水泡。上坡時，腳跟和阿基里斯腱附近的皮膚容易形成上坡水泡。腳跟起水泡可能意味著足跟杯太寬，腳趾上方或前端或兩側腳趾外側出現水泡的話，則可能是受到鞋頭的摩擦。

凱文・歐尼爾參加過無數場全馬和超馬，他在預防水泡方面所做的努力是：

> 我每次長跑都會起水泡，一切預防方法都試過了：潤滑劑、雙層襪、各種尺寸的紐巴倫鞋、涼鞋還有軍靴。我每星期兩次磨除腳皮，水泡附近的鞋墊就用鋼鋸和磨床修掉。為了增加腳趾的空間，還把鞋頭割開，然後用膠布把洞修補，以便隔絕塵土。市場上每一種膠布我都試過，也用過七種不同廠牌的封箱膠帶。就是沒找到完美產品。後來，我在惡水超馬網站上看到一種舞者使用的巧妙腳趾產品，是由彈性布料和矽膠襯墊製造的腳趾套（www.bunheads.com）。我立刻傻傻訂了幾組。盒子上的照片是一條優雅舞者的腿，踮著腳尖。我用一雙腳趾套跑了 40 英里，還沒破損。盒子上說可以水洗，不過我還沒洗過，我想測試這個產品對汗水和髒污的忍受度。

2002 年凱文參加李德維爾百英里耐力賽時，我在他右邊大腳趾上貼了 Elastikon 膠布，可是還是出現紅腫。他在膠布上套了一只腳趾套後繼續前進，又因為跌倒拉傷小腿肌肉，只好用走的朝終點奮鬥，最後慘遭「關門」而失格。可是，腳趾套依舊幫助他撐到最後一刻。

這一段講了這麼多，重點是：你必須自己花很多時間做很多實驗，才能找到預防起水泡的方法。

別讓異物跑進鞋子裡

如果你在步道上走過、跑過或背著背包健行過，應該有異物跑進鞋子裡的經驗，如小石子、沙子、植物的枝葉、會黏在衣物上的植物種子、香蒲草等。這些異物可能害你的腳長水泡。

感覺到鞋子裡有異物後，接著就要決定是否停下來拿掉。有時用單隻腳站著，另一隻腳在空中踢動，設法讓鞋子裡的小石子移位。而有時候則停下來脫鞋子取出異物。異物清除得越早，不良影響也越小。如果不管它，麻煩就會出現。小石子及沙礫會讓皮膚紅腫，接著形成水泡；其他種類異物可能造成皮膚刺激，需要抗生素藥膏的治療。

只要用綁腿就能輕鬆防止異物跑進鞋子裡。有的綁腿附有拉鍊或魔鬼沾，要不然就是可以直接套在腳上，包住小腿下半部及鞋子的上半部，足以擋掉異物。綁腿的款式有好幾種，固定的方式也有所不同，有一些是以束帶套住鞋底，而有些則是扣住鞋子的前面或後面。

基礎水泡學

要成功的治療水泡，必須對水泡形成的方式有初步的瞭解。高溫、摩擦、還有水分是水泡的形成主因。研究顯示，腳在穿上鞋子或靴子之後，往兩側、前後或上下移動時，很多部位都會受到摩擦。隨著運動的密集度、襪子的移動、鞋靴的彈性等因素不斷改變，在活動的過程中，這些摩擦點也有所變化。

皮膚表皮層受到摩擦，再往下摩擦到真皮層，兩層皮膚之間的摩擦力就是形成水泡的元凶。表皮層跟真皮層逐漸分離時，淋巴液也慢慢填滿中間的空隙，水泡就此形成。要是水泡形成的位置較深，或是受到後續跑步或走路的壓迫，淋巴液裡可能會有血。當淋巴液將表皮層撐起時，皮膚所需的氧氣和養分供應中斷，這塊表皮就變成死掉的皮膚。水泡外層的皮膚很容易爆裂，爆裂後淋巴液流出，皮膚也失去天然的防護屏障功能。水泡下層的皮膚既脆弱又敏感，此時最容易受到感染。

表皮受到摩擦時，皮膚各層之間也會產生摩擦。預防水泡就必須減少摩擦，減少摩擦的三個方法是：穿上雙層襪或內襪加外襪、用足粉讓雙腳保持乾爽、使用皮膚潤滑劑減少乾裂。濕潤的皮膚所受的摩擦力更大，容易長水泡。不合腳的鞋墊和鞋子會造成壓力點，增加摩擦。

有些運動員會下意識的把腳趾縮緊，在著地和離地的轉換過程中，這一個

腳趾往下捲曲的動作可能讓腳趾起水泡，或讓趾甲受傷。

　　治療過程的第一步就是脫掉鞋襪。如果你可以在營區休息一天不穿鞋襪，不但比較舒服，也加速雙腳的復原。穿涼鞋時不要穿襪子，讓水泡透氣，也有助於復原。

　　盡量避免讓水泡上面長出新的水泡，如果你的水泡正在癒合，保護好脆弱的部位。

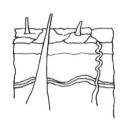 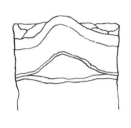 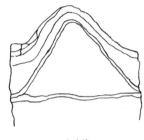

正常皮膚　　　　　正在形成水泡　　　　　大水泡

水泡的過去、現在、與未來

　　很多人都有這樣的體驗：以前有效的方法，現在卻失效了。超馬選手馬夫·史卡格堡說：「我終於找出了克服水泡的方法，複方安息香酊加上矽靈乳霜，就算連續跑 24 小時也不會起水泡。怎知，下一次採用完全相同的方法，卻長了一堆水泡。」

個人經驗談

　　我以為，憑我 15 年長跑和背包登山的經驗，腳部怎會出問題呢？結果我錯了。

　　17 天登山行程的第一天，我仰攻 11 英里，前往步道的起點，海拔 14,500 英尺的惠特尼山頂。朝上走沒多久腳跟就長水泡，有點早，不過也沒太驚訝。我馬上貼上了我最愛的 2nd Skin 水泡貼片，而且接下來每天都貼。水泡貼片可舒緩疼痛，保持傷口乾淨，可惜用來固定水泡貼片的自黏膠布承受不了激烈的岩石步道，後來水泡惡化到直徑 1 英吋，每步路都會痛，害我無心欣賞步道旁的美景。等到自黏膠布用完了，拿出備用的封箱膠帶。封箱

膠帶可以長時間固定水泡貼，可是膠帶的黏膠還是讓我起了紅疹，和封箱膠帶接觸的皮膚邊緣也長出小水泡。

　　行程第 9 天我到了補給站，再度滿載水泡貼和封箱膠帶，也在靴子足跟杯裡貼上襯墊和封箱膠帶。雖然襯墊讓腳跟的水泡不再惡化，卻把腳部往前頂，導致後來出現一堆全新的問題。真是倒楣。

　　　　—東尼 · 柏克，1996 年完成加州約翰謬爾步道 221 英里背包登山

　　已故超馬選手迪克 · 柯林斯以前也有水泡的問題。他試過無數種別人建議的方法，又從自己參與的 1,037 場比賽（包括 238 場超馬）當中，找到適合他的方法然後擇善固執：只穿人造纖維的襪子，只擦凡士林。我們也應該效法迪克，盡力找出適合自己的做法，一有機會就盡量試試有助於保持雙腳健康的產品。

　　訓練時就要測試各種變因，找出最適合雙腳的處理方法，然後把準備好的用品放進用品包，因為你無法保證某天有效的方法，改天一定也有效。超馬選手戴蒙 · 利斯就遇過這種挫折。在某場 50 英里賽中，不到一半他就感覺到紅腫，38 英里後只能痛苦地走著，最後棄賽。「這場比賽跟我之前的做法完全一樣，」他回憶：「穿的鞋襪都一樣，可是這次的跑道比較陡，鬆散的岩石比較多，腳踩的地方也更崎嶇。」

水泡的種類

　　水泡種類繁多。根據我的經驗，腳趾和腳跟水泡最為常見，接著是前腳掌和厚繭水泡。

腳趾水泡

　　鞋頭長度不足，或鞋頭高度（空間）不足，會讓腳趾受到磨擦而起水泡。腳趾水泡的另一個起因是趾甲沒有修剪整齊，使襪子勾到趾甲，把趾甲推回趾緣，使趾甲底下形成水泡。趾縫的水泡一般是因為皮膚相互摩擦，而腳趾底下長水泡通常則是鞋墊的摩擦力造成。小腳趾也時常因為捲曲在旁邊的腳趾底下，經擠壓摩擦而起水泡。要預防腳趾起水泡的話，重點要放在鞋頭（寬度足夠）以及趾甲（修剪整齊）。另外，印金足五趾襪對於腳趾容易起水泡的人也有幫助。

前腳掌水泡

前腳掌的水泡禍首可能是襪子或鞋墊。用潤滑劑或足粉就可以有效預防摩擦，換掉鞋墊也會有改善（因為鞋墊表面可能太粗糙）。在鞋墊上貼一片 ENGO 貼片即可有效的降低摩擦力。

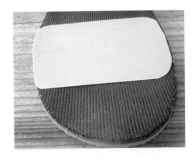

腳跟水泡

鞋墊上貼一片ENGO貼片即可降低摩擦力

腳跟是運動員比較常起水泡的部位之一，為什麼呢？最佳解答是：腳跟在鞋子裡上下左右移動非常頻繁。有些鞋子的足跟穩定架後面有一枚彎曲的塑膠片，這枚塑膠片有時候會刺激、摩擦到腳跟，引發紅腫進而形成水泡。鞋墊的邊緣和鞋子的內部交會處，則是另外一個可能引起刺激的點。用你的手觸摸一下，因為縫線或足跟穩定架的硬塑膠片都可能引起水泡；接著再摸一下鞋墊的邊緣，有些鞋墊邊緣很厚，而有些則很薄，換個比較貼合的鞋墊才不會出現問題邊緣。

腳跟底部起水泡的話，可能是鞋墊表面粗糙或是襪子破損，也可能是布料的紡織方式刺激到皮膚。

陡峭的下坡路可能讓整個腳跟佈滿大水泡，處理的方式是先排出水泡液，再將 ENGO 貼片貼在接觸腳跟的鞋墊表面。把氧化鋅注射到水泡裡，能讓新的皮膚保持乾爽，貼上膠布後，走路或跑步也都不成問題。

厚繭和水泡

一位極限冒險賽運動員告訴我：「幾位隊友為了預防水泡，所以沒把腳底厚繭除掉，結果長的水泡最多。」這種情況我看多了。腳底有一層厚繭，對於預防水泡雖然稍有幫助，可是一旦長出水泡，情況會很嚴重，因為水泡在厚繭底下形成的話，通常會比一般水泡更大更深。重要的是，要幫厚繭底下的水泡排出液體，非常困難（因為水泡的確切位置和深度難以判定）。有厚繭就應該去除，保持皮膚的柔軟，對你比較有好處。

像水泡又不是水泡

有時候你發現腳趾上有一顆水泡，結果並不是水泡。黏膜皮膚囊泡是一種單一結狀腫塊，能在腳趾上方形成，好發於趾甲後方的關節處。這些囊泡既堅硬又有彈性，而且含有透明液體，形成的原因是關節囊衰弱。可用矽膠腳趾套防止摩擦，不須特別治療，也可以接受手術割除。

一般水泡護理

布萊恩 · 柏格隆醫師建議，治療水泡時，要顧慮到以下四個目標：

▨ 避免感染

▨ 減低疼痛和不適

▨ 阻止水泡進一步擴大

▨ 加速復原

「殭屍跑者」購物網站會員（www.zombierunner.com）、超馬選手吉莉安 · 羅賓森最注意的就是水泡傷口的癒合，她指出，切勿用受傷的腳跑步。她白天使用 Neosporin 藥膏包紮傷口，晚上拆開來傷口透氣，就算最嚴重的水泡大約五天就會癒合。癒合後腳部彷彿更強韌，修掉死皮就可以繼續跑步。

一般人的水泡護理方式是用紗布、moleskin 水泡貼片加上凡士林，然後自求多福。這點任何人都做得到。不過，要把水泡處理到使你能繼續跑步或健行，則是一門藝術。

用 moleskin 水泡貼片來保護長出水泡的部位，是處理水泡的傳統做法。如果水泡完整，剪下一塊 moleskin，比水泡邊緣多出約 1 到 2 公分，中央容納水泡的洞要比水泡稍微大一點，然後貼在水泡周圍的皮膚上。接著在水泡表面塗上綿羊油滋潤膏，或是藥用凡士林。最後的步驟是在 moleskin 上貼一片膠布。避免使用紗布，因為紗布材質粗糙，會刺激到皮膚。

我個人不愛用 moleskin 水泡貼片，因為它黏不牢，而且太厚，無法順著腳的曲線貼平。本書在〈水泡的膠布黏貼法〉一章介紹過的產品，都能用來替代 moleskin 水泡貼片。在水泡上面黏貼膠布或 moleskin 時，盡量黏貼平順。用手指的壓力把水泡上的 moleskin 推平，固定好之後，再重複做幾次推平的動作。記得膠布或 moleskin 必須剪得夠大，必須要延伸到水泡的邊緣之外。使用膠布或 moleskin 時，最容易失敗的原因就是接觸面不足。水泡越大，膠布或 moleskin 就要越大，盡量蓋足水泡邊緣以外皮膚的黏貼範圍。

基礎水泡修護

　　如果上述的治療方式沒效，或你必須繼續跑步、健行前進，則可趁水泡變大或破裂前，先花點時間修護。柏格隆醫師建議，水泡若長在受力的部位，直徑又超過2公分，那先排出水泡液然後包紮。排出水泡液的工具有兩種，一種是針，另一種是尖頭小剪刀或指甲剪。我個人的建議是，如果水泡長在受力的部位（腳趾、足弓、前腳掌等等），或是引起疼痛或不適，就應該要排出水泡液。根據我的經驗，小顆水泡比較容易處理，等到變大或破皮就很棘手。

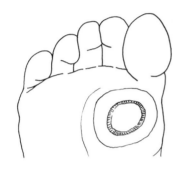

配合水泡的形狀，在moleskin的中央剪一個洞

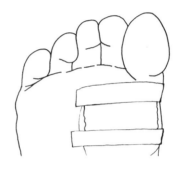

Moleskin上覆蓋一層紗布可以保護水泡

　　照以下步驟用，針排出水泡液：

1. 水泡周圍的皮膚先用酒精棉擦拭乾淨。

2. 針頭用火柴的火焰消毒過（避免沾到炭灰），用針刺二到四個洞，過程中，把針左右移動把洞口撐大，以防止閉合。不要開出一個大洞，免得後續跑步或健行時，水泡表皮剝離的機率增加。

3. 依照行進時腳部受力或地心引力的方向，決定刺破水泡的頂端、側面或底部，以便排出多餘的液體。一般來說是朝向腳的後方或外側。

4. 用手指施壓擠出水泡液後，用面紙吸走液體。

5. 繼續護理水泡前，先清潔乾燥皮膚。必須保留外層的死皮。

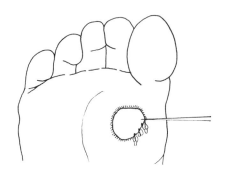

在水泡外側邊緣處，用消毒過的針頭刺破
幾個小洞。

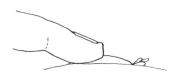

輕輕地擠出淋巴液。

　　不要讓水泡液重新填滿，這一點很重要。本章稍後會介紹水泡護理產品，可以用來來保護水泡。經常回頭再檢查一次水泡，有液體就再清掉。

　　如果你很容易紅腫或起水泡，包紮前先點幾滴 Anbesol 或 Cankaid 藥水，這兩種產品藥房都有賣，一般是用來麻醉牙齦，不過也可以用來麻醉腳上的痛點。

　　排出水泡液較好的方法是：用一般的指甲剪或尖頭小剪刀，在水泡邊緣適當的位置及相對 180 度的位置，各剪開一個洞，這樣可讓地心引力和毛細現象同時作用，加上肌肉動作，就能完全排出水泡液。指甲剪的切口呈 V 字形，並非只是一個洞。足科醫師丹 · 辛普森認為，指甲剪比剪刀容易操控，因為手和水泡的距離較近。指甲剪的刀刃短，能防止切口太深。

　　當你得繼續健行或跑步時，還有一個方法有助於水泡排出液體，多日賽的選手尤其適合使用：一天的賽事結束時，如果長出水泡，先排出水泡液，然後用酒精消毒一根針與一小段的線，用針將線穿進水泡的一邊，再從另一邊穿出來，水泡的兩邊各留下約 2.5 公分的線頭。這條線的作用就像油燈的芯，不管是跑步或睡眠中，會持續排出水泡液。

　　不管用什麼方法刺破水泡，目標都是排出液體，讓水泡開始癒合，刺破水泡就是要讓地心引力和壓力逼迫水泡液流出。

　　在某些情況下，最好不要排出水泡液。內部帶血的水泡，切勿刺破，因為細菌很容易經由真皮層進入到血液當中，造成感染。可以在水泡周圍墊上 moleskin 水泡貼片或自黏保護墊，當水泡自行癒合後，血液會從鮮紅色轉變成紅棕色。

　　水泡液看起來混濁或不透明的話，也不可刺破水泡。正常的水泡液透明無色，顏色改變則意味著受到感染。如果是透明的話，可以排出水泡液，塗上抗生素藥膏，再蓋上一層保護膜，每天三次檢查水泡是否有感染的跡象，每次檢查時，塗上一層新的抗生素藥膏，然後換掉包紮材料。提早治療能防止感染惡化。

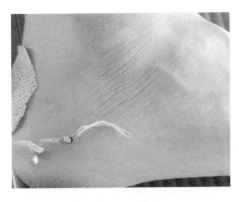

把線穿過腳跟側邊的水泡

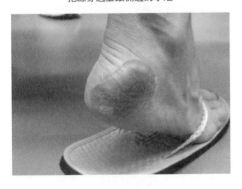

有血的腳跟水泡

如果水泡已經破裂，就要看皮膚的狀態了。如果表皮大致完整的話，破裂的水泡可以治療，應該先用本章提到的方法將水泡加以清潔，然後使用本章稍後介紹的水泡護理產品來護理。

如果表皮已經剝落或是只剩一小塊皮膚，仔細的把鬆散的皮膚剪掉，清潔患部，然後用後續介紹的產品覆蓋水泡。水泡癒合後，再把多餘的皮膚修剪掉。

預防感染

不管是一顆水泡還是好幾顆，不管有沒有排出水泡液，你都必須留意感染的徵兆。你把水泡弄破或是表皮剝落後，就要經常塗抹抗菌藥膏。

演員希拉蕊・史旺在拍攝電影《登峰造極》時，曾因腳部感染差點被換角，禍首竟是一顆水泡！那次是她自己把水泡刺破，又繼續運動，後來疼痛加劇，才發現腳上多出了一些線條。就醫後診斷出水泡已經受到感染。我們大家都該銘記這個教訓：她忽略了水泡的嚴重性。的確，水泡可能沒什麼大不了，但也有可能引發嚴重的健康問題。99.9999% 的水泡都會癒合得完好如初，不過要是那萬分之一出現在你的腳上或是你心愛人的腳上呢？想到這裡，你就會更加小心了。

治療開放性水泡的首要之務，就是避免感染。先用水和肥皂清潔，再塗上抗生素藥膏或是優碘。白天跑步或背包登山的時候，可能無法用這種方式，不過比賽或一天的行程結束時，就要花時間妥善治療破皮的部位。開放式水泡塗抹外用抗菌藥膏以後，癒合的速度能加快 40%。可採用 Neosporin 或 Polysporin 這類廣效型、可防護革蘭氏陽性和陰性病菌的抗生素藥膏。Brave Soldier 殺菌癒合藥膏是很棒的全效型藥膏，手邊準備一些，方便隨時治療水泡。

每天都要檢查水泡，看看有沒有感染的症狀：紅腫、沿著肢體出現紅色線條、疼痛、發燒或發炎。時常清潔並塗抹抗生素藥膏，多用溫水或加上瀉鹽泡腳，盡量少用腳，把腳抬到心臟高度。如果感染的症狀 24 到 48 小時沒有改善，立刻就醫。

研究顯示，StaphAseptic 藥膏（參見 www.staphaseptic.com）能殺死 99.9% 以上的金黃葡萄球菌以及 MRSA 超級細菌，不用抗生素就能預防感染。這種止痛傷口藥膏能保護皮膚不受到感染，應該當成全套防護的一部分。Bacitracin 是另一種抗菌藥膏，而 Bactroban 則是處方藥膏。

基本水泡護理產品

ADHESIVE FELT：整捲的自黏保護墊，有 0.125 英吋和 0.25 英吋兩種厚度。這種粉紅色的自黏保護墊比較厚，可提供額外的吸震力，黏性也很強。

BRAVE SOLDIER 殺菌癒合藥膏：專為運動員所設計的配方，腳踏車騎士很愛用，能讓傷口保濕抗菌。這種藥膏可以治療水泡、擦傷、輕微破皮和燙傷。含有茶樹精油（這是天然抗菌成份）、蘆薈膠（具有天然治療功效）、荷荷芭油（天然保濕因子）、維他命 E（能重建膠原蛋白和皮膚組織）、魚肝油（減少疤痕），還有紫草油可以刺激皮膚細胞生長，加速傷口復原。參見 www.bravesoldier.com

MOLESKIN：水泡貼片，是一種柔軟的棉質襯墊，有自黏背膠可黏貼在皮膚上，用來保護皮膚不受磨擦。Dr. Scholl's 以棉質法蘭絨薄襯墊製造 Moleskin Plus，還有柔軟的乳膠泡棉製造 Moleskin Foam。多數藥店都有賣，有各種尺寸，可剪裁成所需的大小。避免直接將本產品黏貼於水泡表面，以免連同水泡的皮膚一起撕下。

SPENCO 壓力墊：以封閉型聚乙烯泡棉製成，柔軟有彈性又輕薄。每包六片，每片約 8 乘 13 公分見方，其中四片已事先切割出橢圓形和圓形。壓力墊可用來覆蓋水泡。參見 www.spenco.com

進階水泡包紮法

包紮水泡的方法及產品很多，你一定要學會要怎麼包紮一整顆水泡，怎麼包紮水泡液已經排出的水泡，怎麼包紮皮膚剝落的水泡。平常用自己健康的雙腳做練習，等到雙腳真的出問題，你才知道黏貼膠布和包紮的方法。練習越多，你就越熟練。

我包紮水泡的方法隨著時間改變，護理的方法也隨著比賽類型調整。一般情況下，我先排出水泡液，在水泡表面塗氧化鋅吸收水分並保持乾燥。接著，比

賽的距離在 50 英里內或賽程只有半天的話，我會貼上 Spenco 水泡貼加上肌內效貼布。賽程較長的話，我會跳過水泡貼的步驟（因為黏貼一段時間後，皮膚會像浸潤一樣軟化冰冷），塗好氧化鋅就直接把膠布貼在水泡上。

多年以來，Spenco 水泡貼一直都是包紮水泡的主要產品，這個產品幫助過無數選手順利抵達跑步或健行的終點，可惜有兩個缺點，一來是它需要用膠布或包紮材料固定，二來是黏貼一段時間之後，凝膠會讓皮膚軟化，出現像是浸潤的症狀。

比較進階的水泡護理用品，包含「巫棒水泡貼」（Blist-O-Ban）、護創的先進療癒襯墊、ENGO 貼片、GlacierGel 包紮用品、LiquiCell 水泡膠布、Skin-on-Skin 以及 Spenco 運動水泡襯墊等，本章稍後會介紹這些產品的資訊。不管是巫棒水泡貼、護創膠布、GlacierGel、LiquiCell 還是 Spenco 運動水泡襯墊，都有一個類似之處：它們都是背後附有自黏膠條的襯墊，在賽事中黏貼非常方便容易。

ENGO 貼片很特別，因為不是用來貼在皮膚上，而是貼在容易引起水泡的鞋子、鞋墊、襪子和運動器材上面，防護水泡更簡單、更長效。經科學和實地測試發現，ENGO 的藍色滑溜表面能大量降低摩擦的剪力，立即見效。它的優點是超薄，幾乎不影響鞋子的結構。

將複方安息香酊塗在紅腫或水泡四周，有助於水泡貼片或膠布跟皮膚更有效的黏合，不過傷口要避免沾到酊劑。等到酊劑乾燥變黏之後，就可以貼上後續介紹的水泡治療用品。貼好膠布後，務必塗上薄薄一層足粉，以防止塗過酊劑的皮膚黏到襪子或雜質。特別注意，使用酊劑如果忘記上述步驟，腳趾可能會因為互相沾黏而長出水泡。

脫下襪子時也務必小心，避免襪子勾到水泡貼片，造成貼片脫落或是起皺摺。腳跟有貼片的話，就得用鞋拔子穿脫鞋子。

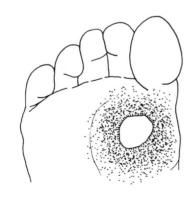

在水泡周圍塗抹複方安息香酊（或是任何膠布增黏劑），有助於防護層的黏著。

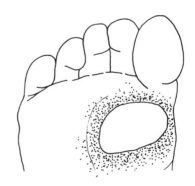

防護層黏貼好之後，將曝露在外的酊劑塗上一層薄薄的足粉或潤滑劑。

另外還有幾種水泡貼片。Spyroflex 本身有黏性，不過最好還是用膠布固定。Xeroform 是一種含有凡士林的黃色紗布，剪裁之後可以貼在水泡上再貼上膠布。水泡會痛是因為水泡液的壓力，如果水泡破裂，可以剪一小片 2nd Skin 放在水泡的傷口上，貼上膠布後，跑者就能幾乎無痛的繼續比賽。

美國陸軍上尉大衛 · 漢摩頓也是一位醫師助理，有次他參加荷蘭奈美根的 4 日 140 公里行軍時，從荷蘭紅十字會的工作人員身上學到了幾招治療破裂水泡的方法。大衛穿著標準的軍靴，背著 25 到 40 磅重的背包，兩天各走了 25 和 26 公里，足部的水泡破了。當地的工作人員用以下方法治療他腳上的水泡：

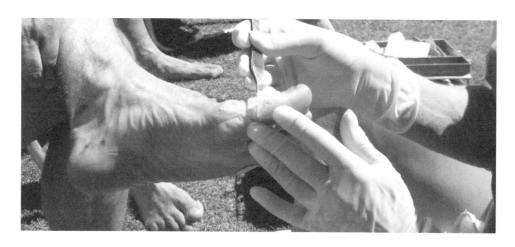

將2nd Skin貼在水泡上

1. 用酒精棉清潔水泡。

2. 必要的話，用手指扎針、針頭或剪刀刺破水泡。

3. 使用棉花棒柄，以滾動的方式推擠出水泡液。

4. 水泡如果有鬆動的表皮就修剪掉。

5. 如果水泡受感染化膿，剪掉全部的水泡表皮然後清潔水泡內部。依照水泡的大小，剪下一片如 DuoDerm 或 2nd Skin 的貼片。用戴著手套的雙手幫它加溫五分鐘使它軟化，撕掉離型紙後貼在水泡上。這個方法能形成一個密封的包紮，使傷口舒緩，同時填補水泡內部的空間。

6. 用膠布黏貼包紮好的水泡。

腳趾如果出現紅腫或起水泡，可用矽膠腳趾套保護整隻腳趾。腳趾套材質包含全矽膠或布料包裹著矽膠。常見的有 Bunga 腳趾套、Bunheads 果凍腳趾套、Hapad's Pedifix Visco-Gel 腳趾套以及 Pro-Tec 腳趾套，清洗過後可以反覆使用。

祕訣：檢查完整性

經常檢查一下，包紮用品是否因為健行或跑步時的施力，而導致脫落、移位或黏成一團。在山區裡，腳部連續做上下坡的動作，再加上身體行進中所產生的壓力以及背包的重量，會影響包紮材的完整。如果感覺不對勁，就停下來檢查。

有時也可以在鞋子或鞋墊上黏貼 ENGO 貼片。這種由布料和薄膜複合而成的貼片，表面相當滑溜。找出鞋子裡或鞋墊上有摩擦力問題的區域，將 ENGO 貼片貼上，鞋子內部的摩擦力便會大量減少。鞋跟部位有磨損的話，也可以用 ENGO 貼片修補。

拆除膠布和水泡貼片需要一點技巧。撕得太快會拉扯到皮膚，也會有撕下水泡表皮的風險。用酒精去除膠布，效果不錯，只不過沾到傷口會有刺痛感，揮發之後就沒事了，比起撕掉水泡皮，這點痛算不上什麼。

極端的水泡預防及包紮

為了預防水泡，或者為了在賽事中不受水泡的影響繼續前進，有些選手會採取非常極端的作法。百英里賽、24 小時賽、48 小時賽或 6 日賽的競爭都很激烈，選手可能會嘗試任何能讓自己繼續跑下去的方法。同樣的，在多日登山行程途中，登山客也需要採取極端的方式處理水泡。極限冒險賽當中，為了團隊著想，隊員們可能考慮用極端的方法治療水泡。

以下介紹兩種極端的水泡預防和護理方式，你可自行決定是否適用。

第一個極端方法：選用一種水泡包紮產品（本章稍後段落會介紹），將水泡的頂端表皮直接黏貼在水泡底部的皮膚上。不過要是水泡受到感染，就不該使用此法。下面提到採用複方安息香酊的部分，可能引起感染，造成皮膚表面永久性的傷害，使用的後果必須自行承擔。

2010 年，為期六天的落磯山橫越賽中，很多選手進入醫護站時，腳跟底部已經佈滿了大水泡，而且皮膚甚至整塊剝落。原因可能是連續幾天都是下坡的跑道，再加上選手的腳部潮濕。我排出水泡液後，將氧化鋅直接注入水泡裡，效果極佳。我輕輕按摩水泡，好讓氧化鋅填滿整個空隙，然後依照〈水泡的膠布黏貼法〉那一章的方法黏貼膠布。這個方法我很喜歡，因為它會讓水泡內部保持乾燥，膠布也會把水泡的皮膚固定住。氧化鋅質地濃稠，建議使用 16 號或 18 號針頭。我當時手邊只有 18 號針頭，就直接拿來用。鈍的針頭比較安全，也適合皮膚已經破裂的水泡。如果水泡的皮膚完整，你就要用尖銳的針頭。

刺破水泡並徹底排出液體後，把腳擦乾。選擇下列兩個方法之一來封住水泡表皮。

▨ 使用針筒和大口徑 18 號針頭，將氧化鋅注射到水泡裡。因為氧化鋅相當濃稠，先曬一下太陽或用雙手搓揉加溫，黏性會降低，容易注射。一邊注射一邊用手指將氧化鋅平均推開到整個水泡內部。氧化鋅能讓皮膚保持乾燥，水泡貼好膠布後，走路和跑步都不成問題。這個方法不會很痛，也不會讓水泡的表皮黏在內部的皮膚上，而且感染的機率不高。

▨ 使用沒有針頭的針筒，直接把複方安息香酊注射到水泡裡。接著馬上用手指將水泡的表皮往下壓，一方面讓水泡的表皮和底皮相黏，一方面擠出多餘酊劑。事先警告：酊劑注入水泡時會引發短暫劇痛。根據 1 到 10 的疼痛量表，分娩和腎結石屬於 10，紙張劃破皮膚屬於 1，這種劇痛的評分則為 8。

進階水泡包紮產品

BAND-AID 護創先進療癒水泡襯墊：由彈性聚氨酯薄膜製成，下層是具吸濕效果的黏膠或凝膠，使用前先將兩面的離型紙撕掉。這款產品作用像是第二層皮膚，可以包覆住患部，幾乎消除水泡的痛苦，還能預防摩擦引起更多傷害。它的邊緣較薄，緊密度更高，且不會捲曲，雖然不適合剪裁但可連續黏貼數天。水泡較大的話，可以兩片並排黏貼，避免讓襯墊邊緣起皺摺。水膠體結構能讓傷口快速復原，內含纖維素顆粒，能吸收傷口表面多餘的液體及汗水。也能隔絕細菌，降低感染風險。這種襯墊可以一直貼著，直到自行脫落為止。有大片橢圓形的襯墊，也有較小片適合用在腳趾和手指。可以在藥店、跑步或運動用品店找護創的各種產品。參見 www.bandaid.com

BAND-AID SINGLE-STEP LIQUID BANDAGE：一種傷口保護液，塗抹後會形成透明有彈性的保護層，防水而且不刺痛。參見 www.bandaid.com

BLIST-O-BAN 巫棒水泡貼片：Sam 醫療用品公司出品，使用專利技術製造，可在人體外模仿滑液囊的功能。受到壓力時，貼片的表面可供滑動，藉此減低摩擦力以及剪力。巫棒貼片是由兩層透氣塑膠薄膜結合而成，中央則兩層分離，有點像是洩了氣的氣球。貼片的效果是，中央兩層塑膠片可自由滑動，卸除下層皮膚所受的壓力。貼片厚度僅 1.5mm，有三種大小，全部都是橢圓形。貼片接觸皮膚的那一層是聚氨酯，有透氣孔，還有醫療級的自黏膠。參見 www.blistoban.com

BUNGA 腳趾墊及腳趾套：以醫療級聚合物原料製成。見 www.bungapads.com

BUNHEADS 果凍膠產品：以非矽膠聚合物製成，含醫療級礦物油配方，可用來保護容易有磨擦問題的部位。可水洗、柔軟、舒適、不易過敏、無毒、經皮膚科醫師測試而且很划算。膠體不移位，所以不會破洞。見 www.bunheads.com

COBAN：一種自黏膠布，可用來固定雙腳、腳踝、及腳跟的水泡包裝材料。伸縮性和彈性都很好，不影響關節動作。膠布互相碰觸，就會產生黏性，所以不含黏膠。因為具有伸縮性，得小心不要包紮太緊。藥局或醫療用品店一般都有賣。有 2、3、4 英吋三種寬度。

DR. SCHOLL'S 水泡治療：抗菌貼片，可預防水泡，還可以保護現有的傷口抵抗壓力和摩擦。能直接附著在皮膚上，將水泡周圍密封起來。多數藥店都有販售。

DUODERM CGF 彈性消毒紗布：醫療級聚合物傷口包紮材料。大小是 10 公分見方，可以自行裁切好形狀，將開放式水泡補起來。記得買沒有布邊的紗布，大多數醫療用品店有賣。

進階水泡包紮產品

ENGO 貼片：一種獨特的低摩擦力貼片，用來貼在鞋子、襪子以及運動用品容易引起水泡的位置上，而不是貼在皮膚上，防範水泡更容易也更持久。超薄貼片完全不影響鞋子內部的空間。黏膠強韌不含乳膠，即使泡濕或沾到汗水也牢固不移動。經過科學和實地測試，ENGO 的平滑表面能大量減少摩擦，立即使用，立即舒緩。有多款尺寸：小橢圓形適合腳趾，大橢圓形適合前腳掌、足弓以及腳跟等區域，長方形可供自行剪裁。參見 www.goengo.com

FLEXI CARE 透明繃帶：厚度僅 0.01mm。有四種款式：2 公分見方的小片薄膜、2.5x4 公分薄膜、2.5x4 公分薄膜加襯墊、以及 5x7 公分的大片薄膜。這種超黏又超薄的繃帶防水又透氣，可用來黏貼紅腫或水泡。參見 www.libatapeusa.com

GLACIERGEL 水泡及燙傷貼片：有 50% 水凝膠，能保護傷口、降溫並舒緩疼痛。每一組包含三片大的橢圓形貼片、三片長方形貼片以及酒精棉。貼片周圍有一圈黏膠，黏貼容易，可連續貼三到四天。參見 www.adventuremedicalkits.com

LIQUICELL 水泡貼片：使用先進的液態科技，將液體封在夾層中，可藉液體自由流動吸收掉摩擦力和壓力。大橢圓貼片有自黏背膠，單一尺寸，每包八片。參見 www.pro-tecathletics.com

NEW-SKIN 有兩種款式：液態繃帶能保護皮膚或當皮膚強韌劑使用，另一種是傷口或水泡貼片。液態繃帶有用噴的也有用塗的，快速乾燥後會形成一層強韌的抗菌保護膜，而且有彈性、防水又透氣。傷口或水泡貼片大小為兩吋見方。大部分藥店都買得到。

PEDIFIX VISCO-GEL 腳趾套：可用來保護腳趾水泡。參見 www.hapad.com

PRO-TEC 腳趾套：用訂製等級的矽膠製成，柔軟有彈性，適合每根腳趾。參見 www.pro-tecathletics.com

SKIN-ON-SKIN：一種貼片，與 2nd Skin 類似。尺寸有 2.5 公分見方、直徑 7.5 公分的圓形，以及較大的長方形。原料是水、水凝膠與維他命 E，自黏彈性貼布能固定住水凝膠。參見 www.medi-dyne.com

SPENCO 2ND SKIN：一種獨特、像是皮膚的水凝膠貼片，可以直接貼在完整或破裂的水泡上。這種貼片能減少水泡受到的摩擦和不適，也可以用在擦傷、破

進階水泡包紮產品

皮之類的傷口上。使用一至數片覆蓋水泡，使用時，先撕掉一邊的玻璃紙，黏貼在皮膚上之後，再撕掉表面的玻璃紙。貼片無法自行黏著於皮膚上，要靠膠布固定，可用 Spenco 自黏貼布固定，或先前介紹過的各種膠布或自黏貼片固定。貼片必須保持濕潤，所以要每天更換。貼片的尺寸繁多，也要注意保持貼片濕潤，否則會乾掉。參見 www.spenco.com

SPENCO 2ND SKIN 水泡貼片：直接貼在水泡上。水凝膠貼片的邊緣加上一圈黏膠薄膜，貼片可讓水泡保濕，同時吸收多餘的水分及汗水，水泡不結痂就能自然癒合。參見 www.spenco.com

SPENCO 自黏貼布：可用來固定 2nd Skin 貼片，也能貼在皮膚上預防水泡。這種自黏貼布是一種高透氣性的纖維布料，有很高的伸縮性和服貼度，流汗或洗澡也不脫落。可自行裁切，腳趾或難以黏貼的部位變得非常容易處理。貼布是 7.5x13 公分長方形，每包六片。參見 www.spenco.com

SPENCO 運動水泡貼片：有小、中、大三種尺寸的橢圓形。小片的適合腳趾，而大片的適合腳跟水泡。貼片柔軟又具親水性，表面有一層超薄的紗布層，可加速癒合。親水性貼片含有蘆薈成分，所含的水分可預防水泡癒合前過乾，每片貼片最長可以貼五天，以自黏背膠固定在傷口上。參見 www.spenco.com

SPYROFLEX：一種智慧型的自黏傷口貼布。擁有雙層聚氨酯薄膜構造，貼近皮膚的內層含有黏膠，而外層則多孔可排除濕氣，調節濕度，幫助水泡隔絕外來水分及細菌又加速傷口癒合。水泡的水分先經由多孔薄膜吸收，再蒸發排出。可自行裁切需要的尺寸，直接貼在水泡上，最久可以黏貼七天，容易撕下而且不會沾黏或破裂。這款產品對於發炎或受到感染的水泡，有卓越療效。水泡四周貼布涵蓋的範圍越大越好，上面再黏貼一層 Spenco 自黏貼布，或是類似的多孔透氣膠帶，可以達到最緊密的效果。這款貼布也有擦傷包紮組，一包四片，每片 10 公分見方，可依需要大小自行剪裁。見 www.outdoorrx.com

XEROFORM 凡士林紗布：一種無菌、無黏膠、細網眼的傷口包紮材料，可用來包紮水泡，醫療用品有賣。有三種尺寸：2.5x20 公分長條形、13x23 公分長方形、10x280 公分的醫療專用。有人拿類似的產品來包紮水泡，不過需要謹慎，留意後續的感染跡象。

莉莎・布利斯醫師覺得用瘋狂瞬間膠來黏貼水泡，效果很好，不過瞬間膠的蓋子很難打開，而且每次一定會黏到自己的手指，所以她改用安息香或 Orajel 超強效牙痛舒緩凝膠。安息香的效果和味道都比較好，不過剛塗上那幾秒鐘真的可以痛死人。排出水泡液之後，很適合用 Orajel 超強效牙痛舒緩凝膠把水泡表皮黏回去，這種牙痛的舒緩凝膠含 20% 的苯作卡因，有助於舒解灼熱感；它的黏性夠固定住水泡的表皮，只要擠一點點到水泡的洞裡即可。在黏性上，Orajel 牙痛舒緩凝膠不如安息香，當然更比不上瘋狂瞬間膠，但可以減少刺痛感，讓選手能繼續跑下去，也不會黏到手。

使用瘋狂瞬間膠黏貼水泡的時候，有幾個祕訣：

- 確認皮膚上沒有油脂或粉末。

- 水泡邊緣的皮膚用小剪刀儘量修整齊。

- 將水泡邊緣的皮膚往內鋪平。

- 在水泡上塗幾層薄薄的膠，每層之間間隔二、三十秒。

- 在水泡上放一小片面紙，再貼上你愛用的膠布。

有幾個產品跟瘋狂瞬間膠類似。快乾膠（參見 www.supergluecorp.com）已經上市多年，而金剛固力膠（參見 www.gorillaglue.com）則是比較新的產品，這兩者封住水泡的效果都還不錯。

前面說過，類似安息香這種酊劑注入水泡時會造成劇痛。1996 年西部百英里極限耐力賽中，選手泰瑞莎・克羅親身體驗過這種人間至痛。當時用來塗抹酊劑的棉球掉在地上，她的隊友決定把酊劑直接倒在她的腳跟水泡上（這是個大錯誤）。她的跑步教練布里克・羅賓斯還來不及反應，安息香酊就已經倒上去了，接著只聽見令人血液為之凝結的尖叫聲，久久不停。

使用針筒及針頭

使用針筒和針頭抽出水泡液再注入酊劑時，針筒和針頭都必須無菌，才能避免感染。為了安全，使用完畢針筒和針頭這種尖銳物，應該丟到尖銳物容器裡。如果你在醫護站外使用完畢針筒和針頭，可先暫存在硬殼容器裡，直到可以安全丟棄為止。

　　這個時代充斥著肝炎、HIV 以及愛滋病等等，我們也要全面預防。治療每一位病人之前，必須先洗手，再換上新的手套。破裂的水泡必須視為開放性的傷口來治療，因為水泡液也是體液的一種，可能會感染。

　　使用針筒還有一個問題：注射太多酊劑會使水泡的皮膚無法黏合，注射酊劑不足則無法佈滿整個水泡內部。可在水泡上方刺出幾個小洞，然後用沒有針頭的針筒注射，只要按壓水泡上方皮膚讓多餘的酊劑流出，水泡就密封完成。

　　排出水泡液後，要把針頭插入水泡內的時候，要加倍小心：尖銳的針頭可以輕易刺穿新的敏感皮膚，而且會非常痛。針頭有斜面，入針時，針頭的尖銳面要朝著水泡表皮。也可以用鈍針或乳頭導管替代針頭，乳頭導管用於牛的乳房，網路上找得到。

　　任何尺寸的針頭都可以用來抽出水泡液。針頭也分尺寸，號碼越大，針頭越小。25 號針頭非常小，適合用於一般水泡。20 或 22 號針頭可以穿刺出比較大的洞，水泡液比較容易排出。要注射具有黏性的氧化鋅，就得用到 16 或 18 號針頭。注射複方安息香酊可以用 20 或 22 號針頭。

　　第二個極端方法：用複方安息香酊（或類似的安息香產品及潤滑劑）來預防水泡。1985 年，馬夫・史卡格堡跑步橫越美國時，他用安息香和矽靈潤滑劑的組合，效果很好。跑過 12 州，每天平均跑 43 英里，馬夫連一顆水泡都沒長。

1. 徹底洗淨雙腳，然後完全擦乾。

2. 在雙腳、腳跟、腳底和腳趾上塗滿複方安息香酊。

3. 腳趾張開，讓雙腳通風三分鐘，雙腳還是會很黏。

4. 塗上你的潤滑劑（Hydropel 可以防水，是不錯的選擇）。

5. 每四到六小時，更換襪子，重新塗上潤滑劑。

　　特羅蘭醫師用的方法跟馬夫相同，不過他先塗抹增黏劑 Cramer Tuf-Skin，再加上一層 Hydropel 運動軟膏。他建議每次換襪子就補上增黏劑或安息香、乳霜之類的產品。很多極限冒險賽選手非常喜歡 Hydropel 軟膏，因為可以防水。也有些運動員發現，塗上複方安息香酊，再塗 Sno-Seal 原味蜂蠟防水膜，效果也

很好。記得每運動四到六小時，就該換襪子，也該重新塗抹這些用品。

使用上述這些東西封住水泡的表皮，可以繼續跑步或健行。不過，多少還是會痛，還是有感染的風險，當然也有其他治療的方法。選擇在你。

封住水泡之後，特羅蘭醫師有幾個建議。可以塗上一層酊劑，能有助於膠布或 moleskin 貼片和皮膚貼合更緊密。要不然就是在水泡上面塗抹瘋狂瞬間膠，能提供多一層的保護，也可以加強膠布與皮膚的密合。

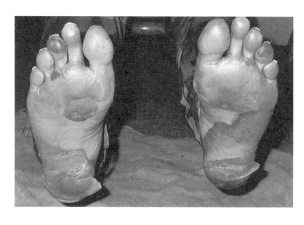

極端的狀況下，可能整個腳底都起水泡，然後整層的皮膚剝離。最好是盡一切可能防止這種慘劇發生。

針對嚴重個案的處理，特羅蘭醫師先在水泡裡注射安息香酊，然後於水泡上再塗抹一層安息香酊，接著塗上一層 New-Skin 液體繃帶，再塗一層瘋狂瞬間膠，最後貼上膠布。他建議在貼上膠布或 moleskin 貼片之前，水泡塗層如果不平整，就先用磨砂棒磨平。

大衛·霍頓是超級馬拉松選手，也是太平洋頂峰步道紀錄保持人，還是前任阿帕拉契步道紀錄保持人。他建議晚上休息或是有休息時間的時候，可以在水泡上塗抹抗菌藥膏，再加上氧化鋅乾燥劑。他建議：「用針排出水泡液，然後從同一個洞，把氧化鋅注入到水泡裡，直到注滿為止，上面再貼一片護創膠布。橫越美國時我們常這樣做，隔天水泡就乾燥得差不多了，這是我看過處理水泡最好的方法。」

個人經驗談

肌能貼布超棒！也是最好用的膠布！它的黏膠比其他膠布強多了，而且非常貼合腳趾和雙腳的曲線。可惜，賽事中我們只帶了一捲，很快就用完了。

開放式水泡的組織如果受到浸潤或感染，我們就用 Xeroform 紗布，這是一種含有凡士林和消毒藥水的繃帶，常用來包紮吸入性胸壁傷口，用來包紮腳趾之間的水泡也很好用。我們依照需要的大小剪裁紗布，裹住腳趾，然後貼上膠布。可惜比賽結束時，我們沒機會問選手們效果如何，不過，看起來似乎還不錯。

我們用注射針頭（大多是 18 號）排出水泡液，較粗的針頭更容易引流水泡液，洞口也不太會再次封閉，有些人還用針頭的斜邊把洞口劃得稍微大一點。不論水泡大小，只要有水泡液，我們就一律設法排出。剪不剪水泡皮得看個案決定，完整的水泡我們不剪，裂開或破皮的水泡，我們會修剪皮膚，以防止進一步破損。

有位足科醫師教我們一個防止膠布邊緣捲曲的祕技：貼好膠布後，拿一個普通的小蠟燭，在膠布邊緣抹幾下。這麼一點點蠟，就能減少摩擦，預防捲曲，而且比塗抹綿羊油或凡士林乾淨清爽多了。

兩位選手因為趾甲嵌入症，指緣發炎，醫師把指緣割開，將膿擠出來。很明顯的是，這幾位選手沒有讀過《護腳聖經》，不知道該修剪指甲。

—極限冒險賽選手及急救人員珍・莫瑞德，
在 2003 年速霸路 Primal Quest 探險越野賽中護腳的過程。

深層水泡

深層水泡就是厚繭底下起水泡，意思是水泡位在好幾層皮膚的深處。此時選手可以感受到水泡的存在，不過水泡液很難排出，因為不容易準確看出深度。治療深層水泡的唯一方法，可能是用針筒和針頭抽出水泡液。用手壓迫厚繭擠出水泡液，光聽就覺得很痛。用針或手術刀也沒用，因為水泡的位置在無法到達的深度。只有最大型的比賽，加上完整的醫療團隊，有醫師帶著局部麻醉劑和工具，這時才有處理這種水泡的能力。如果我得治療一位有深層水泡的選手，我會先解釋問題所在，取得同意之後再動刀。

你應該詳閱本書相關段落，瞭解厚繭該怎麼處理。很多運動員捨不得去除厚繭，遺憾的是，對有些人來說，厚繭遮住了他們的水泡。

個人經驗談

深層水泡超級難處理。有位選手參惡水超馬來回賽，他在腳上擦了複方安息香酊加上 Hydropel 運動軟膏，去程順利攻頂，抵達惠特尼山頂，踏上回程之路的時候，他的雙腳已經一團糟。他覺得賽前貼膠布太麻煩，這點我不怪他，因為的確很耗時間和精神。不過他雙腳的腳跟和前腳掌都長了深層水泡，後來還變成血水泡，完全動彈不得。醫師幫他打了一針局部麻醉劑，才

有辦法排出水泡液進行治療。其他的比賽中，沒有這種醫療資源，不可能先麻醉再排出水泡液。

所以我建議磨平足部的厚繭，這樣萬一長出水泡，才有辦法排出液體進行治療。否則水泡越長越大，使你無法前進。一旦水泡液排出來了，就可以擦上抗菌藥膏，貼上 2nd Skin 和膠布。馬上又可以相當舒適的繼續前進。

—丹妮絲‧瓊斯，惡水水泡女王

水泡過後

水泡經過治療後，如果繼續跑步或健行，就會需要額外的護理。有時水泡表皮可能脫落或糾結，曝露出底層的皮膚，或是脫掉襪子時連同表皮扯下來，底層皮膚出血。到了這個地步，你得做出抉擇。

繼續跑步或健行可能引起感染。理想的做法是盡量休息。如果非繼續不可，先做治療然後重複檢查。

消毒過的包紮產品有助於加速癒合。醫護人員的工具箱裡，都該準備以下這幾種產品，才能處理嚴重的水泡或是整塊皮膚剝落的狀況。這些包紮材料通常在醫療用品店或網路上才買得到。

- AmeriGel 的外傷藥膏以及 Hydrogel 外傷紗布
- Cramer 的 Nova Derm 無菌外傷紗布
- DuoDerm CGF 彈性消毒紗布
- Ferris 的 PolyMem 傷口護理紗布
- Spenco 的 2nd Skin Moist Burn Pads
- Spyroflex 的傷口護理水泡包紮墊

用這些產品包紮好水泡就不要再拿掉，讓水泡由內向外癒合。沒有黏性的紗布，則需要用膠布固定。多日賽只要帶其中一樣，你的雙腳就會輕鬆得救。

處理水泡，聽他們的？聽自己的？

參加過比賽的人就知道，有時治療水泡的方法，選手無權過問。醫護站裡有足科醫師、實習醫生、護士、急救醫療人員與具備各種醫療專長的人員，這些人會根據他們的知識和手邊現有的材料，為你包紮水泡。不過，他們的處理方式未必是你想要的。

多數醫護站配備了很多 moleskin、凡士林、紗布，至於 2nd Skin 和複方安息香酊則未必會有。如果你想用某種產品治療你的雙腳，最好自己放一些在腰包裡。如果你想用特定品牌的足粉或潤滑劑，就自己用小瓶子分裝一點帶著。如果你自己準備不齊全，你就得接受醫療站的處理方法。每次我看到選手自行護理雙腳，或隊友間互相照料，都會替他們感到高興。因為對於小小的醫護團隊來說，要兼顧每位選手的雙腳和特殊需求的話，是沉重的負擔。

特羅蘭醫師強調，選手一定要瞭解，當你為雙腳額外加上其他東西，情況就變了：腳上貼了 moleskin 或紗布，可能影響鞋子合腳的狀態；腳在鞋子裡的壓力和角度，會因為包紮材料太厚而改變，使得鞋子原本合腳的狀態變成不合腳，新的壓力點出現，造成紅腫然後又轉變成水泡。腳部、腳踝、和小腿的生物力學起了變化，以至於步態跟著改變，又可能接著引發其他的問題。特羅蘭醫師的建議是，水泡的包紮材料越少越薄越好，這也是我個人的建議。

你到了醫護站，如果有想要的包紮方式，不要不好意思告訴醫護人員。還記得 1986 年我首度參加西部百英里極限耐力賽，到了最後階段，醫護人員在我右腳腳底包上厚厚的紗布。包紮得不錯，但就是不合腳，我完全沒辦法跑，只好用走的。所以，要留意醫護人員用什麼方法治療你的腳。如果你有偏好的水泡包紮法，必須告訴他們。最好的情況是，你做好自行處理的準備。

賽後水泡護理

我在很多比賽的終點服務過。選手一個接著一個來接受水泡的治療和包紮，這些腳常常很髒，又流汗。我個人的原則是，選手最好是洗完澡，或至少洗過雙腳，否則我不幫他們包紮。免得包紮好馬上又被汗水弄濕。

　　有些很小的水泡不須排出液體，我會建議選手們回去用熱水加瀉鹽泡腳，可能的話就一天數次。瀉鹽會讓皮膚保持乾爽，水泡液通常也會被組織吸收回去。瀉鹽非常便宜，我建議你裝滿一個夾鏈袋，跟賽後用品放在一起。

　　如果水泡的表皮掉了，水泡乾燥後會變硬。把周圍的皮膚修剪整齊，才不會勾到襪子。邊緣不平整的話，就用指甲銼刀磨平。把簡單的賽後護腳用品裝在夾鏈袋裡，方便又好攜帶，裡面可以放瀉鹽、抗菌藥膏、一兩捲 Coban、小剪刀還有指甲銼刀。

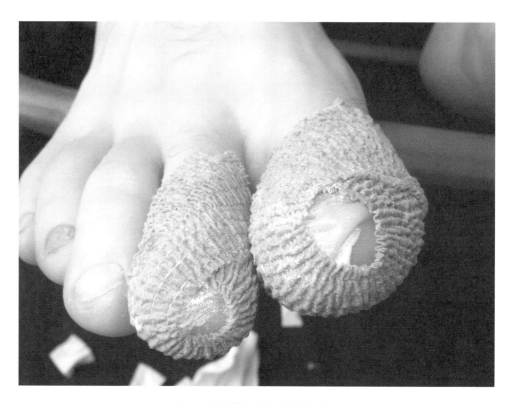

用Coban纏繞腳趾，再包住腳趾尖端。

本章重點複習：一般水泡護理的四個目標

布萊恩 · 柏格隆醫師建議，治療水泡時，要顧慮到以下四個目標：

■ 避免感染

■ 減低疼痛和不適

■ 阻止水泡進一步擴大

■ 加速復原

22

拉傷及扭傷，骨折及脫臼

　　腳踝扭傷和拉傷是常見的問題，有時甚至連帶引發骨折。跌倒或扭轉的動作會讓骨骼斷裂；運動員過度強迫自己，想加快速度、縮短時間，也會引發壓力性骨折。突然跌倒再加上著地姿勢不良，會讓腳踝或腳趾脫臼。跌倒的原因很多，像是樹葉堆或雜草間隱藏著石頭或樹根、夜間越野賽跑時立足點不穩、踩到人行道邊緣導致腳步失衡等等。只要是運動員都應該做好準備，以最快速、正確的方法處理這類傷害，延誤時機或不當治療會讓傷勢惡化，需要更多時間痊癒，甚至讓你以後更容易受傷。

拉傷及扭傷

　　拉傷是因為肌肉或肌腱過度伸展，但沒有扭傷常見的撕裂。肌肉部位可能出血造成腫脹、僵硬、肌肉抽搐，然後瘀血。拉傷的原因可能是過度使用、重覆動作、肌肉過度收縮，或者同一個動作持續時間過久。

　　扭傷則是固定關節骨骼的韌帶拉傷或撕裂傷。扭傷通常因跌倒或扭到造成，最常扭傷或拉傷的關節是腳踝。跌倒或突然扭到時，你會感到一陣劇痛，也可能聽到「啵」的聲音。如果聽到這個討厭的聲音，或是休息幾分鐘後還是無法行走，那你大概可以確定自己扭傷了。扭傷之後，就會發生纖維層的關節囊腫脹，有發炎、變黑、疼痛的症狀，必須照 X 光檢查。若延誤治療扭傷或拉傷，會增加腫脹及傷勢惡化的風險。

腳踝扭傷一次以後，韌帶會變長、變得無力、彈性變差，很容易習慣性扭傷。如果沒有照顧好，可能會持續扭傷，造成長期腳踝問題。

妥善治療腳踝扭傷很重要。瑞士的研究人員分析了 268 個人的健康史，發現有 18% 的骨質疏鬆症患者腳踝曾受過傷。大衛．瓦恩斯坦醫師是 2004 年美國奧運代表隊醫療小組組長，他說腳踝的韌帶拉長時，骨頭會互相摩擦，造成骨骼表面磨損，長期下來，得到退化性關節炎的風險會增加 5 倍。

常見的扭傷是腳底朝內翻，腳的外側和腳踝都向外側翻轉，受傷的部位是踝關節外側下方的外側韌帶。比較少見的是腳底朝外翻的扭傷，此時是腳踝向內翻轉，傷到的是內側韌帶。扭傷嚴重的話，兩側的韌帶可能都會受傷。由 X 光檢查可看出有無骨折，以及有無固定關節的必要。

腳踝扭傷分為三個等級。一級扭傷會出現輕微腫脹，腳踝的韌帶拉長而且部分受損，不過運動員還是可以用受傷的腳站立。二級扭傷時韌帶部分撕裂，會出現中等程度的腫脹，站立時腳踝會有一定程度疼痛。三級扭傷會引發劇烈腫脹，痛到無法用受傷的腳站立。一級和二級扭傷需要四到六周的時間復原，十至十二周就可以痊癒。

三級扭傷需要就醫。嚴重的扭傷可能伴隨骨折，如果傷處嚴重腫脹而且疼痛劇烈，受傷的腳完全無法承受重量的話，就應該去掛急診照 X 光。

要減少腳踝扭傷有一些方法。特定的運動（詳見第 264 頁〈強化運動〉）能有效預防拉傷或扭傷，不過大家卻常常忘記要做這種運動。另外，隨時留意腳部著地的姿勢，只要感覺到腳部翻轉，就馬上把重心轉移到另一隻腳。在步道上要注意地形變化，尤其是下坡路段；傍晚或晚上則需注意地面的陰影。在一般路面，要注意人行道的路緣、人孔蓋、水溝蓋，也要小心傾斜或凹凸的路面。在草地上，要注意看不見的地洞或樹根。這些東西都會讓你失去平衡跌倒。另外，當你疲倦的時候，遇到突來的地形變化，你的反應可能會比較慢，動作容易出錯。

治療拉傷或扭傷

拉傷或扭傷時，可用傳統的 RICE 做初步的治療：

- R = 休息（Rest）
- I = 冰敷（Ice）
- C = 加壓（Compression）
- E = 抬高（Elevation）

　　扭傷後盡可能在半小時內冰敷，受傷後的 24 小時是初期治療的關鍵。一般扭傷需要四到六周才能恢復，而嚴重扭傷可能需要上石膏，這種情形下腳部完全無法移動。

　　24 小時內及早治療的話，不但能減輕腫脹，也能降低傷勢惡化的風險。受傷之後讓腳休息很重要，用彈性繃帶從腳掌開始往腳踝處包覆起來，不要纏得太緊，這樣就能加壓減少腫脹，也能支撐腳踝。睡覺的時候不要纏彈性繃帶。每天至少冰敷四次，每次 20 分鐘，剛開始幾天，如果每天冰敷六到八次更好。〈冷熱療法〉那一章有更多關於冰敷的資訊。

　　扭傷後的 48 小時，有機會就多多把腳抬到與心臟同高，這樣可以減少血液沉積在患部，減輕疼痛和腫脹。晚上睡覺時，以枕頭將腳墊高。治療的目標是要讓腳踝的動作盡快回復正常，而且能夠承受身體的重量。尤其是剛扭傷後幾天，利用休息、冰敷、加壓和抬高這樣的治療方式，不只有助復原，也能減少疼痛和腫脹感。

　　熱敷會增加患部的血流量，腫脹會更嚴重，因此建議受傷後至少一星期內應避免熱敷。如果要進行熱敷，有兩種方式：濕敷可以使用濕的熱敷墊、濕毛巾，或泡溫水，乾敷則可以用保溫墊，每次熱敷 20 分鐘。

　　扭傷的人通常都會服用消炎藥，非類固醇消炎止痛藥（NSAIDS）能解除扭傷後的腫脹和疼痛，常見的有阿斯匹靈、宜痛炎錠、Aleve 解熱鎮痛錠。這些止痛藥必須依照指示服用，而且通常是餐後服用。用藥期間還有持續訓練的話得特別小心，因為止痛成分會阻擋傷勢惡化發出的痛覺訊號。

　　自然科學也能幫上忙，Traumeel（www.traumeelusa.com）是一種天然的止痛藥膏，可以刺激身體的恢復力，減少恢復所需的時間。順勢療法則是使用微量的天然物質，刺激身體的自我修復機制。要治療拉傷或扭傷，我建議三種草藥：山金車、白瀉根以及野葛。

　　要是傷勢不太嚴重，疼痛和腫脹還算輕微的話，待在家裡自己治療就可以了。當然，如果疼痛劇烈、腫脹嚴重、患部顏色變深，那就馬上就醫。

　　布萊恩 · 懷特塞茲是一位領有執照的骨科臨床專家，為了幫助運動員扭傷復原得更快更完全，他提出以下兩個建議：第一，使用枴杖分擔腳踝承受的重量，就算只用幾天也會讓復原的時間大大縮短。第二，彈性繃帶加馬蹄形的毛絨墊，可以大大降低腫脹程度。要包紮腳踝的時候，布萊恩先把約半公分厚的毛絨墊剪成馬蹄形，然後用凹槽套住踝骨，再用彈性繃帶包覆起來，讓整個馬蹄緊密貼合腳踝。布萊恩的網站 www.injuredrunner.com 上販售的 DVD，內容包含各種運動員必備的伸展、強化運動，以及平衡訓練。

包紮腳踝

布萊恩‧懷特塞茲提供了以下包紮腳踝的方法,這個技巧可在扭傷之後加壓並支撐腳踝。5公分寬度的彈性繃帶最適用,包紮要夠緊,但不能影響血液正常循環。

1. 繃帶的一端先固定在腳踝外側上方8到10公分的位置,繃帶直線向下往腳跟拉,繞過足弓。

2. 由足弓往上繞到腳踝前方,接著向後繞到阿基里斯腱。

3. 從阿基里斯腱開始,繃帶打斜,順著腳踝內側繞到足弓,再往上拉到腳踝前方。

4. 繼續順著腳踝內側纏繞,再往後包住阿基里斯腱。繃帶再次打斜,順著腳踝外側繞過腳底,往上拉到腳踝前方。如果需要額外支撐和加壓,這個動作可以多做幾次。

5. 把多餘的繃帶以螺旋的方式往小腿纏繞。

腳踝受傷後,要休息多久才能再開始跑步、運動或承受重量?有一派的人說愈快愈好,疼痛會讓你知道界線在哪裡。如果一開始腳踝僵硬痠痛,可以繼續活動看看會不會放鬆。如果愈來愈痛,那就算了,回家休息冰敷吧。如果狀況沒惡化或者有改善,那應該是沒問題了。另一派的人則說,得依照腳踝復原的過程,循序漸進,必須依照實際狀況來決定療程。即使你的腳踝承受不了重量,嘗試做一些關節運動,或是使用運動橡皮帶,對復健過程都有幫助。請見 www.thera-band.com。

領有運動訓練執照的杰‧哈德,同時也是一位運動傷害防護員,他認為腳踝受傷後,如果太早開始跑步,有以下幾個危險性:

帶著嚴重的扭傷跑步,除了二度傷害外,還會引發其他幾種可能的情況:首先,為了保護患部,步態一定會改變。又因為身體不習慣這些改變,其他部位可能因為過度使用而受傷。第二,扭傷的程度也可能加深,延長復原時間。第三,踝關節可能變得容易部分脫白,這在嚴重扭傷時比較常見。一般說來,扭傷如果影響到關節的力學,骨頭之間會輕微摩擦,表面受到磨損的話,也會增加老年時得到關節炎或引發其他併發症的風險。

　　腳踝能再度承受重量時，先由輕鬆散步開始，再慢慢回復到受傷前的水準。如果腳踝還是無法承受全身重量，就戴上護踝。即使每次只走一下子，一天走上幾次，對復原也有幫助。每次運動後，有需要就冰敷。以下介紹幾個強化運動，跟著做也有助腳踝回復力量和正常動作。

腳踝還是會痛的時候

　　莉莎‧布利斯醫師分享了一些實用的妙方：「經過適當的診療和復健，軟組織傷害在八周內應該會痊癒。受傷後的八個月內，如果再次出現疼痛或腫脹，原因可能是診斷失誤、復健不足或再次受傷。」

　　她說：「我在西部百英里賽扭傷腳後，就讓腳踝休息，然後做一般的復健療程，包括關節運動、本體感覺、強化還有增強等訓練。不久後我戴著護踝開始跑步，腳踝卻一直沒有完全復原，關節深處持續痠痛，尤其是下坡的時候（這時關節最不穩定，得仰賴韌帶增加穩定度）。我的腳踝並不是真的很痛（不像拔除腳趾甲那麼痛），只是隱約有一點不適，而且只有跑步時才會出現。之後又嘗試了幾次跑長距離，疼痛一直沒有消失，於是我去做核磁共振攝影檢查。結果顯示我腳踝的外側韌帶、距腓前韌帶還有跟腓韌帶都完全斷裂，而且根據 X 光檢查，腳踝非常不穩定（三級扭傷）。難怪做了一堆復健，跑步時卻依然會痛。」

　　「我選擇開刀修補這些韌帶，現在已經術後三星期。診斷（我自己做的）是完全康復，而且過幾個月就可以回去跑步了。」

　　「我只想強調一點，不要漠視腳踝！用狀況最佳的腳踝踏上步道，差一點都不行！跑完 50 公里賽之後，腳踝不能疼痛或腫脹。受傷後八個月，腳踝還沒有百分之百恢復，那就有問題。可能只是腓骨肌無力，或者是骨骼挫傷或軟骨骨折，問題可小可大，但就算只是肌肉無力，對超級馬拉松選手都是大問題。」

　　「如果有其他治療的選擇，我都會建議不要開刀。大家都知道，本體感覺對一般復健相當重要，但很多人沒有好好鍛鍊小腿外側的腓骨肌。如果韌帶拉長的話，就需要強健的肌肉協助穩定，才能預防習慣性扭傷。不要讓腳踝再次受傷是另一個重點，戴上護踝並不會讓腳踝變得無力，不做強化及本體感覺運動才會，護踝或許能預防嚴重的傷害。」

治療腳踝扭傷或拉傷時，腳踝的支撐相當重要。有了支撐，能幫助你更快起來走動，復原過程也會比較舒適。腳踝支撐產品有不少選擇，請參照第 266 頁的詳細介紹。不過，與其依賴一些產品來支撐腳踝，還不如加強強化腳踝和平衡感。

所謂的本體感覺，就是身體各部位傳送出的神經訊號，能告知大腦身體和周遭環境的相對位置，強化本體感覺也能強化腳踝。以下幾種運動就是著重於這一方面，能改善平衡感。很多運動員腳踝受傷後就努力重新調整本體感覺。腳著地時，如果能探知地面不平，傳送訊號給大腦，然後立刻調整腳步，就很有機會避免腳部扭傷。在多變的地形上做的訓練愈多，反應也會愈快、愈強。

把握機會在柔軟不平的地面上走路或跑步，藉以強化本體感覺。當你在家或上班，手邊工作簡單的時候，可以用單腳平衡練習本體感覺，也可以用圓形搖晃板或前後搖晃板訓練，本體感覺運動也有助於鍛鍊膝蓋。運動傷害好發於疲倦的時候，所以在運動結束肌肉疲勞時做這些訓練，效果會很好。

本體感覺

史提夫‧葛尼是極限冒險賽選手（他的網站是 www.gurneygears.com），他為「本體感覺」這個重要的名詞下了很好的註解：「是感官組織、大腦，和肌肉之間的溝通。探知到雙腳每個動作的角度和力道後，腦部會對對應的肌肉發出指令，維持穩定和動作。在多變的地形上做的訓練愈多，反應就會愈快、愈強。有機會就在柔軟不平的地面跑步，能增強本體感覺。除了在平坦路面跑步，可在草皮上、溪流及河床上、公園裡、火車鐵軌旁或在社區裡跑步。如果只能路跑，那就踩進水溝裡玩協調遊戲（比如水溝踩三下，水溝邊踩兩下）。」

「站在搖晃板、大門鏈條、停車場的牆壁或籬笆上做平衡練習都很棒。如果你敢的話，在牆壁頂端上衝刺也是很好的練習。」

「在岩石地上跑步的協調感也能靠練習加強。要模擬特定或更快的腳眼協調，住家附近就有很多東西可用。比如說，側身或倒著快速上下樓梯，或在樹林裡沒有步道的地方跑步也不錯。在家裡或在辦公室，手邊的工作正好很簡單，像是講電話、思考、煮飯或看電視，也可以單腳站立（閉著眼睛更有挑戰性），或用搖晃板練習本體感覺。」

　　整脊治療師喬許 · 吉爾柏特認為，搖晃板是很好的工具：「我常做一個很簡單的動作，用受過傷的腳踝單腳站立，平衡越久越好。如果可以撐 30 秒以上，就開始閉著眼睛練習，這樣有助於腳踝、受傷的組織與受體再次與大腦產生神經連結。腳踝承受體重卻不感到疼痛（或不太痛）的時候，再做這個練習。身體的每個關節都有受體，能讓大腦知道它所在的位置。你不需要用眼睛看著小腿，才知道小腿朝著哪一個方向，因為關節裡的受體會把相關訊號傳送到大腦。關節受傷、扭傷或拉傷時，這些受體便開始傳送錯誤的訊號。如果不重新訓練的話，你會跟很多人一樣持續習慣性扭傷。」

加速復原的營養補充品

　　韌帶和肌腱沒有直接的供血，復原的速度慢。超級馬拉松選手卡爾 · 金發現，含 1 克甘胺酸、1 克離胺酸、0.5 克緩釋型維他命 C 的營養補充品（能修復結締組織），加上一顆 Aleve 解熱鎮痛錠（有消炎作用），能幫助加速復原。早餐後和睡前各服用一次。

　　經證實，葡萄糖胺和軟骨素這兩種保健食品能減少關節疼痛。美國風濕病學院於 2005 年發表了一項研究，是由美國國家衛生研究院贊助，研究結果顯示，上述兩種保健食品，能有效減少退化性關節炎引起的中度及重度膝蓋疼痛。歐洲也做過較小型的研究，結果也是一樣。

　　這兩種保健食品都是天然物質。葡萄糖胺有助於形成軟骨，也就是骨骼之間的襯墊，還能維持關節液的濃度和彈性。軟骨素有助於潤滑關節，加強肌腱和韌帶的彈性。初步研究發現，這些非處方保健食品能刺激軟骨生長，也能抑制會分解軟骨的酵素。很多運動員除了平常服用的維他命之外，現在也開始使用這些保健食品。一般藥店、藥房，和健康食品店都有賣這兩種保健食品（也常見二合一膠囊），各廠牌配方不同，而且需要服用一個月以上才看得出功效。

強化運動

腳踝的強化運動有助於預防運動傷害，也能加速傷處復原。做平衡運動或使用運動橡筋帶，也能加強鍛鍊腳踝，運動橡筋帶可搭配多種運動。出現疼痛時，必須停止承重運動。以下有多種運動可供選擇：

- 坐在椅子上用腳趾寫字母，可刺激腳踝各個方向的動作。

- 單腳站立在枕頭上，或是用柔軟不穩定的抱枕，努力維持平衡。平衡力增加後，加入膝蓋上下快速彎曲的動作。

- 用搖晃板鍛鍊受傷或健康的腳踝。

- 腳部上下移動有助於消腫。

- 用腳畫圓圈，每個方向各 50 次，每天至少做四至五組。

- 單腳站立保持平衡，另一腳彎曲到膝蓋高度，就跟跑步時單腳著地時的動作一樣，能強化腳踝。剛開始每次 30 秒，一直練習到你能連續好幾分鐘。適應了這個動作後，可以閉著眼睛。失去平衡又恢復平衡的反覆動作，能讓腳踝更加強健。你的腳一接觸地面，神經末梢就偵測出腳底扭轉，此時若是閉著眼睛做這個運動，等於是能夠重新訓練你對這些訊號給予快速反應。

- 單腳站立，然後腳跟慢慢離地，再慢慢回復，必要的話可以扶著東西保持平衡。剛開始每天做 25 次，之後加到 50 次。這也是很好的本體感覺運動。

- 站立時，把前腳掌放在突起的表面（書、低台階、或木頭），接著踮起腳尖然後再慢慢回復。踮起腳和回復著地的時候，各停留十到十五秒，重複做到小腿疲勞為止。

- 雙腳互推做等長運動時，不需用到關節就能鍛鍊肌肉。坐在椅子上時，一隻腳用力踩另一腳，而底下那隻腳則用力往上推，然後交換。坐在地上時，腳底對著腳底，先用大腳趾互推，然後用其他腳趾互推。每個動作維持六至十秒鐘，每天重複做幾次。

- 單腳跳然後換腳。練習往前跳，再往後跳，還有往左右跳。

鍛鍊小腿肌

　　麥特‧馬洪尼提倡赤腳跑步及不穿襪子跑步，他覺得最重要的腳踝肌肉是小腿肌：「當你的腳踝開始翻轉時，負責把腳跟的重量轉移到前腳掌的，就是小腿肌。」他建議做下列的小腿運動，強調：「你做完這些運動後，如果小腿連續痠痛好幾天，那就對了。」

■　倒著跑步。

■　赤腳在沙灘上跑步。

■　上下樓梯，下樓時用前腳掌著地。

■　在台階上做小腿重訓，站著做能訓練腓腸肌，坐著做能訓練比目魚肌，也可以用機器做訓練。站著做小腿訓練時，戴上重訓腰帶，兩腳輪流做。坐著用機器訓練時，把重量桿的襯墊放在小腿前方。

　　北卡羅萊納州立大學的研究發現，鍛鍊小腿肌可以預防腳踝受傷，應證了麥特的想法。研究追蹤 20 位運動員，發現其中腳踝扭傷的人與健康的人相比，腳踝的關節活動度較小，原因是受制於小腿的兩條肌肉：腓腸肌和比目魚肌。研究人員建議，做「舉踵訓練」時膝蓋保持微彎，可訓練比目魚肌。要伸展腓腸肌的話，兩隻腳一前一後站立，然後身體往牆壁靠近。如果後腳膝蓋微彎重複以上動作，可以伸展比目魚肌。

腳踝支撐產品

ASO 腳踝穩定護具：可用來治療腳踝扭傷。特色是固定後保有彈性，能減少內翻的角度，8 字形束帶模擬腳踝貼布，開口低可搭配任何鞋款，用鞋帶固定，設計可讓腳維持在自然的位置，另外有硬邊款式可加強穩定度。www.medspec.com

ANKLEWRAP：這種繃帶非常好用，而且跟一般彈性繃帶的材質不同，外層是尼龍萊卡混紡布料，內層是泡棉。透氣排汗，黏性超強不鬆脫，調整方便。寬1.5 吋，長 10 呎，長度夠做完整的八字貼紮，再加上三圈足跟鎖定貼紮。www.fabrifoam.com

CHO-PAT 護踝：可幫腳踝加壓，也能外加一條 8 字形的魔鬼沾鬆緊帶，為腳踝特定部位增加穩定性。由潛水衣布料製成，另外還有一款機能型腳踝加壓套。www.cho-pat.com

CROPPER MEDICAL'S BIO SKIN：加壓材質分為四層：外層為低敏萊卡，SmartSkin 吸濕排汗薄膜，再加上一層有抓毛內襯的萊卡，最後一層接觸皮膚的是 SkinLok。Bio Skin 護踝會隨著身體的動作伸展，加壓的同時卻不會起皺摺或有束縛感，也不會限制關節活動。另外，它非常透氣。www.bioskin.com

KALLASSY 護踝：此款設計經過證實，能有效復健嚴重腳踝扭傷。護踝的材質是加了尼龍內襯的潛水布，可以保暖同時加壓。以束帶包住腳踝增加穩定度，外側的無延展性束帶系統，能預防腳踝內翻。這是市面上支撐力最強的護踝，如果

腳踝支撐產品

　　腳踝無力是個問題，特別是在步道上。扭傷腳踝之後，做簡單訓練時，戴上護踝可以支撐並保護虛弱的腳踝。自黏膠布也對腳踝有幫助，不過效果要好的話，得請有經驗的人幫你黏貼。雖然黏貼膠布能限制過大的動作，但膠布會隨著皮膚移動漸漸失去約束力，20 分鐘內就會減少 40%，所以護踝的支撐力還是比較好。

　　護踝一般是由壓力襪製成，有些有 8 字形彈性束帶結構，能增加支撐力。藥店和運動用品店可以找到一些護踝，Cramer、DonJay、Futuro、Mueller、Pro-

腳踝支撐產品

你容易扭傷腳踝，可以到運動用品店或上網找找。

OPTP（骨科外科物理治療產品）：一系列的用品可供平衡、本體感覺、按摩及伸展力量等訓練。www.optp.com

PERFORM 8 外側穩定型護踝：功能類似腳踝貼布，加強腳踝外側韌帶穩定度的效果極佳。輕量彈性壓力襪支撐著軟組織的同時，8 字形彈性束帶包裹住腳部。襯墊能保護並舒緩阿基里斯腱的壓力。本產品很適合習慣性腳踝扭傷的運動員。www.brownmed.com

PRO-TEC 護踝：能穩定腳踝，抵抗突來的扭力或翻轉，預防進一步傷害。採用潛水衣布製成，具保暖和加壓功能，8 字形彈性束帶增加支撐控制力和穩定度。www.injurybegone.com

STROMGREN：這個廠牌製造好幾種穩定性良好的護踝，可預防腳踝扭到，或用來支撐已經扭傷的腳踝。雙重束帶款是獨特的襪型護踝，有兩條彈性束帶可包住腳踝，腳踝不須黏貼膠布就能得到支撐。Stirrup Lock 護踝則有四條彈性束帶，可以限制內翻和外翻。www.stromgren.com

圓形搖晃板和前後搖晃板：可以用來改善平衡感和力量，重新訓練受損的肌肉、增加肌肉記憶，以及鍛鍊核心肌肉力量等。大型搖晃板可雙腳同時使用，小型搖晃板則單腳使用。FitterFirst 公司提供最完整的系列產品、訓練表，及訓練計畫。www.fitter1.com

Tec，還有 Spenco 都有生產基本護踝產品。很多護踝只是一片簡單的潛水衣布套，或是具有延展性的布料，露出腳跟和腳趾。彈性繃帶在扭傷後很好用，不過無法支撐腳踝不受扭傷。蘇 • 諾伍德有內翻的問題，開完刀後，醫師建議她戴 ASO 腳踝穩定護具一年，支撐力高、重量輕、使用簡便，也是最受歡迎的一種，她非常喜歡。

　　前面介紹的護踝用品都很小巧，適合放在腰包或背包裡。合腳程度和材質會影響支撐力，試戴的時候可以穿上或不穿襪子，找出最合腳的配戴法。要是你的腳踝容易受傷，隨身攜帶護踝以備不時之需。

骨折

　　腳部所有骨骼都有可能骨折，但某些骨骼受傷的機率偏高。斷裂和骨折其實意義相通，都是指骨結構連續性中斷。跌倒、扭傷腳踝的扭力、踢到石頭或樹根的撞擊力道，或者只是著地動作不良，都可能引起骨折。腳趾頭是整隻腳最容易骨折的地方，而且通常是第一趾（大腳趾）和第五趾（小腳趾），瓊斯骨折（腳部外側第五蹠骨骨折）也很常見。跌倒失去平衡，或是腳的外側突然出現大量壓力時，常會引發這類骨折，不過骨折也分為很多種。

骨折的種類

拉扯性—骨骼與韌帶或肌腱連結的部位，因拉扯而部分斷裂

蝶形—粉碎性骨折的一種，骨折碎片恰似蝴蝶形狀

粉碎性—骨折碎片兩片以上，也可能呈現條狀

完全—骨頭完全斷裂

移位性—骨折碎片彼此錯開

嵌入性—骨折碎片受到力量擠壓彼此嵌入，或嵌入鄰近骨頭之中

不完全—骨頭結構的連續性只有單邊中斷

未移位—骨折碎片沒有分開，位置和角度也都正確

段狀—同一根骨頭出現若干個大碎片

螺旋形—骨折線呈現螺旋形

　　骨折通常伴隨著劇烈疼痛，而且骨折的部位相當敏感。如果軟組織受到損傷，皮膚表面的顏色也會變深。如果忽視骨折，骨折碎片會出現不良癒合或不癒合的情況，可能需要開刀才能讓骨頭的兩端對齊。

　　急診室醫師和運動專家，在使用 X 光檢查前，為了避免濫用 X 光檢查，常會用渥太華足踝原則來判定腳踝扭傷的可能性，方法如下：

　　腳踝（踝骨）疼痛，受傷後立即無法承重，進急診室後仍未改善；或是腳跟或踝骨後方腫脹疼痛。

■ 中腳掌疼痛而且立即無法承重，進急診室後仍未改善，舟狀骨（腳踝前方腳背上彎曲的骨頭）或第五蹠骨（中腳掌外側的骨頭）腫脹疼痛。

治療骨折

治療骨折通常會結合冰敷、固定，以及抬高。腳趾骨折會用到併趾包紮法，然後建議病人穿硬底鞋或木質矯正鞋，限制腳部彎曲度。所謂的併趾包紮法，是在受傷腳趾和隔壁腳趾中間，夾一顆棉球（絕對不能皮膚貼著皮膚），然後輕輕黏貼在一起，一方面提供支撐，一方面稍微固定受傷的腳趾。大腳趾骨折可能得整隻腳上石膏，瓊斯骨折、腳踝或腳部任何一根骨頭骨折的話，都需要上石膏固定四到六個星期。

一般處理骨折時，會先固定住骨折處上下的關節。可以先上不負重石膏，搭配使用拐杖，之後再換成負重石膏。

關於冰敷的效果，可以參考〈冷熱療法〉。

壓力性骨折

壓力性骨折是一種常見的運動傷害，因突來或重複的壓力，或未經適當調適卻過度使用，而導致骨頭外殼出現細小裂痕。經過一段時間沒有治療，這個裂痕會轉變成骨折，而且你通常不記得受傷的原因。

腳趾和腳跟之間的骨骼中，前腳掌的第二和第三根蹠骨，最容易出現壓力性骨折。有些醫師會用 X 光片做診斷，不過因為壓力性骨折初期，骨痂尚未形成，很難從 X 光片上看出來端倪。骨骼掃描跟 X 光不同，通常可以確認可疑病例是否有壓力性骨折。有些醫院則使用核磁共振攝影做這方面的檢查。

可能造成壓力性骨折的原因還有：穿著破損或不合的鞋子或鞋墊、腳部構造或生物力學異常（足弓、長短腳或前旋等問題）、身體緊繃和彈性不佳。醫師可能建議你補充額外的鈣質，並接受骨質密度測試檢查。月經失調的女性運動員，壓力性骨折的風險最高。

觸摸到壓力性骨折的部位時會痛，起初只是稍微疼痛或痠痛，不過當裂痕變大時，疼痛會加劇，也常伴隨出現腫脹。壓力性骨折最常見的起因是過度使用、過度訓練，或是跑步的路面由較軟變為較硬。壓力性骨折又稱為行軍骨折。

運動員彼得 · 費許的壓力性骨折故事並不算罕見。他記得：

　　我正在為了波特蘭馬拉松練跑時，腳背出現不舒服的搔癢，大約有一個月的時間。有次練跑途中突然出現劇痛，我跛著腳回家，馬上去看醫生，X 光片上還看不出有骨折。兩個星期後我又去看足科，才看出來骨折的地方。我不穿輔助靴，不過需要走很多路的話，我會穿上中高筒硬底的靴子，一方面不讓我的腳過度彎曲而有疼痛感，一方面讓我可以正常走路。後來大約六星期沒有跑步。

　　恢復跑步後，受傷的腳非常配合，一星期可以跑五、六次長跑，總計達到 40 英里，還參加了兩個比賽，一個 9 英里，另一個 20 公里，兩次都有達到我預期的馬拉松速度。

　　到了加州國際馬拉松賽前兩星期，腳背又有點痠痛。足科醫師判斷腳背疼痛的位置太高，不太可能是壓力性骨折，可能是鞋帶太緊引發神經瘤。賽事當場我雖然感覺有點不適，又沒有惡化，以 3 小時 38 分完賽，也順利取得波士頓馬拉松的資格。

　　怎知比賽一結束，腳痛到不行，過了兩星期才勉強可以跑步，而且跑步時只能用腳底外側支撐，所以我又看了一次足科醫師。從 X 光片看出骨折相當嚴重，第三蹠骨頂端幾乎完全斷裂，不過也是因為骨折在頂端，我才能繼續跑步。醫師認為這不是一般壓力性骨折，而是受傷斷裂。賽前兩個月的 9 英里賽中，我有一次偏離了跑道，先跳進一條水溝才回到跑道上，著地時撞擊力道相當大，再加上之後的馬拉松賽，才讓情況更加惡化。處理的方法跟之前相同：六星期不准跑步。

治療壓力性骨折

　　檢查確認後，運動科醫師、骨科醫師或足科醫師通常會建議休息六星期，請遵守醫師建議。腳部壓力骨折後還去跑步或訓練，只是自找麻煩。換上吸震力較強的鞋子，善用這段時間，做一些非承載性訓練和交叉訓練：騎腳踏車、泳池跑步、游泳和重量訓練。如果要使用限制載重的運動器材，像是階梯踩踏機或橢圓機，可先詢問醫師。

　　彈性繃帶或壓力襪能消腫，穿矯正鞋或是木質鞋能固定腳部，服用消炎藥也有幫助。把腳抬高過心臟，有助於減輕疼痛和腫脹。運動後，冰敷患部 20 分鐘，每天三到四次。關於冰敷的技巧，可以參考〈冷熱療法〉。情況嚴重的話，可能得考慮使用夾板、上石膏，或開刀。

脫臼

　　骨頭完全脫離關節表面的正常位置，就是脫臼，會影響到二至三根相連骨骼的接合和排列。脫臼可分完全脫臼，就是關節表面完全分離；或不完全脫臼（脫位），也就是關節表面只有稍微移位。產生的原因可能是直接撞擊或受傷，或韌帶斷裂。

　　腳的關節中，最常脫臼的部位是腳趾頭，任何一根腳趾都可能脫臼。脛骨骨折（小腿內側的大根骨頭）或腓骨骨折（小腿外側的小根骨頭）的話，都可能伴隨腳踝脫臼。腳踝脫臼是嚴重的下肢傷害，要是血液循環受到阻礙，後果不堪設想。

治療脫臼

　　腳趾脫臼相當容易治療，重新調整脫臼的動作叫做復位。用一隻手抓住受傷的腳，大拇指按住前腳掌，另一隻手的手指抓住腳趾脫臼的部位，慢慢往前拉，力道必須足以讓腳趾脫離原本錯誤的位置，然後附近的韌帶會自動起作用，把骨頭拉回正確的位置，復位完成。接著固定這根腳趾，把它跟隔壁的腳趾包紮在一起，兩根腳趾中間用一片紗布、棉花或面紙隔開，這樣做能防止長時間包紮使皮膚受傷。硬底鞋能固定腳趾，同時維持腳趾關節的穩定。並趾包紮前如果可以的話，先冰敷腳趾。建議接下來 48 小時內，腳儘量抬高，常常冰敷。

　　骨科外科醫師建議，出現腳踝脫臼或相關骨折時，得暫時把腳踝扶正並且固定，以直線穩定的動作拉直腳踝，讓腳踝和小腿儘量處於自然的位置。接著用夾板將腳部、腳踝，和小腿下段固定住，利用任何材料維持下肢的穩定。每隔一段時間檢查腳趾的狀態，如果腳趾溫暖，顏色沒有變暗，就表示血液循環順暢。腳踝脫臼必須儘快送急診，交由急診室醫師或骨科醫師處理。

　　如果腳趾或腳踝開放式脫臼，也就是骨頭穿透皮膚，必須更加小心處理。這種脫臼通常伴隨著骨折，骨頭也許可能還在皮膚外面，也可能已經收回皮膚裡。首先要清潔傷口，貼上消毒紗布，然後用夾板固定住。檢查一下末梢，確定血液循環充足，有必要的話可以稍微調整位置。開放式脫臼固定好之後，得馬上送醫。

23

肌腱及韌帶損傷

　　肌腱就像把肌肉固定在骨骼上的繩索，主要功能是在有限的伸展範圍內，將肌肉的力量傳送到可動關節。韌帶有類似的功能，可將骨骼固定在一起。肌肉和骨骼產生動作時，會對相連的肌腱和韌帶施力。腳的構造雖複雜，卻是驚人的工程奇蹟，由 26 根骨頭、33 個關節、107 條韌帶、19 條肌肉，以及多條韌帶交織而成，能做的動作很多，但肌腱和韌帶受傷的機率也隨之升高。

　　骨科物理治療師特洛伊・馬許指出，像腳踝扭傷這類突發傷害，一般是累積性創傷或過度使用引起，有時則看不出明顯原因，但仍可能造成組織損傷。

　　肌腱炎、肌腱變性以及肌腱病變這幾個語詞，都是關於肌腱傷害，不過常常遭到誤解和誤用：

肌腱炎（Tendinitis）—itis 字尾的意思是「發炎」。肌腱受到大規模的急性傷害，並且伴隨發炎，才能使用肌腱炎這個語詞。（Tendinitis 常拼成 tendonitis，不過大部分的醫學文獻採用 tendinitis 這個拼法。）

肌腱變性（Tendinosis）—osis 字尾的意思是「不會發炎的慢性變性疾病」。肌腱變性是因為小規模的損傷癒合不良，長期累積後形成。

　　當肌肉用新的方式施力，或運動量超過負荷，肌肉和肌腱就會受損。如果施力或負荷是漸進式增加的話，肌肉和肌腱組織通常會自我修復，增強力量來因應新的運動量，我們就是利用這個原理來鍛鍊肌肉和肌腱的耐力。

　　不過，很多運動員參與的活動會讓肌腱出現微小傷害，如果在傷害癒合前持續相同的運動，就會逐漸累積很多微小傷害。累積得夠多，就會產生疼痛。這種隨著時間慢慢形成的就是慢性傷害。而急性肌腱傷害則是突然撕裂，引發立即疼痛及明顯的症狀。肌腱修復比肌肉慢得多，一旦損傷，就需要耐心，細心地復健。

　　肌肉收縮的動作要轉換成腳踝和腳部動作，肌腱是關鍵。阿基里斯腱負責把小腿後方肌肉連接到跟骨，並且協調腳踝和蹠曲（腳趾向下）的動作，也是最常受到損傷的肌腱。腳踝附近的肌腱損傷，通常是撕裂傷或外傷。肌腱損傷可分為輕度（拉傷）、中度（撕裂傷），和重度（斷裂）。

　　肌腱問題常影響到腳踝前方的屈肌，這些肌腱受到鞋舌和鞋帶的壓迫，在陡峭的斜坡上跑步或走路都可能出現問題。另一種常見的肌腱損傷是後脛肌肌腱炎，受到影響的部位是腳踝和腳部內側。腳部和腳踝的主要肌腱及韌帶如下：

- 阿基里斯腱
- 前脛肌肌腱
- 跟腓韌帶
- 下距腓韌帶
- 蹠跗韌帶
- 腓骨肌腱
- 後距腓韌帶
- 跗骨竇症候群
- 跗骨隧道韌帶

治療肌腱損傷

　　肌腱損傷有很多種處理方法，除了以下敘述的方法，有時還需要做生物力學分析。以下資料取自專為肌腱損傷所設的 www.tendinosis.org 網站（以下建議適用於肌腱炎和肌腱變性）。

休息。一旦你因為肌腱炎而感到疼痛，表示損傷已經累積好幾個星期。記住，肌腱復原得較慢。

物理治療運動。有助於治療肌腱炎，但是得循序漸進。研究顯示，將韌帶固定於原來的位置，能讓膠原蛋白纖維長得更整齊並加速復原。找一位有治療肌腱炎經驗的物理治療師，確定治療師願意根據你身體的狀況放慢治療速度。

SONOCUR 震波治療。這是一種新療法，利用體外超音波機器，可以傳送超音波到特定的肌腱部位。

冰敷。治療肌腱炎常見的方法。不一定運動前才可以冰敷，運動後或隨時需要止痛，物理治療師都會建議冰敷。很難說冰敷對肌腱炎是否有長期療效，不過止痛效果很好，也沒有不良副作用（注意不要凍傷）。

護踝以及矯正器。常用來保護受傷的腳踝。有些人認為運動時，護踝可以穩定和支撐腳踝。不過不要隨時都戴著，護踝會降低你的力量和彈性。

營養補充品。效果尚未確定。很少有人研究營養補充品對肌腱炎的療效。對於肌腱炎來說，葡萄糖胺和軟骨素可能沒多大幫助。某些聲稱有助於修復肌腱和韌帶的補給品多含有甘胺酸、離胺酸、及脯胺酸。

身體工作療法。是物理治療師的領域，以按摩和其他技巧讓患部放鬆。很多治療師能幫你改善姿態及身體的生物力學，而有一些會用手修復軟組織。

手術。算是對付肌腱炎的最後手段。有些運動員對手術結果很滿意，而有些則不然。決定接受手術之前，應該多瞭解手術的過程，也多給自己一些時間復原。

可體松。www.tendinosis.org 網站上表示不推薦此法。因為持續注射的話，注射部位的組織可能產生負面反應。

經過一段療程後，疼痛還未解除的話，就請醫師幫你做核磁共振攝影檢查，才能診斷出肌腱是部分還是完全斷裂。特洛伊 · 馬許說：「長期罹患跟腱炎的人當中，很多都是 35 到 45 歲之間的男性業餘跑者。經過 12 周的增強式離心小腿肌肉訓練後，大多反應良好，能完全恢復跑步。有相同問題的另一批對照組，則服用消炎藥、矯正器、休息、治療儀器等傳統療法，效果非但不佳，每一位患者最後都得接受手術治療。」

要紓解肌腱和筋膜疼痛，有一個簡單又快速的侵入性療法。TOPAZ 微型吸絞器使用專利的 Coblation 技術，能明顯改善症狀，讓患者更快回復正常活動，對足底筋膜炎很有效。先在腳跟的幾個關鍵部位打出小孔，植入筆尖大小的棒狀裝置，也就是微型吸絞器，再由棒子傳導 500 毫秒短間距的射頻能。Coblation 技術可形成電漿，以相當低的溫度溫和並準確融解軟組織，同時增加血管內的供血量。想要知道更多資訊的話，可以詢問骨科醫師或足科醫師。

肌腱的復原方式

肌腱的供血有限，養分通常由腱鞘裡的關節液供應。也就是說，肌腱雖擁有相當的彈性可傳導拉力，但是修復速度卻比其他氧氣供應充足的組織慢。如果要了解受傷和復原後的理想治療基礎，重點就在充氧血的供應，如果想知道如何預防及治療表現，這項知識也很重要。

理想治療包括三個階段：發炎、修復，及重塑。發炎會在肌腱受傷後的三天內出現，肌腱有一段時間會受到發炎刺激，對壓力也非常敏感，需要多休息。有趣的是，三星期後發炎會完全消失，服用藥物的效果也變得不明顯。

修復受損的組織大約需要四到六周，修復的原料是膠原蛋白。及早活動是強化修復中肌腱的關鍵，也有助於新生膠原蛋白依施力方向排列。休息過久不但無法刺激復原中的組織，還可能啟動退化，引起肌腱變性。

重塑，也就是重新整理「收縮和混亂的」膠原蛋白纖維。要達到有效重塑，需要漸漸回復到正常的負重和運動，才能預防攣縮，同時增加力量和彈性。這個過程可能需要一年的時間，而且應該讓腳踝訓練包含所有方向的活動面。在凹凸或傾斜的地面跑步時，或是轉彎的角度大，就可以體會腳部和腳踝活動面訓練的珍貴。

　　針對肌腱組織做早期治療時，應著重於有氧訓練，因為經過證實，訓練能有效增加拉力和耐力。低負重的動作重複多次（每組動作一至兩百下），可以承受之後立即進行離心負重訓練。離心負重以重訓讓肌肉伸展，跟向心負重不同。比如說，使用自身體重做單腳抬腳跟訓練，向上的動作是向心，向下的動作則是離心。站立時將腳趾往上抬，能有效強化腳踝前方的肌腱。

—特洛伊 · 馬許，骨科物理治療師

　　馬許也建議：「記得持續鍛鍊臀部和大腿附近的肌肉群，讓各活動面的動作敏捷。也可以把自己的訓練，和有助於體能及特定運動的力量平衡運動（如單腳抬腳跟）加以結合，這樣能增強肌肉效能，也希望有助於避免嚴重的肌腱損傷，讓你準備好應付下一場比賽。」www.tendinosis.org 網站能提供更詳細的資料及醫學研究報告。

選擇療法：激痛點療法及 ASTYM

　　如果你的肌腱損傷，治療過後還是有疼痛、麻木，或其他異常的感覺，要詢問醫師是否有其他療法。常見的選擇有激痛點療法及 ASTYM。

　　激痛點是微小的收縮結節，亦即始終保持緊縮卻無法放鬆的一團肌肉硬塊。肌肉裡的激痛點會痛，或是觸摸時才會痛，不過激痛點的疼痛常會轉移到別處。肌肉的結節可能將疼痛或麻木感轉移到足底筋膜、阿基里斯腱、腳趾、腳踝、腳前端、腳跟，以及足弓。激痛點所引發的疼痛轉移，跟不少其他常見的傷害症狀相似，容易誤判為肌腱或韌帶損傷。可以藉按摩或搓揉的方式解開激痛點。

　　可能要等你直接按壓到，痛得跳起來的時候，才知道原來你有這種結節。奇怪的是，激痛點在某個位置形成後，卻把疼痛傳送到其他部位。除非你不小心按壓到，否則很難找到疼痛的根源。

　　激痛點可由專家治療，也可自行治療。如果你的治療師有經驗的話，應該很容易找出激痛點並給予治療。不然的話，也可以請他轉介適合的治療師。

　　激痛點療法有幾個不錯的參考資料，如下：

■　《激痛點療法手冊：你解除疼痛的自我治療指南》by Clair Davies, New
　　Harbinger Publications, Second edition, 2004.

激痛點科技學院網站 www.tptherapy.com，有舒緩激痛點疼痛的祕訣、表格，以及產品。

ASTYM 也稱為 A-stim，是一種物理治療師治療軟組織損傷的方法。應用得當，可去除疤痕組織，讓肌腱、韌帶和肌肉回復活力。ASTYM 療法能有效刺激疤痕組織，使其受身體吸收，也能讓退化的肌腱癒合再生。每次接受 ASTYM 療法後，治療師會要求你進行患部的伸展強化運動，這是療程的重要關鍵，得儘量配合。以腳部而言，ASTYM 可治療足底肌膜炎、足跟痛、阿基里斯腱變性，及腳踝扭傷和拉傷。可參考 www.astym.com 網站上的資料。

跟腱炎

阿基里斯腱就是跟腱，它將腓腸肌及比目魚肌這兩條小腿主要的肌肉連接到跟骨，你每走一步，它都會穩住腳跟。這條肌腱讓你可以墊腳尖、跑步或跳躍。當它的腱鞘發炎時，就形成跟腱炎。肌腱上可能出現細微撕裂傷，也可能是突然重複拉長肌腱才引起發炎，導致腳跟、腳踝，以及小腿下半部在走路或跑步時會痛。或是一開始跑步或健行時有疼痛感，接著疼痛消退，但停下來後卻更痛。這只是初期症狀，接下來阿基里斯腱開始腫脹，碰觸到腳跟底部也會痛。

受到第一級輕微損傷後，墊腳尖或用腳跟走路都很困難。適當治療後約 48 小時，走路就幾乎不會痛，但往後幾個星期都應該避免正常運動。第二級損傷是指肌腱的連接點局部撕裂，大約需要六到八周才能復原，加上額外兩周的伸展運動後，才能恢復正常的運動。第三級損傷的情況非常極端，就是阿基里斯腱完全斷裂，需要立即就醫、開刀以及長時間的治療及復健過程。肌腱斷裂時，小腿會突然劇痛，而且通常會發出聲音，然後肌腱會糾結在小腿肚。發現肌腱腫脹或懷疑有撕裂傷的話，一般是第二級或第三級損傷，應該停止跑步，否則肌腱可能受損更嚴重。如果只是輕微疼痛，暖身五分鐘就好了，這樣通常是第一級損傷，繼續跑步也不會有太大的問題。

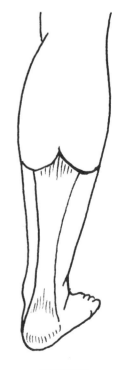

阿基里斯腱

　　運動量和距離增加太快或在陡坡跑步，都可能導致阿基里斯腱發炎。要預防阿基里斯腱損傷，應該漸進式增加運動量、距離，及坡道訓練。鍛鍊腳踝和小腿下段，還有伸展小腿肌肉，都有助預防。過度內旋，也就是走路或跑步時足弓塌陷的人，阿基里斯腱容易出問題。不合腳或支撐力不足的鞋子也可能傷到阿基里斯腱。

　　醫師助理瑞奇 • 謝克指出，阿基里斯腱的構造複雜，應該稱之為「阿基里斯跟腱複合區」才比較對。肌腱通過一系列由非常粗糙的組織所構成的小隧道，會緊貼於小腿後側。

　　如果跟腱炎惡化，肌腱上會出現鈣質沈積，便無法通過這些小隧道，造成永久性殘障或需要開刀治療，這稱為鈣化性肌腱炎。用大拇指和食指捏住肌腱，把腳上下移動時，感覺咯吱作響或有泡泡破掉的感覺，表示肌腱炎已經相當嚴重。如果沒有妥善治療，就會引發鈣化性肌腱炎。這隻腳必須盡量少用，有些專家甚至建議上石膏固定，直到症狀消失。冰敷還有消炎藥也會有些效果。

　　輕忽跟腱炎的症狀不接受治療的話，可能導致長期發炎，甚至肌腱斷裂。暖身時可能出現疼痛，然後消失，等到運動員訓練結束，疼痛又會出現。長期下來，中間的無痛訓練時間會越來越短，到最後會完全無法訓練，非得接受治療不可。此時肌腱內會有囊腫形成，囊腫擴大肌腱就會變薄，再加上過度施力，肌腱更容易斷裂。

治療跟腱炎

　　阿基里斯腱出問題的主要原因是小腿肌欠缺力量和彈性，加上肌腱和踝關節衰弱。治療方式如下：冰敷（方法在下段會提）、做伸展及彈性運動、穿上彈性好、足跟穩定、襯墊夠厚的鞋靴，還要避免上下山坡。

　　你如果懷疑跟腱發炎，跑步會痛的話不要硬撐，休息一陣子。忽視疼痛的警訊可能導致肌腱斷裂，通常只能開刀治療。疼痛持續的話，可到骨科或足科就診。醫師可能會幫你打上活動式或固定式石膏，以減少動作和負重。一旦拆下石膏，你得先做伸展運動強化肌腱，才能恢復正常的運動習慣。

　　如果肌腱炎只受到輕微損傷，治療方法就和治療拉傷或扭傷的 RICE 一樣：休息、冰敷、加壓、抬高。另外，做抬腳跟運動能保護肌腱，再加上 P（保護）後，就變成 PRICE 這個字。最初的 24 小時是治療初期的重要關鍵，及早治療能減少腫脹，並降低傷害加劇的風險，受傷初期讓腳休息也很重要。輕輕纏上彈性繃帶加壓，減少腫脹的同時也可提供支撐力，使用彈性繃帶時，由前腳掌開始向上往小腿纏繞，但不要戴著彈性繃帶睡覺。每天冰敷六至八次，每次 20 分鐘，冰敷

對復原的過程很有幫助，〈冷熱療法〉一章有更多關於善用冰敷技巧的內容。還可以參考第 263 頁的〈加速復原的營養補充品〉單元。

受傷後 48 小時內，腳要盡量抬到心臟以上的高度，這樣血液會離開受傷部位，腫脹和疼痛都會減輕，還可以服用消炎藥。

一小片足跟墊就能解除肌腱的壓力。盡量常穿短鞋跟的鞋子，有助於伸展阿基里斯腱。有些鞋子設計了阿基里斯腱凹槽，或是中低筒的靴子，能在腳底彎曲時配合阿基里斯腱的動作。ChoPat 製造的阿基里斯腱束帶，可舒緩跟腱炎的不適。

在足跟穩定架內側阿基里斯腱凹槽的位置，貼上一片輕薄的防摩擦貼片，能減少發炎肌腱所受到的壓力。ENGO 貼片的製造商 Tamarack，也推出一種輕薄的腳跟包覆墊，非常適合用來保護阿基里斯腱。比賽中如果不得已，可以割開足跟穩定架的中間部位。

睡覺時，戴上輕塑膠材質的夜間足踝支架，幫助腳部伸展，防止軟組織在夜間收縮，也可預防睡醒時腳部僵硬。夜間支架可預防垂足，及隨之而來的肌肉緊繃。經過證實，足底筋膜或阿基里斯腱的夜間收縮，都能以夜間支架有效預防，很多運動員都是愛用者，有興趣的話可詢問足科醫師、骨科醫師或醫療用品店。如果持續疼痛，應該請醫師檢查以下可能性：肌腱部分撕裂、腱鞘發炎，或肌腱退化。很多物理治療師會施行離子電泳法，以電流將類固醇藥物導入發炎的肌腱中。避免將類固醇直接注射到患部，這樣可能導致肌腱斷裂。

阿基里斯腱斷裂需要專業治療，如果剛斷裂幾個小時，通常醫師會決定開刀修復。較舊的損傷也能用手術治療，不過大部分傷患只要上石膏，狀況就會改善。以上石膏取代手術的傷患中，有些人會產生肌腱無力或再次斷裂的情況，所以還是建議動手術修復比較好。修復手術完成後，傷患的腳通常會打上石膏。拆掉石膏後，得進行很多復健，才能讓肌腱回復力量和彈性，抬腳跟運動也得再做六個月到一年。

有種鞋子叫做「地球鞋」，它的腳跟部位凹陷（而不是將腳跟墊高）。穿著地球鞋站立時，腳底背屈，假設你用前腳掌站在一本書上而腳跟貼地，大約就是彎曲的弧度。許多人大費周章做伸展運動或穿戴足踝支架，就為了伸展小腿肌肉，但只要穿著地球鞋做日常活動，也可以達到同樣效果，似乎輕鬆得多。不過要注意：地球鞋適合預防輕微的慢性跟腱炎，而且只適合用來走路。中度或重度肌腱損傷應該避免，休息和抬腳跟運動才是最好的治療方法。

伸展阿基里斯腱的運動

伸展運動可改善運動員的彈性，也可修正肌肉強度不平衡的問題，減少受傷的機會。適當伸展阿基里斯腱，可預防肌腱損傷。

有個伸展運動是站在牆壁或一件大型傢俱一段距離外，腳底貼地不動，上半身往牆壁或傢俱靠近，可以感覺到小腿後方的肌腱伸展。只要感覺伸展到肌腱即可，不要拉到肌腱出現疼痛感。每伸展 20 秒就站直休息 20 秒，可重複十到二十次。每天做這個運動，一直到阿基里斯腱的疼痛消除。

設計 Powerstep 鞋墊的萊斯・艾帕爾醫師建議做這個運動：面對牆壁，一腳站直不動，另一腳腳跟貼地，腳趾則上抬頂住牆壁，高度約離地面8到10公分，然後將靠牆這隻腳的膝蓋慢慢往牆壁推，一直推到腳底和小腿後側有伸展的感覺為止。這個動作維持 30 秒，每隻腳做五次。

根據一個瑞典的研究，簡單的伸展運動就有顯著效果。用前腳掌站在台階上，腳跟懸空。先用健康的腳將身體撐起，再慢慢把重心轉移到受傷的腳。慢慢將腳放下，直到腳跟低於台階，感覺有拉到小腿的比目魚肌為止。做這個伸展運動時，膝蓋可以輪流挺直和彎曲，每組動作 15 下，每次做 3 組，每天做 2 次。經過一段時間後，可加入啞鈴、槓鈴，或是重背包做重量訓練，鍛鍊額外的力量。

有種叫做 Prostrech 的拉筋器材是很受歡迎的運動器材，能有效伸展足底筋膜、阿基里斯腱，以及小腿後下方的腓腸肌和比目魚肌。研究顯示，比起前面介紹的幾種傳統牆壁伸展運動，使用 Prostretch 能更有效增加腳踝背屈（腳趾向上的動作）。建議使用 Prostretch，可同時預防與治療。

肌腱炎產品

ACHILLES HEALER：這款束帶可減輕阿基里斯腱受到的壓力。束帶由 ProWrap 製成，材質是尼龍和萊卡混紡，再加上專利的泡棉填充物。www. fabrifoam.com

ACHILLOTRAIN：一種輕盈又透氣的襪子，腳跟後方和底部都有矽膠填充物，能支撐阿基里斯腱。www.bauerfeindusa.com

CHO-PAT 的阿基里斯腱束帶：能包住腳踝和足弓，舒緩阿基里斯腱的壓力。梅約運動醫學中心（Mayo's Sports/Medicine Clinic）的測試顯示，搭配傳統治療方法，這款束帶的效果卓越，尤其是在腳部推離地面的階段。以腳踝的直徑分成四種尺寸。www.cho-pat.com

CUSHION HEEL WRAP：結合了一層薄襯墊和一層低摩擦係數的鐵氟龍，保護阿基里斯腱的同時，也能確實預防惱人的摩擦和水泡。這些腳跟護墊的形狀能貼合鞋子的足跟支撐架，輕輕撕下背膠就能黏貼妥當。www.goengo.com

ENGO 貼片：一種獨特的低摩擦力貼片，用來貼在鞋子、襪子，以及運動用品容易引起水泡的位置上，而不是貼在皮膚上，保護阿基里斯腱變得更容易也更持久。超薄貼片完全不影響鞋子內部的空間。黏膠強韌不含乳膠，即使泡濕或沾到汗水也牢固不移動。經過科學和實地測試，ENGO 的平滑表面能大量減少摩擦，立即使用，立即舒緩。足跟貼片很適合貼在鞋子的足跟穩定架內側，保證滿意。www.goengo.com

腳跟的肌腱

腳踝四周有很多肌腱，這裡主要討論的是兩條腓骨肌腱，以及後脛肌肌腱。

腓骨肌腱

腓骨長肌以及腓骨短肌各位於踝骨的後側和外側。腓骨長肌控制腳踝向下向外的動作，腓骨短肌控制腳踝向上向內的動作。肌腱外有一層肌腱鞘，肌腱鑲在踝骨外側後方的溝槽裡，肌腱周圍的肌腱鞘形成一個隧道，再由一條叫支持帶的組織固定住。扭到腳踝時，這些組織會過度伸展，就造成損傷和發炎，伸展力道要是過強，肌腱會撕裂。如果肌腱暫時脫離溝槽，稱為肌腱脫位。

肌腱炎產品

HAPAD 3/4 長度腳跟墊： 可將腳跟抬高，舒緩跟腱炎所引發的疼痛。依照腳型定型之後，彈簧般的捲曲羊毛纖維能提供穩固有彈性的支撐力。有三種厚度可供選擇。www.hapad.com

N'ICE STRETCH 夜間足踝支架懸吊系統： 專為跟腱炎和足底筋膜炎設計。這款夜間足踝支架使用了雙邊懸吊束帶，能一整晚持續伸展阿基里斯腱和足底筋膜。可用束帶自行調整腳部背屈的程度，可外加冰袋，伸展軟組織的同時還可以冰敷。可壓扁方便攜帶。www.brownmed.com

PROSTRETCH： 很多人愛用的拉筋運動器材，能有效伸展足底筋膜、阿基里斯腱，以及小腿肌肉。運動前使用 3 分鐘，能增強腳部的力量、平衡，和彈性，減少受傷的機會。也能用來伸展股後肌以及脛前肌。www.medi-dyne.com

SLANT BOARD： 由 Fitter 製造。有兩種寬度，可三段式調整斜度，還可壓平攜帶。www.fitter1.com

STRETCH-EZ： 是 OPTP 的產品。能托住腳底，讓你舒服地做腳底、腳跟、阿基里斯腱、股後肌、股四頭肌、大腿內外側，以及小腿的伸展運動。由多層布料和網布製成。www.stretch-ez.com

TP MASSAGE FOOT BALLER、BALLER BLOCK 以及 MASSAGE BALLS： 專為舒緩足底筋膜炎、跟腱炎還有腳跟疼痛所設計。經由對激痛點施壓，由激痛點或痙攣引起的肌肉疼痛具有療效。另有〈腳部與小腿下段的效能療法 DVD〉，介紹完整一套腳部和小腿下段的運動。www.tpmassageball.com

後脛肌肌腱

後脛肌肌腱的位置在踝骨內側，能在走路或跑步時讓腳底向內翻轉。受傷時，疼痛可能擴及脛部、腳踝、以及腳背。

治療腳踝肌腱損傷

透過身體檢查，可以看出肌腱是否受損，及發炎、撕裂或斷裂的位置。一旦懷疑肌腱撕裂或斷裂，可用核磁共振攝影確認。接下來是冰敷、替換冷熱療法，還有服用消炎藥。包紮腳踝增加支撐力也會有幫助，某些狀況下可能需要固定。接著就是開始伸展和鍛鍊腳踝及小腿下段，尤其是伸展小腿肌。醫師可能將你轉診到物理治療科，也可能會為你注射可體松。

對於後脛肌肌腱損傷，足科醫師可能會要你使用矯正鞋墊。確認你的鞋子有足夠的足弓支撐力，建議使用綠色 Superfeet 鞋墊，然後避免赤腳走路。

滑囊炎

肌肉和肌腱滑過骨骼的接觸點，都有裝滿液體的滑囊可以吸收強大的摩擦力。滑囊的作用是吸震，能讓鄰近組織移動順暢，通常方向相反。人體約有 150 個滑囊。滑囊炎的形成，一般是受傷或過度使用，造成囊袋發炎。雙腳的滑囊炎好發於厚繭底下、拇趾外翻部位、蹠骨前端，以及腳跟。

重複動作、受傷，或是持續壓迫關節，都可能引發腳部滑囊炎。原本滑溜的滑囊發炎時，會變得乾澀粗糙，失去潤滑的功能，而且非常疼痛。腳跟的滑囊炎可能是足底筋膜炎的症狀之一，當筋膜活動一段時間，足底筋膜炎的症狀通常會稍微減輕，但是滑囊一受到壓迫還是會引發疼痛。

治療滑囊炎

首先得停止或減少引發滑囊炎的動作，使用非類固醇消炎止痛藥能舒緩發炎。熱敷能讓關節放鬆，加速組織修復。情況嚴重的話，得抽出滑囊液減輕壓力。長時間運動前，先做一些溫和的暖身運動，有助於避免滑囊炎。如果你長期受滑囊炎困擾，詢問醫師是否有藥物或治療的方法，可以紓解疼痛和不適。

足底筋膜炎

足底筋膜是一條帶狀的結締纖維組織，從腳跟延伸至前腳掌，形成足弓。健行或跑步的過程中，這條筋膜能協助支撐穩定腳部。站立時，足弓呈現扁平狀；起步時，腳跟上升，足底筋膜也跟著收縮，足弓彎曲，給予腳趾強勁的推進力道。但過度使用就容易引發所謂的足底筋膜炎。足底筋膜的某些纖維過度延伸，甚至於撕裂時，就會發炎。如果你的腳是扁平足、高足弓，或過度內旋的話，靠近腳跟的足底筋膜會很緊繃。跑步和健行所產生的衝擊和壓力，可能會壓扁、拉長，甚至撕裂部分足底筋膜。如果撕裂傷發生在跟骨附近，常連帶引發足跟骨刺。

足底筋膜受傷的原因很多，包括跑步距離在短時間內增加太多、跑步頻率和密集度增加、在山路上跑步的次數增加、腳踝和腳部缺乏力量和彈性，以及扁平足或高足弓等。

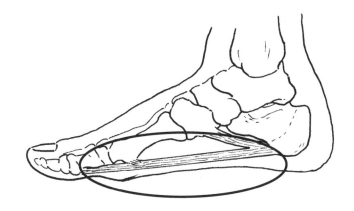

足底筋膜

通常早上或維持一段時間的坐姿後，足底筋膜疼痛的感受特別強烈，因為休息時，受傷的筋膜組織開始癒合，而踏出的步伐會讓筋膜突然緊縮。疼痛和僵硬感通常集中於腳跟底部，不過也可能擴散到足弓。雖然接下來疼痛會稍微減退，過一段時間再出現時又會很強烈。

到底是足弓疼痛還是足底筋膜炎，得諮詢足科醫師或骨科醫師。某些情況下，筋膜可能部分或完全斷裂，需要更積極的治療。使用醫藥、生物力學，以及物理治療，做積極的整合診斷及治療，有助於讓你的腳儘早回復健康。阿基里斯腱可能也有連帶關係，伸展時會引起腳底疼痛。

治療足底筋膜炎

治療足底筋膜炎的方法，醫師一般建議休息、濕熱敷、早上或運動前先拉筋、運動後冰敷、足跟杯、腳部貼膠布或戴足弓支架、矯正墊、足部運動，以及修改鞋子。運動後冰敷腳跟和腳底（〈冷熱療法〉有談到更多冰敷的方法和功效）。破損的鞋子和鞋墊務必更換。選擇鞋子的條件通常一個是加強足弓支撐力，另一個是減少過度內旋。足弓支撐墊可以舒緩疼痛，動作控制鞋可以矯正過度內旋。極端的情況下，可能得考慮口服消炎藥、注射可體松、物理治療、上石膏固定，甚至於手術。足底筋膜的血管密度低，血液供應不足，所以復原速度慢。

不論是醫師或物理治療師，他們一開始就會要你停止所有衝擊運動，而且隨時都要穿鞋子，得持續幾個星期到幾個月的時間。打赤腳是足底筋膜炎的大

忌，要記得這些細微的撕裂傷需要時間修復，所以必須停止會引發更多撕裂傷的動作。床邊擺一雙鞋，萬一晚上要下床可以穿。除非涼鞋有足弓支撐墊，否則不要穿。

　　要防止同樣的問題再次發生，必須回復比目魚肌和纖維鞘的彈性和韌性，伸展運動就很有效，不過一開始得慢慢來。可以把腳泡在溫水裡，然後用腳寫出字母（第288頁起有各種能增加彈性的運動）。開始復原時，可以換做比較困難的伸展運動。征服過足底筋膜炎的人最常說的話，就是伸展運動比什麼都好。如果有肌肉不平衡的問題，可以請物理治療師或整脊治療師幫你調整。

　　美國足踝骨科醫學會研究了足底筋膜炎併發的腳跟疼痛，格蘭‧費佛醫師說長期腳跟疼痛是最常見的足部疾患，高達八成都是由靠近腳跟的足底筋膜炎所引起的。這項研究以常見的聚丙烯客製化鞋墊，三種市售的足跟墊（ViscoHeel矽膠足跟襯墊、Tuli's足跟杯及Hapad Comforthotic），還有伸展運動做比較。比較完五個對照組的結果後，研究人員發現，伸展運動加上市售鞋墊的效果，和伸展運動加上較貴的矯正墊差不多。他們建議：「腳跟疼痛的初期治療最好的方式，就是做伸展運動，再加上使用簡單、便宜的市售鞋墊。」如果決定使用腳跟墊，所有鞋子都要用。

　　羅伯‧尼歇爾醫師認為，足底筋膜炎其實是痛苦的退化性足底肌腱炎，而不是發炎的問題。根據他的研究，在受傷的足底筋膜找不到發炎的細胞，這意味著消炎藥和可體松都不會有療效。對於足底肌腱炎，尼歇爾醫師建議做伸展運動和全腳力量訓練，藉此回復力量、耐力，還有彈性。同時他也建議使用足弓支架、柔軟的矯正墊、穿著腳中掌彈性良好的鞋子，以及睡覺時穿戴足踝支架。情況極端嚴重時，可能得動手術去除引發疼痛的肌腱炎組織。如果你的足底筋膜炎治療很久都沒有改善，建議跟你的足科醫師討論看看。

注射可體松

　　雖然施打可體松後可能會再次發炎，但如果可體松注射得當，能紓解症狀幾個月到幾年的時間。如果只是局部的小組織發炎，像是滑囊炎或肌腱炎，施打可體松可以根治症狀並完全解決問題。不過，將可體松注射到肌腱裡面或旁邊，可能削弱肌腱，也出現過肌腱因此斷裂的案例。關節注射，特別是重複注射所引起的副作用很獨特，主要是關節組織受損，包含軟骨變薄、韌帶變脆弱、可體松產生結晶引起關節炎，或受到感染等等。

資料來源：www.medicinenet.com

　　矯正鞋墊通常有助於紓解足底筋膜炎的疼痛，AliMed Rehab 以及 Aetrex 都有專為足底筋膜製造的鞋墊。訂購昂貴的鞋墊之前，先試用便宜的市售鞋墊。冰敷和熱敷也有效，建議用一盆攝氏 20 度的冷水，另一盆 40 度的熱水，雙腳泡熱水 5 分鐘，冷水 2 分鐘，熱水 2 分鐘，冷水 2 分鐘，最後再泡熱水 5 分鐘，總共泡 19 分鐘，一天泡 2 次以上。另外一種做法是，冰敷腳底 10 分鐘後，再用熱水瓶熱敷腳底 10 分鐘，重複 3 遍以上，一天做 2 次，連續做至少一星期。

　　也可以用膠布黏貼足底筋膜部位，增加支撐力，不過這個方法不好處理。膠布會隨著皮膚的移動而鬆脫，經過 20 分鐘，膠布的效能就會減少四成。使用以下介紹的腳部支撐用品，效果會維持較久。足弓護套能增加足弓支撐力，減少足底筋膜對跟骨的拉力。Count'R-Force 足弓支架和 PSC 束帶可直接套在腳上，舒緩足底筋膜炎的疼痛，Hapad 的蹠骨縱弓墊或腳跟／足弓／蹠骨三向鞋墊也可有效舒緩疼痛。

　　經證實，穿戴輕塑膠材質的夜間足踝支架，可防止足底筋膜和阿基里斯腱在夜間收縮，很多運動員都很愛用。足踝支架不但有助於伸展腳部、限制軟組織收縮，以及預防早晨腳部僵硬，還能預防垂足以及伴隨而來的肌肉緊縮。夜間足踝支架有幾種款式，Strassburg 襪是一種新型的足踝支架，晚上或休息時穿戴可稍微伸展足底筋膜。起床前，把腳趾往下彎曲八到十次，能放鬆足底筋膜。

　　試過一些方法後，如果問題沒有改善，就得去看足科或骨科。醫療科技日新月異，現在能利用震波減少惱人的發炎，增加血液循環，有助於減輕疼痛並加速復原。建議你先試過其他保守性療法後，再考慮接受震波療法或手術治療。

　　骨骼體外震波治療儀使用高能量的震波，和治療腎結石的方法類似。震波療法的主治對象，是罹患慢性足底筋膜炎或足跟痛症候群，卻對於傳統保守性療法沒有反應的人。震波能促進細微的撕裂傷癒合，長出新的血管，免受皮肉之苦便能修復足底筋膜。考慮手術治療之前，值得先和醫師討論這個非侵入性療法。最近的研究顯示，第一次療程的成功率是 83%，第二次療程的成功率則高達97%。

　　內視鏡足底筋膜切開術是一種侵入性療法。外科醫師從一個不到半英吋的小型切口，將特製攝影機插入腳跟內部後，釋放足底筋膜的壓力。另外還有一個簡單又快速的侵入性療法，就是前面第 22 章提過的 Coblation 技術。

適合足底筋膜炎的伸展運動

　　運動員只要固定做一套簡單的伸展運動，就能改善身體的彈性，修正肌肉強度不平衡的現象，同時減少受傷的機會。將足底筋膜和阿基里斯腱往各個方向伸展，可以得到最大的成效。

可紓解足底筋膜炎疼痛的新伸展運動

要幫助治療甚至治癒足底筋膜炎，有一個新的伸展運動相當有效。最近出版的《骨科與關節手術期刊》中有一項研究，讓罹患足跟骨刺症候群的患者做這項新伸展運動，研究人員發現患者有 75% 的機會在三到六個月之內，讓疼痛完全消失，活動也都回復正常，而且也有 75% 不需要後續治療。

2003 年，原本有 101 位足底筋膜炎患者接受臨床測試，這個研究追蹤了其中 82 位患者，而且時間長達兩年。這些病患學了一套新的伸展運動，是專門針對足底筋膜炎設計。這套伸展運動的開發者有兩位：羅徹斯特大學骨科手術副教授、也是本研究作者班尼迪 ‧ 迪吉歐凡尼醫師，以及伊薩卡學院的黛博拉 ‧ 娜娃切斯基博士。

做這個伸展運動時，病患坐在椅子上，一隻腳翹在另一邊的膝蓋上。用手抓住翹起來那隻腳的腳趾，往小腿的方向拉然後數到 10。這個動作必須重複十下，每天至少做 3 次，包含早上醒來下床前，以及坐著一段時間後要站起來之前，都要做一回。

早晨伸展運動

- 下床前先趴著，用腳趾和前腳掌頂住床墊，小腿拉直伸展小腿肌。這可以降低下床第一步的疼痛感。

- 同樣是下床前，腳趾往頭部方向伸展三次以上，每一次維持 15 秒。

- 把傷腳的腳踝放在另一隻腳的膝蓋上，用手抓住腳趾，輕輕的將腳趾往小腿的方向拉，可伸展肌腱。撐住這個動作 10 秒鐘，重複做十下，每天做三次。也可以用毛巾代替手來拉腳趾。

- 另一個早晨的小腿伸展運動也很有效，面對牆壁，手貼在牆壁上。一隻腳往後伸展跨出約 95 公分，另一隻腳膝蓋微彎。後面那隻腳的腳掌貼地，膝蓋打直，你可以感覺到小腿肌伸展，這個姿勢維持 2 分鐘後，再換另外一隻腳。

其他有效的伸展運動

▓ 腳趾彎曲運動能強化足弓，預防內旋。坐著把鞋子脫掉，然後腳趾盡量用力往下彎曲。剛開始，你的腳可能會抽筋，可以起來走一走再繼續做。用腳趾把地上的彈珠撿起來，再放到一個碗裡，也是很好的腳趾運動。

▓ 設計 Powerstep 鞋墊的萊斯・艾帕爾醫師建議，面對牆壁，一腳站直不動，另一腳腳跟貼地，腳趾則靠在牆壁離地面約 8 到 10 公分的位置，將這隻腳的膝蓋慢慢往牆壁推，一直推到腳底和小腿後側有伸展的感覺為止。腳趾往下彎曲讓足弓上升，然後將重心移到腳的外側。腳趾放鬆，撐住這個動作 30 秒，然後腳趾再次彎曲。每一個動作都維持 30 秒，每一隻腳重複做五次。

▓ 把網球放在足弓下來回滾動，或是簡單的足弓來回按摩，都有好處。把一罐冷凍的果汁放在足弓下滾動，可以冰敷同時按摩。

▓ 如果用 TP 腳部按摩球代替網球的話，效果會更好。把按摩球放在地板上、桌子上，或任何堅硬的表面，用腳踩在球上稍微滾動。當你的腳施力 5 至 7 秒鐘之後，按摩球會開始變形，這時候開始用腳來回滾動按摩球。用疼痛的部位去滾按摩球，就可以紓解激痛點和痙攣的部位。

▓ Prostretch 是一種很受歡迎的運動器材，能有效伸展足底筋膜、阿基里斯腱，以及小腿後下方的腓腸肌和比目魚肌。研究顯示，比起前面介紹的幾種傳統牆壁伸展運動，使用 Prostretch 能更有效增加腳踝背屈（腳趾向上的動作），可同時達到預防與治療。

足底筋膜炎產品

ACCOMMODATOR 矯正鞋墊：可舒緩腳跟疼痛和足底筋膜炎。High-Impact Accommodator 鞋墊的鞋跟部位，是一片 Impact Plus 多孔聚合物襯墊，可以加強能量吸收。結合了 Accommodator 和 3/4 長度的設計，再加上純淨柔軟的黏彈性聚合物，便產生了 Viscoelastic Accommodator 鞋墊。每款鞋墊不只具備縱弓支撐，可支撐足弓同時消除疲勞，還有溫和的蹠骨支撐，可支撐蹠骨前端同時減少不必要的壓力。www.alimed.com

BUNGA 矽膠足跟杯：原料是醫療級聚合物。www.bungapads.com COUNT'R-FORCE 足弓支架：可代替黏貼膠布，很適合跑步或健行時使用。由骨科及運動醫學專家羅伯 · 尼歇爾醫師設計。圓弧造型可分散力道，預防足跟或足底筋膜疼痛。附有兩條鬆緊帶，可自行調整。www.countrforce.com

CRAMER 足跟杯：屬於基本款的足跟杯，由 Provosane II 與一層柔軟的 PU 泡棉結合製成。www.cramersportsmed.com

HAPAD 足弓墊：能解除足底筋膜炎的不適。蹠骨縱弓墊能加強支撐縱弓和蹠骨橫弓，有效矯正卻不會侷限腳的自然彈性，對扁平足也有幫助。腳跟／足弓／蹠骨三向鞋墊是多功能的蹠骨縱弓足跟墊，可藉由支撐足弓、吸收腳跟的衝擊，以及分散前腳掌的壓力，達到舒緩足底筋膜炎和腳部疲勞的效果。四分之三長度的 Comf-Orthotic 鞋墊能完全貼合足弓、蹠骨，及腳跟，有效支撐扁平足。參見 www.hapad.com

HAPAD 足跟墊及足跟襯墊：有助於治療挫傷、足跟骨刺、長短腳，或跟腱炎所引起的腳跟疼痛。馬蹄足跟墊可舒緩腳跟疼痛，中段／側邊足跟墊片可矯正腳跟和腳踝的排列。四分之三長度的 Comf-Orthotic 鞋墊能完全貼合足弓、蹠骨、及腳跟，並舒解足跟骨刺疼痛。依照腳型定型之後，彈簧般的捲曲羊毛纖維能提供穩固有彈性的支撐力。www.hapad.com

LYNCO 生物力學矯正墊系統 ：是現成的三重密度矯正鞋墊，有多種款式可供選擇，能配合九成以上的腳部疑難雜症，當然也包含足底筋膜炎。每一種款式都有一般足跟杯或內側墊高足跟杯，或有無蹠骨墊等多種選擇。另外，還可加上自黏的反射襯墊，可舒緩摩頓趾、籽骨炎、或是長短腳所引發的疼痛。www.aetrex.com

肌腱炎產品

N'ICE STRETCH 夜間足踝支架懸吊系統：專為跟腱炎和足底筋膜炎設計。這款夜間足踝支架使用雙邊懸吊束帶，能一整晚持續伸展阿基里斯腱和足底筋膜。可用束帶自行調整腳部背屈的程度，可外加冰袋，伸展軟組織的同時還可以冰敷。可壓扁方便攜帶。www.brownmed.com

PF 夜間足踝支架：有三種款式，能舒緩足底筋膜疼痛。基本型是由輕巧的塑膠材料製成，可減輕睡眠時攣縮和肌肉收縮所引起的疼痛。自由型的設計簡單，重量更輕。柔軟型穿戴後還是可以行走。所有款式都適用左右腳，附有內襯和束帶可防止小腿和腳背受到壓迫。另外還有特寬型，適合小腿和腳踝較大的人。

www.alimed.com

萊斯 · 艾帕爾醫師的 POWERSTEP 鞋墊：獨特的四階段設計，能紓解腳跟和足弓疼痛。搭配強力的處方型足弓支撐墊製成，這款鞋墊擁有堅固的腳跟護架，能防止腳向內旋轉，也能預防足弓塌陷，藉此消除足底筋膜的壓力。

PROSTRETCH：能有效伸展足底筋膜、阿基里斯腱，以及小腿肌肉。運動前使用 3 分鐘，能增強腳部的力量、平衡，和彈性，減少受傷的機會。這個產品也能用來伸展股後肌以及脛前肌。www.medi-dyne.com

PSC–PRONATION/SPRING CONTROL STRAP：是針對治療足底筋膜炎、腳跟長期疼痛、足跟骨刺症候群，以及脛骨疼痛所設計的。這款可重複使用的束帶是以 ProWrap 製造，尼龍和萊卡混紡後再包上專利泡棉。一方面能夠包覆足弓，提供足底筋膜極佳的支撐力。另一方面同時包覆腳跟，減低腳跟著地時吸收的力道，還能調整生物力學，將腳的中線調到更平衡的位置。www.fabrifoam.com

SPENCO CUSHIONS：由無法壓縮的黏彈性材質製成，可舒緩由足跟骨刺、腳跟脂肪墊變薄，或足底筋膜炎所引起的腳跟疼痛。產品包括 ViscoSpot 和 ViscoHeel 襯墊、Ipos Shock Absorber 足跟墊、SoftBase 鞋墊以及 ViscoPed 鞋墊。這些鞋墊可以平均分散壓力，並且減少關節受到的衝擊。

STRASSBURG 襪：非常輕巧，適合登山時攜帶，方便於夜間或長時間休息時穿戴，也很適合代替夜間足踝支架。這款襪子的長度跟一般小腿襪相似，附兩條束帶：襪口的束帶可以固定在膝蓋之下，而腳尖的束帶則往上穿過襪口的 D 型扣環。腳尖束帶會將腳趾往上拉，也能讓足底筋膜保持在正常或稍微伸展的狀態，可減少或消除早上剛起床時的腳底疼痛。www.thesock.com

肌腱炎產品

THERMOSKIN PLANTAR FXT：和麻煩的夜間足踝支架相比，這款產品顯得簡單多了。發熱衣材質能讓皮膚升溫幾度，有熱療的效果。材質柔軟，在睡眠中能讓足底筋膜舒適維持伸展的狀態。www.swedeo.com

TP MASSAGE FOOT BALLER、BALLER BLOCK 以及 MASSAGE BALLS：

專為舒緩足底筋膜炎、跟腱炎，還有腳跟疼痛設計。經由對激痛點施壓，由激痛點或痙攣引起的肌肉疼痛具有療效。

VISCOPED S INSOLES：由無法壓縮的黏彈性材質製成，蹠骨和腳跟兩個部位設置較柔軟的矽膠條，可舒緩足底筋膜疼痛。整條鞋墊都有吸震功能，也能平均分散壓力。www.bauerfeindusa.com

足底纖維瘤

足底筋膜有時會長出纖維瘤，如果不治療，就會一直存在。鞋墊如果摩擦到纖維瘤，會產生疼痛。注射可體松再加上訂做矯正鞋墊，都有助於改善症狀。一般而言，纖維瘤通常得開刀清除。

本章重點複習：早晨伸展運動

■ 下床前先趴著，用腳趾和前腳掌頂住床墊，小腿拉直伸展小腿肌。這可以降低下床第一步的疼痛感。

■ 同樣是下床前，腳趾往頭部方向伸展三次以上，每一次維持 15 秒。

■ 把傷腳的腳踝放在另一隻腳的膝蓋上，用手抓住腳趾，輕輕的將腳趾往小腿的方向拉，可伸展肌腱。撐住這個動作 10 秒鐘，重複做十下，每天做三次。也可以用毛巾代替手來拉腳趾。

■ 另一個早晨的小腿伸展運動也很有效，面對牆壁，手貼在牆壁上。一隻腳往後伸展跨出約 95 公分，另一隻腳膝蓋微彎。後面那隻腳的腳掌貼地，膝蓋打直，你可以感覺到小腿肌伸展，這個姿勢維持 2 分鐘後，再換另外一隻腳。

24

腳跟疾患

　　腳跟的骨頭稱為「跟骨」，是腳部最大的骨頭，功能是吸收由走路或跑步引起的衝擊與壓力。跑步、登山，或走路的動作不正確是腳跟疼痛常見的起因。腳跟每次著地，要承受高達四倍體重的壓力，壓扁腳跟的脂肪墊；這股衝擊和壓力會傳送到腳骨和足弓，一小部分則往上傳送到小腿。隨著年紀漸長，腳跟和前腳掌的脂肪墊縮小，身體的吸震力減少，壓力增加，就比較容易受傷。腳跟疼痛的原因可能是足跟疼痛症候群、足跟骨刺、足底筋膜炎，或哈格倫氏變形。

　　腳跟後方和底部乾裂的皮膚也可能是腳跟疼痛的原因，這塊皮膚常常形成厚繭，皮膚出現的裂隙可能引起疼痛。用處理厚繭的方式解決這個問題（詳見第327頁）。

足跟疼痛症候群

　　足跟疼痛症候群通常有兩個起因：過度使用或重複壓迫腳跟。問題可能是運動量突然增加，鞋子的鞋跟太低或失去吸震力，或腳跟底部的脂肪墊變薄。解決的方法是慢慢增加運動量，穿著吸震力良好的鞋子，以及使用足跟墊或足跟杯。

足跟骨刺

　　除了跟腱炎之外，跟骨及附近的軟組織受到壓迫時，容易引發足跟骨刺或足底筋膜炎，這些問題可能會讓腳跟疼痛。通常早上起床雙腳一著地時，這類疼痛特別嚴重，有時候過幾分鐘就好了。有腳跟疼痛問題的運動員，一定要讀前一

章關於足底筋膜炎的部分。足跟骨刺和足底筋膜炎的關係密切，而且同樣的治療方法、伸展，以及產品，對於治療腳跟疼痛都很有幫助。讀完這些意外傷害的治療方法後，務必也要閱讀 277 頁的「激痛點療法及 ASTYM」。

從跟骨向下長出的鈣化小凸點就是足跟骨刺，會碰觸刺激到足底筋膜。（腳跟後方會痛的突起物則稱為哈格倫氏變形，參見下一頁。）足底筋膜與跟骨相連的位置會產生拉力，因而引發足跟骨刺，用 X 光就很容易檢查出來。腳跟瘀血或挫傷也會造成跟骨下方疼痛，疼痛的位置一般是腳底跟骨前方的一小塊區域。

跟腱炎、扁平足，或足弓過高這些症狀都容易引發足跟骨刺。

治療足跟骨刺

適當調適雙腳，然後慢慢增加跑步距離，有助於將腳跟疼痛減到最低。很多伸展運動可以預防或治療足跟骨刺和足底筋膜炎（詳見前一章的敘述）。

初期疼痛時，讓腳休息和冰敷會有幫助，連續幾天冰敷，每天六到八次，每次 20 分鐘，可參考〈冷熱療法〉。一段時間後，疼痛稍減，就換成泡溫水。

如果腳痛沒有消除，就不要打赤腳走路，尤其是早上剛下床的時候，這個建議非常基本但又非常重要，可以在床邊放一雙有足弓墊的鞋子或涼鞋。

經過證實，矯正鞋墊能解決腳跟疼痛的問題。客製化矯正鞋墊最大的問題在於價格，所以很多運動員會先試試市售的便宜鞋墊，如果沒有改善，再考慮較昂貴的客製化矯正鞋墊（詳見第 143 頁〈矯正鞋墊〉所提供的資訊）。

下列的產品相當多元。有些足跟杯的設計有鬆餅格紋，有些底層是特殊密度材質，還有些底部有 U 型剪裁。大部分的足跟杯只用來托住腳跟，不過有些則和襪子的設計合而為一。有些鞋跟墊使用新的黏彈性材質，吸震力極佳。嘗試幾種款式後，再決定哪一種最能解除你的疼痛。足跟杯和腳跟墊輕巧好攜帶，如果你的腳跟容易疼痛，可以隨身帶著當作預防。Count'R-Force Arch Brace 還有 PSC Strap 可以用來替代足跟杯及足跟墊。

足跟骨刺產品

ACCOMMODATOR 矯正鞋墊：可舒緩腳跟疼痛和足底筋膜炎。High-Impact Accommodator 鞋墊的鞋跟部位，是一片 Impact Plus 多孔聚合物襯墊，有加強能量吸收的好處。結合了 Accommodator 和 3/4 長度的設計，再加上純淨柔軟的黏彈性聚合物，就是 Viscoelastic Accommodator 鞋墊。每款鞋墊不只具備縱弓支撐，可支撐足弓同時消除疲勞，還有溫和的蹠骨支撐，可支撐蹠骨前端同時減少不必要的壓力。www.alimed.com

BUNGA 矽膠足跟杯：原料為醫療級聚合物。www.bungapads.com

CRAMER 足跟杯：基本款的足跟杯，由 Provosane II 與一層柔軟的 PU 泡棉結合製成。www.cramersportsmed.com

HAPAD 足弓墊：能解除足底筋膜炎的不適。蹠骨縱弓墊能加強支撐縱弓和蹠骨橫弓，有效矯正卻不會侷限腳的自然彈性，對扁平足也有幫助。腳跟／足弓／蹠骨三向鞋墊是多功能的蹠骨縱弓足跟墊，可藉由支撐足弓、吸收腳跟的衝擊，以及分散前腳掌的壓力，達到舒緩足底筋膜炎和腳部疲勞的效果。3/4 長度的 Comf-Orthotic 鞋墊能完全貼合足弓、蹠骨，及腳跟，有效支撐扁平足。

www.hapad.com

HAPAD 足跟墊及足跟襯墊：有助於治療挫傷、足跟骨刺、長短腳、或跟腱炎所引起的腳跟疼痛。馬蹄足跟墊可舒緩腳跟疼痛，中段／側邊足跟墊片可矯正腳跟和腳踝的排列。3/4 長度的 Comf-Orthotic 鞋墊能完全貼合足弓、蹠骨及腳跟，並舒解足跟骨刺疼痛。依照腳型定型之後，彈簧般的捲曲羊毛纖維能提供穩固有彈性的支撐力。www.hapad.com

HEEL HUGGER：為了治療腳跟疼痛及腳跟發炎而設計。潛水衣材質製作的襪子包裹住腳跟及腳中段，提供支撐及穩定性，並以擠壓的方式控制水腫。治療型的密封矽膠冰墊增加了額外的穩定性，還能在跟骨兩側進行冰鎮療法。Heel Hugger 可舒緩足跟骨刺、足底筋膜炎、跟腱炎、腳跟挫傷、腳跟狹窄，還可增加腳部後段的穩定度。www.brownmed.com

哈格倫氏變形

哈格倫氏變形就是腳跟後方出現腫塊，位置就在阿基里斯腱與跟骨的連接處。腫塊的外觀有時看起來像方形，穿鞋子時，腫塊若受到刺激會紅腫、疼痛。突起的骨頭也會刺激到阿基里斯腱，使腳踝關節和腳部移動時產生疼痛。足跟穩定架太硬的話會上下摩擦到腳跟骨，阿基里斯腱和跟骨之間的滑液囊受到刺激，

足跟骨刺產品

萊斯・艾帕爾醫師的 POWERSTEP 鞋墊：有獨特的四階段設計，能紓解腳跟和足弓的疼痛。搭配強力的處方級足弓支撐墊製成，這款鞋墊擁有堅固的腳跟護架，能防止腳向內旋轉，也能預防足弓塌陷，解此消除足底筋膜的壓力。www.powersteps.com

PSC–PRONATION/SPRING CONTROL STRAP：是針對治療足底筋膜炎、腳跟長期疼痛、足跟骨刺症候群、以及脛骨疼痛所設計的。這款可重複使用的束帶是以 ProWrap 製造，尼龍和萊卡混紡後再包上專利泡棉。一方面能夠包覆足弓，提供足底筋膜極佳的支撐力。而另一方面同時包覆腳跟，減低腳跟著地時的力道，還能調整生物力學，將腳的中線調到更平衡的位置。www.fabrifoam.com

SPENCO CUSHIONS：由無法壓縮的黏彈性材質製成，可舒緩由足跟骨刺、腳跟脂肪墊變薄，或足底筋膜炎所引起的腳跟疼痛。產品包括 ViscoSpot 和 ViscoHeel 襯墊，Ipos Shock Absorber 足跟墊，SoftBase 鞋墊，以及 ViscoPed 鞋墊。這些鞋墊產品可以平均分散壓力，並且減少關節受到的衝擊。運動用品店和某些藥店有賣。

TP MASSAGE FOOT BALLER、BALLER BLOCK 以及 MASSAGE BALLS：專為舒緩足底筋膜炎、跟腱炎、還有腳跟疼痛設計。經由對激痛點施壓，由激痛點或痙攣引起的肌肉疼痛具有療效。

TULI'S：以鬆餅格紋設計製作出數款足跟杯。標準款有單一格紋，Pro 足跟杯有雙重格紋，矽膠足跟杯則是雙重格紋加上矽膠聚合物。Cheetah Wrap Fit 腳踝支撐套結合了標準足跟杯，與潛水衣布料的襪型腳踝支撐套，適合腳踝無力的人配戴。www.medi-dyne.com

VISCOPED S INSOLES：是由無法壓縮的黏彈性材質製成，蹠骨和腳跟兩個部位設置較柔軟的矽膠條，可舒緩足底筋膜疼痛。整條鞋墊都具有吸震力，也能平均分散壓力。www.bauerfeindusa.com

長期下來可能引發滑囊炎。

哈格倫氏變形也叫做汞狀腫或跟骨後肌膜囊炎，可能是出生時就存在的骨骼畸形，也可能是運動生涯中意外傷害的累積。這個病症的好發族群是女性、穿硬殼滑雪靴的人，以及越野靴的鞋跟或足跟穩定架過硬的人。如果跟骨有明顯凸起的話，較容易發生腳跟部位發炎的問題。

登山客約翰‧蓋爾寫道：「我的右腳診斷出哈格倫氏變形。穿休閒鞋或慢跑鞋沒什麼問題，穿健行和登山鞋就麻煩了（可能是硬度的關係），尤其是上陡坡的時候。如果不想刺激到右腳的變形，害得表面脫去一層皮，然後跛腳好幾天的話，我就得多加注意靴子合腳的程度還有必要的襯墊。我用剪成甜甜圈形狀的 Molefoam 泡棉，套在變形凸起的部位，把足跟杯的壓力平均分散到整個腳跟，這個方法還算蠻成功的。」

哈格倫氏變形主要的症狀是腳跟後方疼痛。接近骨頭凸起的組織可能增厚形成厚繭，而且會堆積得很厚。穿上鞋子時，厚繭可能發炎。

治療哈格倫氏變形

治療的焦點首先應該是減少腫塊壓力。症狀輕微的話，更換鞋子可立即見效，患部也會復原。鞋足跟穩定架較低或較軟的鞋子，或鞋口有容納阿基里斯腱的凹槽，多少有幫助。足跟墊可以撐起腳跟，讓腫塊不會和足跟穩定架摩擦。腫塊周圍加上襯墊也有幫助，不過前面提到的 Moleskin 或 Molefoam 產品都不夠厚，容易壓扁或破損。比較好的選擇是，用常見的 Spenco 綠色鞋墊泡棉做成襯墊，因為這種鞋墊扁平，可以輕鬆剪出中間有洞的襯墊，再用膠布固定於腳跟。這樣做的時候，要留意鞋靴的鬆緊度是否改變。把 ENGO 貼片或 ENGO 的腳跟包覆襯墊黏在足跟穩定架上，也可以減少局部摩擦。冰敷痛處後接著浸泡溫水，也有幫助。口服消炎藥也可以紓解這個部位的疼痛。如果比賽途中痛苦難耐，把足跟穩定架剪掉或割開，可以解除腫塊所受的壓力。

極端的情況下，可能必須以手術去除多餘的骨頭。因為患部很接近阿基里斯腱，所以不建議注射可體松。

25

腳趾問題

有位跑者很幽默的描述了自己的腳部構造：「大家都有腳趾頭，只不過我的特別醜，真不懂我爸媽怎麼忍心塞了這麼一段『醜腳丫』的基因給我！我的腳又寬又有摩頓趾。第四根腳趾很短，捲曲在第三根腳趾下面，這是最先長水泡的地方，右腳的情況尤其嚴重。另一個很容易長水泡的地方是大腳趾，因為第二根腳趾太長，容易摩擦到大腳趾。又因為第二和第四根腳趾不合比例，以至於第一、第三和第五根腳趾常聯合作怪，所以囉，趾甲長水泡已經司空見慣。」

正因為腳趾的形狀和類型變化多端，隨之而來的問題也五花八門。這一章會談到各種常見的腳趾問題，不過在那之前，我們先來談談強化腳趾的方法。

強化腳趾

強化運動能讓腳趾保持彈性。練習用腳趾撿起地毯上的彈珠，重複 20 遍。再用大條橡皮筋將五隻腳趾頭綁在一起，然後試著努力把腳趾往外撐開，維持 5 秒，然後放鬆，重複 10 遍。要增加腳趾彈性，用手拉一拉每根腳趾，輕輕往左轉再往右轉，然後把腳趾往上推，再往下推，隔壁腳趾則反方向進行。網站上有介紹一種果凍膠健康腳趾套（www.healthytoes.com）能套住所有腳趾，還能把腳趾互相隔開，溫和伸展腳趾的同時，也能舒緩各種腳部問題所引起的疼痛。

基本步驟：修剪趾甲

之前我提到過我的三大堅持。第一是務必穿吸濕排汗襪，第二是戴綁腿才准

上步道,而第三則是把趾甲修剪好。修剪趾甲會有多困難?我想不少人都會覺得這是一個大工程而且很難處理。我為運動員包紮腳多年下來,觀察到一件事,趾甲過長是趾甲水泡以及黑趾甲的頭號元凶。襪子會勾到過長或邊緣粗糙的趾甲,趾甲往趾緣推擠會造成趾甲疼痛,也會讓趾甲床受到壓迫,導致趾甲下方或趾尖起水泡。趾甲過長的話,也容易受到太短或太低的鞋頭壓迫。

超馬選手喬‧凱羅寫信給我說:「真是太神奇了!我照著你的指示,用磨砂棒把趾甲邊緣磨平,跑完超馬我的趾甲竟然沒有鬆脫也不會痛,這還是第一次!而且是百英里賽!」

祕訣:拋光趾甲的真正用意

跑者伊莉莎白提供一個很棒的趾甲祕訣:「買一隻指甲拋光棒(藥妝店裡幾十塊錢就買得到),把趾甲拋光到發亮。把趾甲上天然的突起磨平,也可以減少摩擦,我相信這也會讓襪子的壽命更長。」

趾甲要固定修剪,前端剪平成一直線,角落絕對不要修圓。大腳趾的外側角落留下一點趾甲,可以預防趾甲嵌入症。剪好趾甲後,用趾甲銼刀由上往腳趾前方拉,所有粗糙邊緣都要磨掉。如果手指滑過趾緣皮膚感覺不平整,就得再多磨幾下或修得更短。不過要記得,趾甲修得愈短,趾甲嵌入症發生的機率也就愈高。反之,趾甲愈長愈容易磨到鞋子或勾到襪子,引起黑趾甲,還可能磨破襪子、刺到其他腳趾,或在下坡路段跑步時趾甲斷裂。鞋子前端要是太緊或太短,可能會讓趾甲向腳趾兩側擠壓。

可以用藥妝店買的磨砂棒或趾甲銼刀,如果願意花點錢買一把金屬銼刀的話,品質更好也更耐用。市面上有一般的趾甲刀、趾甲剪,也有專為厚趾甲設計的剪刀,都很好用。附近的藥妝店或藥房找不到的話,參見 www.footsmart.com 網站,上面有很多產品可供選擇。花點心思修剪趾甲,不只能有效預防腳趾水泡和黑趾甲,也能讓襪子更耐穿。

黑趾甲

跑友們所謂的黑趾甲,專業術語叫做趾甲下血腫,也就是說趾甲下方積血腫脹。腳趾不斷撞擊前方的鞋子,受到創傷才引發這個常見的症狀。因為重複創

傷，導致趾甲板和趾甲床分離或壓縮，兩者之間便產生積血。趾甲會變暗，而且會有疼痛感，因為有出血，所以大部分趾甲會變黑或藍。有摩頓趾的人，最容易出現黑趾甲。

有些運動員發現，趾甲床變成白色後，指甲就脫落了。跑者范斯・葛柏寫道：「跑完百英里賽之後，大拇趾趾甲下長了一顆特大號的水泡，雖然我之前有不少黑趾甲的經驗，這卻是我第一次遇到白趾甲。水泡液清澈透明，裡面沒有血。最初幾天，我用安全別針刺破水泡，讓液體流出來，洞口會再自動封閉，幾個小時內又填滿了水泡液。接下來每隔一、兩天，我就會刺破水泡流出液體，不過還是會自動填滿。經過十天，水泡終於完全變得乾扁，而且開始脫落。穿襪子的時候勾到趾甲一角，趾甲斷掉一半掀起，我索性把半脫落的那一塊拔掉，還好不會痛。睡覺的時候，床單把剩下的另一半扯掉了。」

范斯說得好，除非你想把趾甲扯掉，不然最好用護創膠布包住腳趾，蓋住趾甲邊緣。還沒準備好脫落的趾甲，硬扯下來的話會很痛。

很多跑者容易會有黑腳趾，而穿著鞋頭寬鬆、長度夠長的鞋子，就是最好的預防方法。有些跑者會把鞋頭割開，或是乾脆剪掉一部分，好讓腳趾放鬆。超馬選手南西・蘇拉德文分享了趾甲底下血水泡的解決方法：「大型比賽的三個月前開始，我會用磨砂棒把全部趾甲都磨薄。其實就是磨趾甲的整個表面……慢慢的磨，這是我每天晚上的固定儀式，一定要又慢又輕柔，花幾個星期的時間把趾甲磨到像紙一樣薄！如果趾甲變長的話就磨平，我都是輕磨趾甲前端，以防趾甲變長。我聽說有些跑者動手術把趾甲拿掉，然後我就想到了這個方法。原理是趾甲愈薄，彈性就愈好，結果就是我的腳趾摸不出有趾甲。比賽前三天左右我就停止，以免趾甲變得太過脆弱。趾甲變薄之後，剛開始覺得怪怪的，有點像是趾甲剛脫落的感覺，不過這種感覺很快就會消失。」因為鞋頭壓迫不到堅硬的趾甲，大大降低趾甲長水泡的機率。

縮緊腳趾頭可能會讓趾甲受傷，造成黑趾甲，腳趾向下捲曲可能讓趾甲長出水泡。在前腳掌下方墊一片襯墊能讓腳趾放輕鬆，不過很多運動員還是得避免下意識縮緊腳趾。

有一個祕訣，有助於應付這些捲曲或重疊的腳趾。把鞋墊挖出一個小腳趾的洞，算是不錯的預防方法。這樣的話，小腳趾可以貼在鞋底，而其他四根腳趾就貼著鞋墊上，也可以有效預防其他腳趾壓到小腳趾。這個方法適用於任何一根腳趾，也可以好幾根腳趾同時使用，步驟如下：

■ 取出鞋墊，赤腳站在鞋墊上。

- 用細的麥克筆描出第四趾和小腳趾之間的縫隙，靠近小腳趾底部的位置做一個記號。

- 用剪刀把小腳趾部位的鞋墊剪掉，剛開始的洞不要剪得太大。

- 把鞋墊放回鞋子裡試穿看看，注意一下你的小腳趾是否貼著鞋底。

- 反覆取出鞋墊，修剪這個洞，直到小腳趾感覺舒適為止。小腳趾不可以碰觸到鞋墊的切口。

治療黑趾甲

黑趾甲如果不會痛就不需特別處理，要是疼痛和壓力越來越嚴重，就得釋放壓力。可以根據趾甲的外觀，從以下的處理方法中選一種，處理過程可能需要重複幾次。雖然這兩種方法聽起來很痛，其實通常不會有感覺，因為血液已經將趾甲和趾甲床隔開，同時保護著底下的皮膚組織。

- 如果趾甲前端沒有變黑的話，先用酒精棉消毒趾甲，然後拿一根指甲鑽頭或注射針頭，輕輕在指甲上鑽出一個洞，鑽頭或針頭要不斷用手指頭旋轉，而且動作要輕。穿透之後，血會從洞口滲出來，繼續輕壓趾甲床排出所有積血，太早停手會讓積血堵住洞口，後續還是會有問題發生。我的趾甲鑽孔機是在 eBay 買的，使用很方便。

- 還有一個方法，用火柴將迴紋針的一端燒熱，接著用燒熱的一端輕輕刺穿趾甲。按壓趾甲即可排出積血。

如果趾甲前端也變黑的話，可以拿一根消毒過的別針或針頭，刺穿趾甲下的皮膚釋放壓力，然後壓住整片趾甲，積血就會排出。

不論是在指甲上鑽洞，或是刺破趾甲下的皮膚，都要小心預防二度感染，要塗上抗菌藥膏後用護創膠布包起來。如果洞口再次封閉，就再用相同的工具鑽開。接下來幾個月，新趾甲長出來的時候，會把舊趾甲往上推，舊的趾甲脫落後，你會看到長相怪異的新趾甲，新趾甲要完全長好得花六到九個月的時間。

朱蒂 · 朱波維茲醫師喜歡短趾甲，她說：「我的趾甲都剪得超短，我大腳趾的趾甲剪得很短（不到 1 公分），好像也沒什麼問題，其他趾甲就真的只剩幾公釐。不論我跑多遠或遇到什麼地形，從來沒出現過黑趾甲。」

使用蹠骨墊也許可以改善情況，前腳掌用一片小的圓形襯墊墊高，腳趾會稍微下降，所受到的壓迫也會變小。如果有需要，可以參考 Hapad（www.hapad.com）網站上的資訊。

新趾甲長成之後，舊的就會脫落。不過新趾甲可能長得很奇怪，可能有波紋、比原本更厚，或長相獨特。瑞奇・謝克建議在新趾甲上塗一層凡士林或藥膏，可防止趾甲乾掉或變硬。另外，南西也建議過，長出來的新趾甲盡量用磨砂棒磨薄，能讓趾甲富有彈性，也能防止趾甲長得過厚、過硬，而引發其他問題。

運動員受不了黑趾甲的困擾時，常會決定開刀拔除趾甲。足科醫師提姆・彥茲描述拔除趾甲的過程：

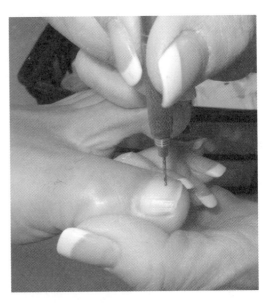

指甲鑽孔機能鑽出一個整齊的洞，釋放壓力。

腳趾上好麻藥，拔除趾甲之後，在甲床上塗 89% 苯酚（有些醫師用氫氧化鈉），這樣可殺死趾甲的生長細胞。手術傷口用酒精沖洗過後，塗上抗菌藥膏再包上紗布。術後一般照護期約需 4 星期以上，每天泡腳後塗上外用抗菌藥膏，再貼上護創膠布。因為腳趾受到藥劑灼傷，會排出一些液體，疼痛大約持續 1 星期左右，這段時間適合穿寬鬆的鞋子或涼鞋。幾個星期之內，最好避免踢到或踩到這根腳趾。手術成功率約有 95%。有些醫師則是使用雷射進行手術，唯一的差別就是價格比較高。

如果你很容易出現黑趾甲，也試過各種預防的方法，或許可考慮跟足科醫師討論拔除趾甲。運動員凱文・歐尼爾說：「我大半輩子都受盡嵌甲的折磨。高中時就已經會用雕刻刀和鑷子，咬緊牙關把長歪的趾甲挖出來。兩年前我決定要開刀，手術過程完全不會痛，花了我 15 分鐘還有 200 塊美金。腳趾痠痛持續不到 1 星期，有點像是打赤腳踢到椅子後的那種感覺。之後，嵌甲的問題再也沒出現過。」

大腳趾的問題

大腳趾的關節問題很多。舉例來說，大蹠關節僵硬這種症狀，是指大腳趾根部的關節活動度逐漸縮小，更嚴重的話會造成拇趾僵直，整個關節都會逐漸僵硬。走路、跑步，或踮腳尖時，大腳趾一往上推，關節就會痛，也可能同時有發炎症狀。繼續惡化下去，疼痛出現的頻率會漸漸增加，關節也可能出現摩擦聲，或是關節移動時會發出聲音。有時候關節上還會出現一顆突起物，這並不是拇指囊腫，因為拇指囊腫是長在大腳趾內側。

關節軟骨提早老化破裂，是大蹠關節僵硬及拇指僵直的原因。軟骨缺損導致骨頭相互摩擦，這會刺激新的骨質增生，長出骨刺。軟骨退化可能是習慣性損傷、年齡增長，以及遺傳缺陷等問題所引起。

治療大腳趾的問題

及早治療才是避免長期問題的最好方法。鞋子的長度和寬度一定要夠，鞋底愈硬愈好。前腳掌底下墊一片柔軟的凝膠墊，能減少大腳趾關節所受的壓迫。讓雙腳多多休息，泡泡溫水，抹上外用止痛藥膏後輕輕按摩，用訂做的矯正鞋墊讓腳步更穩定，這些方法都能讓大腳趾更健康。

錘狀趾、爪狀趾、槌狀趾

腳趾中間的關節收縮，使得腳趾根部向上翹，腳趾尖端卻向下壓，這種症狀就叫錘狀趾，背後的原因則是韌帶和肌腱緊縮。錘狀趾會引起強烈的壓力和疼痛，腳趾彎曲的部位可能長出雞眼或水泡，腳趾尖端會長厚繭。除了大腳趾外，其他腳趾都可能形成錘狀趾。錘狀趾還分為兩種：僵硬型與柔軟型。顧名思義，僵硬型錘狀趾失去活動能力，而柔軟型錘狀趾的關節還能活動。肌肉不平衡引發韌帶和肌腱緊縮，是錘狀趾主要的形成原因。有扁平足、高足弓或是摩頓趾的人容易產生錘狀趾。

錘狀趾可以手術處理。跑者艾爾・柴可林斯基接受錘狀趾手術的經驗是：

> 我右腳的兩根錘狀趾開刀後，效果讓我非常滿意。以前我的腳常頂到突起的關節，又腫又痛。足科醫師說這些關節到後來會嚴重受損，然後形成關節炎，到時候連走路都有困難。話雖如此，不要以為開刀沒什麼，應該先試過所有保守療法後，再決定開刀。我腳痛多年，不過開刀前還是詢問了一堆人的意見。錘狀趾開刀時，必須鋸掉一部分骨頭讓腳趾變短，肌

腱就會相對變長。鋸短的骨頭必須插入鋼釘固定，癒合的過程非常痛苦。我大約六、七個禮拜都戴著腳部固定器，之後又花了幾個禮拜才能正常走路。如果錘狀趾只是摩擦起水泡，沒有腫脹或關節損傷的話，我覺得不值得開刀。先試試矯正鞋墊，或修改鞋頭的空間。

爪狀趾和錘狀趾類似，只不過爪狀趾是中段關節向下彎曲，而靠近腳掌的關節向上翹。槌狀趾則只有腳趾末端關節向上翹。造成的原因和治療方法都和錘狀趾一樣。

治療錘狀趾、爪狀趾、槌狀趾

確認一下鞋子的鞋頭夠寬夠高，腳趾才有足夠的空間，減少相互摩擦。腳趾如果還能活動，有時候可以用錘型趾套或副木撐直腳趾，或是直接套在腳趾的矽膠腳趾套和腳趾保護墊，也有預防摩擦的功效。強化運動能讓腳趾保持彈性，可參考本章開頭〈強化腳趾〉段落。

整脊治療師潘・亞當斯提供了另一個方法：

> 錘狀趾這個問題，可以找專做運動復健和手腳調整的整脊治療師幫忙。學習腳部瑜珈或去上羅夫課程（Rolfing，可消除疤痕組織）也可能有效。肌腱能縮短，當然也能伸展。存夠錢動手術之前，何不先試試一些保守的方法呢？也許有意想不到的效果。我見過各種問題的患者：拇趾外翻、錘狀趾、重疊、捲曲或其他變形腳趾頭都有。除非問題是天生，或是骨折之類的創傷所造成，其他大部分腳趾問題來自於骨骼排列偏差、生物力學缺陷、鞋子不合，還有運動姿勢不良。我建議，不要把手術當成第一選擇，而是最後手段。在家裡盡量打赤腳，出門時則盡量穿寬鬆的鞋子。

史蒂夫・丹尼爾是一位極限冒險賽選手，他雙腳外側的三根腳趾不只向下捲曲，還朝著大腳趾彎曲壓在隔壁腳趾底下。他參加 2003 年的 Primal Quest 時，他決定用他認為最適合的組合，事先用肌能貼布黏貼每根腳趾關節，以及容易起水泡的部位，再穿上印金足五趾襪。即便如此，他的小腳趾還是腫得像鐵槌敲過似的，他的方法明顯無效，一路上小腳趾還是飽受其他腳趾擠壓。他的足科醫師認為只能動手術。

我太太之前有一根腳趾形成錘狀趾，我用窄的肌內效貼布幫她處理，貼布一端貼在腳趾底下，然後拉到腳趾尖端，用力拉扯讓貼布延展，最後再把貼布另

一端貼在腳趾上方。這種黏貼法能讓腳趾伸直,而且在她接受手術治療前有幫上忙。

矯正手術可能還是最好的選擇,不過費用不便宜。手術的方法通常分成三種:第一,直接截斷腳趾底部的肌腱。第二,截斷肌腱後接合關節,然後用鈦釘固定腳趾骨。第三,截斷肌腱後,在腳趾上方植入肌腱,將腳趾拉直。每一種方法都有其利弊,相信你的骨科醫師會為你仔細解說,也會依照你的狀況給你最好的建議。

錘狀趾、爪狀趾、槌狀趾用品

你可以在附近的藥局找到各種保護腳趾的用品,像是 Dr. Scholl's 錘型趾護墊、矽膠腳趾保護墊或矽膠腳趾套。以下提供幾種其他產品:

FOOTSMART:這是一款矽膠錘型趾套,可直接套在錘狀趾上同時墊著腳趾。不僅提供支撐,還能減少腳趾所受的摩擦和壓力。腳趾固定套能讓錘狀趾的骨骼排列整齊,也有可同時套住兩根腳趾的款式。腳趾分隔墊或分隔器可能也有些幫助。參見 www.footsmart.com

HAPAD:這個廠牌提供 Pedifix Visco-Gel 腳趾套、錘狀趾護墊、腳趾護墊,以及腳趾分隔墊。參見 www.hapad.com

---

趾甲嵌入症(甲溝炎、嵌甲)

趾甲嵌入症最常出現在大腳趾,可能引發感染,所以需要就醫。趾甲兩側都有可能長到肉裡,造成紅腫敏感,只要稍微受到壓力就會不舒服。這個症狀通常很痛,得儘快處理。持續出現紅腫、疼痛、敏感,可能就是感染的跡象。因為腳趾所處的環境溫暖濕潤,所以細菌繁殖得很快。修剪趾甲的方法不正確,是趾甲嵌入症最常見的原因。

踢到腳受傷,或是別人踩到你的腳趾,有時候也可能把趾甲推進皮膚裡。運動員的雙腳時常會受到撞擊,腳趾習慣性受傷也可能引起趾甲嵌入症。

治療趾甲嵌入症

每天用溫水或瀉鹽泡腳兩、三次,就可以緩和感染,不要戳患部。如果你無法自行修剪趾甲,可以詢問一下骨科或足科醫師。趾甲嵌入症可能引發嚴重的感染,最好是塗抹消炎藥膏,再貼上護創膠布。

醫師助理瑞奇 · 謝克建議用以下的方法處理：

從趾緣開始一直到趾尖，把整個趾甲表面磨得越薄越好。可以用一般的趾甲銼刀，不過用金屬銼刀會比較快。趾甲磨薄後會變得脆弱，再用熱水泡腳 30 分鐘，進一步軟化趾甲。然後用甘皮剪（藥妝店的美容用品區找得到）把嵌入的趾甲翻出來，不要由趾甲尖端往趾緣施力，得從側面比較靠近趾緣的位置著手，用甘皮剪的刀片將嵌入的趾甲翻出來。過程中，通常嵌入的部分會斷裂脫落，如果沒有的話，就用趾甲剪剪掉，我個人偏好用小支的剪鉗進行這個步驟。

你可以在附近的藥妝店或藥局，找到各種趾甲銼刀或趾甲軟化劑，以下列出幾樣特殊產品：

■ 彈簧趾甲鉗的握把較長，專為又厚、又硬、又有弧度的趾甲所設計。

■ Dr. Scholl's 嵌甲舒緩貼條

■ Hapad（參見 www.hapad.com）和 Bunheads（參見 www.bunheads.com）都有生產矽膠或果凍膠腳趾套，可用來覆蓋保護趾甲。

摩頓趾

第二根腳趾如果比大腳趾長，就稱為摩頓趾或者摩頓腳，是一種常見的問題。早在 1930 年代，德利 · 摩頓足科醫師就發現很多人的第一蹠骨較短，他也發現這會影響到步態，讓腳部過度前旋，這是一種功能障礙，讓人在站立、走路，或跑步時，腳踝向內翻轉。估計有摩頓趾的人佔總人口的 15% 以上，甚至可能高達一半。

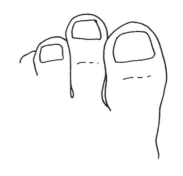

有摩頓趾的人第二根腳趾會比大腳趾長

因為第一蹠骨（大腳趾的骨骼）比一般來得短，所以第二腳趾視覺上看起來比較長，絕大多數是遺傳的關係。走路或站立時，因為第二腳趾比較長，會持續受到壓迫，這些額外的壓力會讓第二蹠骨前端產生厚繭。較長的第二腳趾不斷撞擊鞋靴的前端，可能會讓趾甲受傷。如果趾甲底下出血，趾甲會變黑然後可能會脫落。由於第二蹠骨前端持續受到壓迫，摩頓趾時常併發蹠骨疼痛。

要買適合摩頓趾的鞋子難度較高，重點是鞋子得配合最長的腳趾。所有的

腳趾都需要活動空間，比較長的腳趾也不例外。另外，趾甲務必修剪磨平。有摩頓趾的人值得多花時間保養好趾甲，這樣腳趾撞擊鞋靴時，趾甲才不會倒插。如果你有摩頓趾疼痛的困擾，矽膠腳趾套可能會有幫助。腳趾套能包覆整根腳趾，大多能重複使用。

治療摩頓趾

選擇鞋頭較高較寬的鞋靴，會比較合腳。為了有足夠的空間容納較長的腳趾，鞋靴可能得比平常大半碼至一碼。使用矯正鞋墊支撐足弓，可以調整腳部的排列，在蹠骨前端加上蹠骨墊，有助於減輕第二蹠骨所受的壓迫，關於蹠骨墊的資訊可見 www.hapad.com 網站。防滑鞋墊能防止腳向前滑，選擇鞋墊時要注意足跟杯的品質，足弓和你的腳是否吻合，還要有能攀附腳底和襪子的表面材質。有些跑者會將鞋子兩側割開，以紓解腳趾的壓力，而有些則是把腳趾附近的鞋面剪掉。矯正鞋墊或許也能減輕不適，手術則是不得已的最後手段。

如果腳趾上方開始出現水泡或雞眼，可以用膠布或矽膠套保護這個部位。如果腳趾底下會痛，腳趾墊應該會有幫助。建議使用 U 型護墊，將缺口朝向疼痛的部位。要找出正確的位置，先在腳趾痠痛的位置用簽字筆塗上顏色，把腳放回鞋子裡，用力將腳趾上的顏色轉印到鞋墊上，再將護墊固定在鞋墊上，缺口朝向腳趾即可。

FOOTSMART：有矽膠腳趾套以及 Digi-Cushions，可吸收腳趾所受的衝擊。另一款絨布矽膠厚繭襯墊可減輕腳底疼痛。參見 www.footsmart.com

疊趾

腳趾有時候會交叉重疊，所有腳趾都可能出現這種症狀，會造成極度不適。疊趾一般是指某根腳趾疊在鄰近的腳趾上，好發於第四和第五根腳趾，第五根腳趾受到疊趾的影響最大。引起腳趾交疊的原因不明，不過很多專家認為，可能是腳底的小肌肉不平衡所致。

治療疊趾

訂製鞋墊也能調整腳趾的排列，至於市售鞋墊對於治療疊趾的效果則不大。足科醫師能判斷需要哪種矯正鞋墊。鞋子的鞋頭夠寬鬆，腳趾才有足夠的活動空間。矽膠腳趾護套、腳趾套，以及腳趾固定器都可以套在腳趾上，或用來隔開腳

趾。取一條半英吋寬的膠布，先將一端黏貼在小腳趾內側，繞過小腳趾尖端，再把膠布拉緊黏貼在腳的側邊，能稍微矯正小腳趾的位置。在錘狀趾的段落中，整脊治療師潘・亞當斯提出不錯的建議，也許可以考慮請整脊治療師調整。如果疊趾造成疼痛，影響到運動或比賽，可以請教足科醫師有哪些處理的方法。

手術治療主要是針對腳趾根部，讓關節附近的肌腱和軟組織鬆開。疊趾情況嚴重的話，可能需要動手術，用鋼釘固定腳趾。鋼釘的一端會留在腳趾外，約三個星期後拔除。

FOOTSMART：有各種矽膠腳趾套以及分隔墊。參見 www.footsmart.com

腳趾踢傷

我們有時候會不小心踢到腳，引發血腫、瘀血，甚至骨折。穿慢跑鞋時比較容易踢傷腳趾，穿登山鞋的問題比較少。檢查一下腳趾是否變黑，如果有的話，可能是嚴重瘀血或骨折。踢到腳也可能讓趾甲床或腳趾產生撕裂傷。

治療腳趾踢傷

治療的方法包括併趾包紮法、冰敷（或沖冷水）、把腳部抬高，還有穿著硬鞋底的鞋靴。併趾包紮法能稍微固定並支撐腳趾。所謂的併趾包紮法，是在受傷的腳趾和隔壁腳趾中間，夾一顆棉球（絕對不能皮膚貼著皮膚），然後輕輕黏貼在一起。關於善用冰敷的技巧，可參考〈冷熱療法〉。

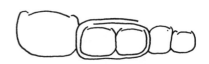

併趾包紮法正視圖：由腳趾前方觀察

把受傷的腳趾抬高到心臟以上，再加上冰敷，效果最好。硬鞋底的鞋靴能限制腳趾的彎曲度，有助於穩定腳部。

如果幾天後情況好轉，應該就沒有骨折。反過來說，如果傷勢一直沒有改善，必須就醫並接受 X 光檢查（詳見第 268 頁〈骨折〉段落）。

醫生可能會要你穿矯正鞋，這種鞋子的木質鞋底能防止腳部彎曲。腳趾如有骨折，則需要四到六星期才能復原。

踢到腳之後如果趾甲掀起，得小心不要讓襪子勾到。趾甲掀起的部分必須修剪掉，才能避免剩下的趾甲受到拉扯。接著再貼上護創膠布或類似膠布來保護趾甲，並在缺口處塗上抗菌藥膏預防感染。

灰趾甲

灰趾甲是個大問題,很多運動員都是受害者。我跟很多運動員提到過灰趾甲,不過卻發現大部分的人很難接受這是一個病症。足科醫生約翰‧莫其納也跑馬拉松,他說:「灰趾甲不只有礙腳部健康,還會嚴重影響到跑步表現。強烈建議跑者做好防範,一出現灰趾甲的症狀就立即就醫。」

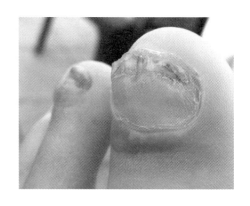

灰趾甲

灰趾甲又稱為甲癬,是一種持續性的趾甲黴菌感染。趾甲床受到一種叫做皮癬菌的黴菌侵襲,黴菌深藏在趾甲床中,藥物不易到達,所以治療困難。受到黴菌感染的趾甲通常會增厚變形,也可能出現棕、白、黃等顏色變化。趾甲也會變得容易碎裂,甚至看起來趾甲下有碎片。有灰趾甲的人當中男性居多,而且感染的機率隨著年紀增加。但實際上不論年齡或性別,每個人都還是有機會染上灰趾甲。因為灰趾甲很少引發不適,儘管出現了某些症狀,很多人還是可以隱忍多年。

運動員常會暴露於特定的風險因素中,所以得到灰趾甲的機會也隨之升高。

- 趾甲受到外傷後,趾甲床容易感染黴菌。
- 汗濕的襪子加上緊密的鞋子,這種溫暖潮濕的環境是黴菌的天堂。
- 灰趾甲具有傳染力,像更衣室和公共淋浴間這種溫暖潮濕的環境,就是黴菌散佈的溫床。

以下幾個步驟能降低感染灰趾甲的機率:

- 每天都把雙腳洗淨擦乾,尤其是腳趾縫。
- 穿吸濕排汗襪。
- 穿鞋子前,確認一下鞋子是全乾的。
- 在公共場所淋浴,要穿拖鞋或夾腳拖。

- 如果懷疑趾甲受到感染，就不要塗趾甲油。
- 準備幾雙透氣的鞋子，每天輪流穿。
- 使用抗黴菌足粉或噴劑。
- 定期檢查雙腳，門診時順便請醫師檢查趾甲。

治療灰趾甲

　　因為黴菌是從趾甲床向外擴散，所以重點就是出現感染時必須馬上阻止情況惡化。醫生通常會開強力的處方藥殺死黴菌，可能是口服抗黴菌藥，或者是外用藥膏，如果是口服藥劑，務必跟醫師確認一下可能產生的副作用。因為趾甲成長緩慢，治療期可能要六個月到一年不等，才能確保藥劑殺死所有的黴菌，而且讓健康強韌的新趾甲完全長成。足科醫師克莉絲汀・杜柏沃斯基是《疼痛雙腳》（Those Aching Feet）一書的作者，她談到灰趾甲的治療方法：

　　　　最積極有效的療法是口服抗黴菌藥，最常見的兩種口服藥是適撲諾和療黴舒，而最有效的外用藥則是 Penlac 趾甲擦劑。另一種處方外用藥是一種叫做 Carmol 的脲基藥劑。為了增加治療的效果，我建議內外夾攻，也就是說，除了口服抗黴菌藥之外，也塗抹外用藥。拔除趾甲也是一個治療方法，趾甲一旦拔除，外用藥很容易就可以到達趾甲床，效果會更好，經過 8 到 10 個月，趾甲就會完全長回來。除非是習慣性趾甲嵌入症、趾甲下方潰瘍，以及灰趾甲造成疼痛的患者，否則不建議永久性拔除趾甲。

　　最新的方法是用雷射照射趾甲，殺死藏匿在趾甲裡引起感染的病原體。一次療程治療十根腳趾約需半小時，不會痛也不會損及健康組織。第一次臨床研究顯示，接受過一次療程之後，88% 的患者長出正常的新趾甲，費用平均約 1,000 美元。

　　很多人試過一些家庭偏方，有些還蠻有效的（如果無效，建議還是去看醫生）。首先，茶樹精油、松紅梅精油，或尤加利精油常用來治療灰趾甲。每天用幾滴精油塗抹患部兩到三次，效果最佳。可以用棉花棒塗抹，也可以用繃帶或貼布黏貼固定。除了能殺死黴菌外，精油也有助於止癢。先滴一、兩滴精油在皮膚上，測試過敏反應，藥妝店或藥房應該都買得到。

　　另外一個治療灰趾甲的有效偏方是 Vicks VapoRub 軟膏（有人說它和曼秀雷敦很像）。先把趾甲儘量剪短，再把趾甲表面的碎屑儘量刮乾淨，然後在趾甲表

面塗上薄薄的一層 VapoRub，最後用護創膠布包起來，早晚各重複一次。幾個月之後，黴菌會死光，新的趾甲會長出來。有些人發現，每天用李施德林或李施德林加白醋，以一比一的比例，浸泡腳趾兩次也會有效。一位足型矯正師建議，每天洗完澡之後，用一瓶蓋的外用酒精塗抹趾甲，根據他的說法，趾甲上噁心的東西會乾掉脫落，接著長出來的是正常的新趾甲。

使用茶樹精油、松紅梅精油、尤加利精油或是 Vicks VapoRub 軟膏這些方法，每天必須塗抹兩次，而且至少持續 90 天（180 天更好）。克莉絲汀・杜柏沃斯基醫師強調：「使用任何家庭偏方或非處方外用藥，必須有心理準備，因為治療的效果很差。如果你決定要嘗試這些方法，一定要每天持之以恆。把趾甲的表面磨粗，然後用棉花棒塗上一層藥。現今的醫療界中，還沒有有效、便宜又安全的灰趾甲療法。如果患者試過其他傳統療法都無效，我會鼓勵他們試試這些便宜又安全的偏方，不過不要抱持太大的希望。」

外科醫生約翰・夏農寫道：「我花了大約 10 年的時間對抗灰趾甲。剛開始幾次都用療黴舒就治好了，後來我左腳第四根腳趾再度感染，而且用完兩條療黴舒，情況還是沒有起色。整根趾甲都淪陷了，因為趾甲跟趾甲床都已經分離，很容易就可以把表層剝下來。我請足科醫師和皮膚科醫師看過，他們也愛莫能助，讓我這位同樣是醫師的人感到很失望。我在網路上看到有人用氯胍治療灰趾甲，也就是外科醫師用來洗手的消毒藥劑。我買了一支附有氯胍的刷子，把趾甲表層刮掉，然後刷洗雙腳。才過兩個星期而已，就長出了正常的趾甲！只能說真是太神奇了！我認為應該多研究一下氯胍對灰趾甲的療效。我覺得，我把趾甲表層磨掉是對的，這讓藥劑更容易到達底層的黴菌。」

克莉絲汀・杜柏沃斯基醫師補充了結論：「治療灰趾甲難度很高。如果你的灰趾甲會壓迫到腳趾，會疼痛或引發感染，建議你考慮請你的醫師開處方藥劑、拔除你的趾甲，或是用雷射治療。也要小心預防再度感染，多用幾種方法根治問題。如果你的灰趾甲只是看起來很醜，沒有造成不適，那麼每星期擦一次非處方成藥，然後小心預防再度感染即可。」

到藥房找找看 Mirane 這種成藥，上網搜尋也可以找到其他的藥品，比如說 www.funginail.com 網站有 Fungi-Nail，www.fungisil.com 網站有 Fungisil，都可針對趾緣和趾甲床進行治療。

人工草皮趾

　　人工草皮趾就是第一蹠趾關節扭傷，而引發疼痛。這個關節位於大腳趾根部與腳掌連接處，扭傷的原因通常是因為腳趾受到撞擊，或大腳趾過度（向上）彎曲，一般會伴隨著僵硬和腫脹等症狀。運動員在堅硬的人工草皮地面上打球時，特別容易受傷，尤其橄欖球員和足球員得持續跑步跳躍，是最為好發人工草皮趾的族群。

　　人工草皮趾其實是大腳趾根部周圍的關節囊破裂。除了會引發劇烈疼痛外，關節也會變得不穩定，甚至於大腳趾根部關節會脫臼，必須照 X 光檢查。

　　醫護助理羅賓・弗萊回想起 1993 年的一場超級馬拉松賽：「剛跑離醫護站，突然間左腳發出一陣劇痛，我的嘴巴同時飆出一句髒話。原來是我自己疏忽，沒看到步道上凸出了一點點的樹本殘根，大腳趾就硬生生的踢到。」多年後，他的大腳趾嚴重向外歪斜，甚至開始把第二趾推往第三趾，只好請足科醫師進行大腳趾修復手術。腳趾復原後，如果長時間的運動，還是會痛，但還在忍受的範圍之內。左腳的腳趾之前長期互擠，現在也慢慢回復到正常的位置。我不愛用非類固醇消炎止痛藥，不過從一月初開始，我每天都服用維骨力，這是一種葡萄糖胺加上軟骨素的營養補充品，現在我已經回復到正常的訓練方式。」

治療人工草皮趾

　　常用的治療方法包含讓腳趾休息，冰敷，然後把腳抬高。醫師可能會開消炎藥，然後建議你受傷的腳不要承受重量。運動得休息約三個星期，給關節囊時間復原。可以回去運動時，你可能得戴上特殊的腳趾護具，保護關節囊。如同很多其他傷害，人工草皮趾也可能再發，而且每發生一次，復原的速度就會變得更慢。如果情況跟羅賓一樣嚴重，或是第一次受傷後復原不當，可能就必須動手術。

　　HAPAD 舞者鞋墊 可以墊在前腳掌底下，特殊的裁切線可環繞大腳趾關節，可舒緩第一蹠趾關節下方的疼痛。依照腳型定型之後，彈簧般的捲曲羊毛纖維能提供穩固有彈性的支撐力。參見 www.hapad.com

本章重點複習：灰趾甲

運動員常會暴露於特定的風險因素中，所以得到灰趾甲的機會也隨之升高。

- 趾甲受到外傷後，趾甲床容易感染黴菌。

- 汗濕的襪子加上緊密的鞋子，這種溫暖潮濕的環境是黴菌的天堂。

- 灰趾甲具有傳染力，像更衣室和公共淋浴間這種溫暖潮濕的環境，就是黴菌散佈的溫床。

以下幾個步驟能降低感染灰趾甲的機率：

- 每天都把雙腳洗淨擦乾，尤其是腳趾縫。

- 穿吸濕排汗襪。

- 穿鞋子前，確認一下鞋子是全乾的。

- 在公共場所淋浴，要穿拖鞋或夾腳拖。

- 如果懷疑趾甲受到感染，就不要塗趾甲油。

- 準備幾雙透氣的鞋子，每天輪流穿。

- 使用抗黴菌足粉或噴劑。

- 定期檢查雙腳，門診時順便請醫師檢查趾甲。

26

前足問題

　　腳前端（前足）常見的問題有四個：拇趾外翻、蹠骨疼痛、摩頓氏神經瘤、籽骨炎。全部都是又痛又煩人的症狀，運動員一旦出現這些症狀，運動的樂趣就沒了。

拇趾外翻

　　拇趾外翻也叫做拇趾囊腫，是前足常見的畸形之一。正常的大腳趾會稍微朝其他腳趾彎曲，使根部關節外側形成一個角度，這個關節和附近組織形成腫塊時，就是拇趾外翻。第一蹠骨朝向人體中線（往內）產生位移，而大腳趾同時偏離人體中線（往外）產生位移，是造成腫塊的原因，這個腫塊也屬於一種關節炎。經過一段時間的位移，大腳趾可能與第二趾產生重疊。

　　這種畸形會讓腳變寬，造成足弓無力、塌陷。關節的動作和鞋子施加的壓力會造成疼痛，大腳趾和第二趾的接觸點可能長出雞眼，拇趾外翻的部位也可能形成厚繭，而且皮膚和關節之間可能會形成滑囊炎。

　　小腳趾也可能向內歪斜，根部關節形成腫塊時叫做小趾內翻，有時稱之為裁縫師滑囊炎。

　　拇趾外翻的原因很多。腳部異常內旋也就是向內側翻轉，是最常見的原因之一。其他的因素包含家族遺傳、鞋子的鞋頭太窄、長短腳等。有扁平足的人也比較容易遇到拇趾外翻、厚繭或錘狀趾等問題。

治療拇趾外翻

　　鞋子的植頭很重要，一定要夠寬夠深。如果你的腳過度內旋，試試看足弓支撐墊或者矯正鞋墊能否改善。若拇趾外翻引起不適，舒緩的方法包含：穿較寬的鞋子、在大腳趾和其他腳趾間放置襯墊、使用足弓支撐墊、用溫水泡腳。穿著鞋頭尖細的鞋子只會讓問題更加惡化。到附近藥店的護腳專區，看看有什麼最新的拇趾外翻用品。拇趾外翻的部位如果發炎，得服用消炎藥，把腳抬高，每天冰敷三次，每次 15 分鐘。第 336 頁有更多關於冷熱療法技巧的資訊。

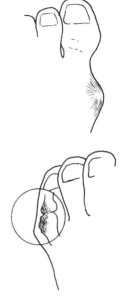

拇趾外翻（上）與
小指內翻（下）

　　有提供維修服務的鞋店或足型矯正師，應該都能幫你修改靴子，軟化壓力點或伸展放鬆部分皮革，就能減少對拇趾外翻、雞眼、及厚繭等部位的壓迫。

　　要減少疼痛部位所受的壓力，也可以從鞋帶的綁法下手。最簡單的方法是跳過最底下的鞋帶孔。也可以每隻鞋子綁兩條鞋帶，先用一條穿過下半段的鞋帶孔，綁鬆一點，再用另外一條穿過上半段的鞋帶孔，綁緊一點。第三種方法是鞋帶的前幾圈綁鬆一點，打一個結，然後繼續穿完剩餘的鞋帶孔。這些方法都能讓鞋子的前半段變得較寬鬆。

　　以下的兩種簡單伸展運動，能舒緩拇趾外翻所引起的大腳趾疼痛：

1. 坐在地板上，腳底貼平，然後腳底保持水平，把腳抬起來。輕輕的將大腳趾往外拉，維持幾秒鐘。重複做十下。

2. 跟上面姿勢相同，用腳跟撐起前足，把腳趾用力的往下彎曲，用手輕推腳趾。重複做十下。

　　情況如果很嚴重，可能就要動手術。拇趾外翻矯正手術可去除骨頭上的腫塊，也可能以截骨術讓腳趾骨骼重新對齊。為了術後定型，會以螺絲、鋼片、或鋼絲固定骨頭。喬治・荷姆斯醫師是美國若許大學醫學中心的腳部及腳踝外科醫師，他研發出一種新的手術療法，叫做迷你鋼索，過程是先在第一蹠骨與第二蹠骨各鑽一個洞，然後用稱為纖維絲的特殊線材穿過這兩個洞，再以極小的鋼鈕固定住纖維絲兩端。將纖維絲拉緊時，歪斜的第一蹠骨會貼近第二蹠骨，藉此調

整骨骼的排列，最後，醫師會再調整一下大腳趾的相關韌帶、肌腱、神經。這種方法並沒有使用截骨術，復原時間較短，併發症也較少。

拇趾外翻用品

藥店或藥房有賣各種拇趾外翻用品，你可以找到 DR. SCHOLL'S 拇趾外翻護墊以及 HAPAD 日間拇趾外翻襪墊。

BUNION AID：是一種彈性支架，能調整大腳趾的排列，同時減少拇趾外翻所帶來的疼痛。單一尺寸，雙腳適用，可直接戴在腳上，或是穿在寬鬆的鞋子裡面。雖然號稱可以二十四小時配戴，不過體積太大，不建議賽跑時使用。參見 www.bunion-aid.com

ENGO PATCHES：是一種獨特的低摩擦力貼片，用來貼在鞋子及鞋墊上，而不是貼在皮膚上，保護拇趾外翻更容易也更持久。有多種尺寸：小橢圓形適合腳趾，大橢圓形適合前腳掌。參見 www.goengo.com

FOOTSMART：有矽膠腳趾分隔墊或分隔器、拇趾外翻舒適護墊以及水凝膠拇趾外翻護墊。參見 www.footsmart.com

蹠骨疼痛

　　腳底的某一蹠骨頭向下塌陷，造成壓迫或疼痛就叫做蹠骨疼痛，好發於第二蹠骨頭，接著就是第三、第四蹠骨頭。你可能覺得鞋子裡有小石頭，要不然就是腳會痛，出現灼熱感，或前腳掌腫脹。其實用手指稍微按壓每一個蹠骨頭，通常就能找出問題點。因為蹠骨頭過低才會感覺疼痛和壓迫，壓力點上通常可以看到厚繭。隨著年紀增長，我們腳底的脂肪墊反而越來越薄，也就越容易遇到這個問題。摩頓趾常會併發蹠骨疼痛。

　　鞋子的楦頭太窄，或是靠近腳趾的鞋帶綁得太緊，都可能造成問題。做個簡單的測試，就可以看出鞋子太窄對蹠骨的影響，用手握住腳趾根部然後輕輕擠壓，你可以看到蹠骨因為受到壓迫而（往腳底）凸出，只要每走一步，這個部位就會受到衝擊。要做好預防，得先從合腳的鞋子開始，然後搭配適合的鞋帶綁法。（詳見第 43 頁〈神奇的吻合〉以及第 156 頁〈綁鞋帶〉。）

治療蹠骨疼痛

　　蹠骨護墊可紓緩蹠骨疼痛的症狀，如果護墊無效，試試把對應壓力點的鞋

墊部位剪一個洞。要知道準確的位置，先用彩色筆在腳痛的部位作記號，然後把腳放進鞋子裡用力一踩，就可以把顏色轉印到鞋墊上，再把蹠骨護墊固定在鞋墊上即可。有些護墊做成管狀，向襪子一樣套在腳上，這種設計不適合比賽時使用。

　　鞋子的部分，建議穿鞋楦較寬、鞋頭較高較寬的比較舒服，也可以另外加上矯正鞋墊。如果所有的方法都無效，可以跟醫師討論注射類固醇。

蹠骨疼痛用品

FOOTSMART：這家廠商的矽膠前腳掌護墊和蹠骨護墊，能分散蹠骨頭所受的壓力。參見 www.footsmart.com

HAPAD：這個廠牌推出好幾種適用於蹠骨疼痛的護墊。蹠骨護墊可舒緩蹠骨或摩頓氏神經瘤的疼痛。蹠骨護條能緩衝前腳掌所受的壓力，減少厚繭的形成還有前足的不適。蹠骨圓盤能支撐蹠骨和足弓。依照腳型定型之後，彈簧般的捲曲羊毛纖維能提供穩固有彈性的支撐力。參見 www.hapad.com

SPENCO 蹠骨足弓護墊：適合用在前腳掌部位。參見 www.spenco.com

VISCOPED 鞋墊：是由無法壓縮的黏彈性材質製成，蹠骨頭和腳跟兩個部位設置較柔軟的矽膠條。VISCOPED S 鞋墊 的蹠骨和腳跟部位也有比較柔軟的矽膠條。整條鞋墊都具有吸震力，也能平均分散壓力，能有效紓解蹠骨或摩頓氏神經瘤的疼痛。參見 www.bauerfeindusa.com

摩頓氏神經瘤

　　摩頓氏神經瘤是神經發炎所引起的疼痛，好發於第三和第四根腳趾，有時候疼痛會出現在第二或第三根腳趾之間。蹠骨頭和腳趾之間的神經受到腳趾根部的擠壓，因而出現敏感和發炎的症狀，疼痛腫脹的神經就稱為神經瘤。通常會有刺痛或發麻的感覺，漸漸擴散到腳趾尖端，嚴重的話會出現灼熱感伴隨著劇痛，有人形容這個感覺和踩到小石頭很像。用手指按壓第四根腳趾根部時如果會痛，那很可能有神經瘤。如果沒有接受治療，神經叢周圍會形成疤痕組織，只會更痛。

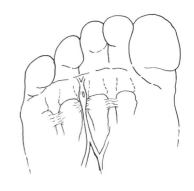

因神經發炎而形成摩頓氏神經瘤

　　鞋頭太緊壓迫到前足，或腳趾根部關節和蹠骨頭壓迫到神經，都會引起這種症狀。從事對前足壓力特別大的運動，有可能造成神經發炎。我們走路或跑步時會以腳趾離地，這個動作可能會讓支撐蹠骨的韌帶，將神經推向兩根腳趾骨中間。出現症狀時，只要限制活動幾天，應該就能讓發炎消退。

治療摩頓氏神經瘤

　　治療的方法包含冰敷患部、施打消炎針、穿著寬鬆而且吸震力較強的鞋子，以及使用蹠骨護墊吸收蹠骨所受的壓迫。蹠骨護墊還能讓腳趾稍微分開，藉此減輕疼痛。要知道蹠骨護墊該放在什麼位置，先用簽字筆在疼痛的部位作記號，把腳放進鞋子裡然後用力踩，顏色就會轉印到鞋墊上，再將護墊固定在鞋墊上即可。www.footsmart.com 網站上有很多護墊和鞋墊，都有助於紓解疼痛。

　　按摩能有效舒緩疼痛，冰敷對減輕疼痛和發炎的症狀也有幫助，可以參考〈冷熱療法〉那一章所提供的冰敷技巧。

　　如果你的腳過度內旋，蹠骨的動作幅度會比較大，也會刺激到蹠骨頭之間的神經。這種情況下，穿著硬的動作控制鞋，或在腳趾之間墊一片小羊毛，對紓解症狀都有幫助，也建議考慮使用矯正鞋墊。滑囊炎、拇趾囊腫、或關節炎都可能併發蹠骨疼痛。

　　保守療法對神經瘤產生不了作用時，注射可體松的效果能持續幾個月，甚至是幾年。酒精注射或手術切除則是另外兩種治療方法。

　　《疼痛雙腳》的作者克莉絲汀・杜柏沃斯基醫師建議，穿著低跟的鞋子能減少前腳掌的受到不必要的壓力，鞋子最好是硬一點，然後再加上冷熱循環浸泡法減輕發炎的症狀。泡腳的時候，先泡熱水五分鐘，再泡冰水五分鐘，一共泡20 至 30 分鐘。

　　運動員包柏・艾格西對抗摩頓氏神經瘤好幾年的時間中，研究了各種治療的方法。以下是他學到的療法，從最保守的排列到最具侵入性的。

- 鞋頭的高度和寬度都應該要很充裕，襪子不能太緊。
- 使用市售現成的矯正鞋墊。
- 使用蹠骨護墊。
- 嘗試深層組織按摩。
- 注射可體松。
- 訂製矯正鞋墊。
- 最後的選擇是開刀。

祕訣：強化運動

腳趾運動有助於強化並緊縮蹠骨部位，同時也能伸展腳趾上方的肌腱。練習用腳趾把地毯上的彈珠撿起來，或是在地上放一條毛巾，然後用腳趾把毛巾夾起來。

你的足科或骨科醫師可以幫你診斷出疼痛的原因，再給你治療問題的建議。可能會先讓你服用口服消炎藥，也可能注射可體松止痛。神經瘤症狀嚴重的話，可能需要以手術放開或割除發炎的神經。建議找從腳背動刀的醫師，不但可以縮短復原時間，復原的過程中還能保持一定的活動力。

嘗試不同的鞋帶綁法，也可以減少蹠骨頭和前足所受的壓迫，可參考第315頁拇趾外翻段落中所描述的方法。用變化的鞋帶綁法代替正常的綁法，可避免蹠骨頭受到擠壓。〈綁鞋帶〉一章還有介紹其他的鞋帶綁法。

摩頓氏神經瘤用品

FOOTSMART：有矽膠前足鞋墊、加裝了蹠骨圓墊的前足護墊、還有足底襯墊。參見 www.footsmart.com

HAPAD：製造好幾種適用於神經瘤的產品，詳見第318頁蹠骨疼痛用品。

SPENCO 蹠骨足弓護墊：適合用在前腳掌部位。 參見 www.spenco.com

VISCOPED INSOLE：也有助於舒緩疼痛，詳見第318頁蹠骨疼痛用品。

籽骨炎

籽骨是大腳趾根部關節底下的兩根小骨頭，如果出現發炎的症狀就叫籽骨炎。一旦這兩根籽骨瘀血或發炎，會產生持續的劇痛，或是大腳趾移動時會痛。這兩根骨頭也可能骨折，也是會突然間劇痛，而且腳部無法承受重量。

從事對前足部位壓力特別大的運動，也可能造成籽骨疼痛。近來常有人強調運動鞋要穿簡約風，跑步時要用前腳掌著地，這些做法也可能引發籽骨炎。吸震功能差的鞋子，無法有效吸收石頭的衝擊，會讓籽骨受傷。

X光片上的籽骨很平滑，沒有粗糙或鋸齒狀的邊緣。即使在骨折的情況下，

籽骨原本的作用就是吸收衝擊，忍受得了疼痛的話，運動員還是可以繼續跑。

別小看這兩根小骨頭，它們可是會製造出大麻煩。有次在短短的 5 英里賽程中，跑者萊爾 · 洪堡的左腳忽然劇痛，後來從 X 光片上看到籽骨碎成三片。萊爾說：「我繼續往前跑，不過左腳快痛死了，整個人往右邊傾斜，結果我左邊大腿拉傷。」醫師讓他戴上活動型固定器，服用消炎藥，兩星期後在前腳掌下方裝上小的舞者鞋墊。醫生告訴他，如果以後走路、跑步不會痛，那問題就是解決了。如果會的話，可能就需要開刀。

治療籽骨炎

使用軟墊或鞋墊會有幫助，也可以在對應著籽骨的鞋墊位置剪一個洞。可參考第 315 頁拇趾外翻段落中所描述的方法，將前足部位鞋帶綁鬆一點，可減輕籽骨所受的壓迫。冰敷可以減輕疼痛和發炎的症狀，建議參考〈冷熱療法〉一章裡的冰敷技巧。

將大腳趾和第二根腳趾併趾包紮，能穩定大腳趾，也能限制活動範圍。如果要長時間包紮，最好在兩根腳趾之間放一片紗布、棉花、或面紙。穿硬底鞋能讓腳趾排列整齊，同時保持腳部和腳趾關節的穩定，並等到傷勢復原再從事激烈運動。

籽骨炎用品

HAPAD 舞者鞋墊：可以墊在前腳掌底下，特殊的裁切線可環繞大腳趾關節，可舒緩厚繭和籽骨炎所引起的疼痛。依照腳型定型之後，彈簧般的捲曲羊毛纖維能提供穩固有彈性的支撐力。參見 www.hapad.com

VISCOPED INSOLES：也有助於舒緩疼痛，詳見第 318 頁蹠骨疼痛用品。

27

腳趾及雙腳麻木

　　短暫性麻痛或周邊神經病變會造成麻木。兩者都是擾人的病症，只不過麻痛是暫時性，神經病變卻會影響健康。另一種常見的腳部麻痺則是因為雷諾氏症候群。

　　如果你有糖尿病或是糖尿病前期，就要特別注意雙腳的變化。糖尿病常引發神經病變，破皮、潰瘍、瘀血、趾甲問題等，可能引起其他的醫療問題。

短暫性麻痛

　　長時間使用雙腳，導致體液堆積於雙腳造成腫脹，同時使神經受到暫時性的壓迫，就會引發短暫性麻痛。雙腳腫脹且血流減少時，神經會受到擠壓，神經接受不到所需的含氧血液，就會出現麻木或刺痛感。鞋子或鞋帶太緊，鞋子的吸震力太差，再加上沉重步伐的撞擊，都可能是部份的原因。

　　長期重複的動作或壓迫可能引發趾間神經炎，一般稱為摩頓氏神經瘤，會間接造成腳趾麻木。蹠骨之間的神經如果發炎，腳趾也可能感到不適。

　　運動結束後如果問題沒有消失，可以考慮換上吸震力較好或寬鬆的鞋子，並把鞋墊和足弓支撐墊換掉。腳部可能輕微受傷而造成淋巴系統受損，如果情況沒有好轉，就應該就醫。

短暫性麻痛及周邊神經病變的相關資訊：

腳部疼痛中心 參見 www.footpaincenter.com

神經病變醫學會，參見 www.neuropathy.org

神經病變信託基金會，參見 www.neurocentre.com

《腳趾麻木與腳底疼痛》（NUMB TOES AND ACHING SOLES）是周邊神經病變患者必讀一本書，作者約翰 · 賽納夫（John A. Senneff）本身也是病友，本書以患者的角度來討論這個疾病。

《周邊神經病變：當麻木、無力、疼痛停不下來的時候》（PERIPHERAL NEUROPATHY:When the Numbness,Weakness,and Pain Won't Stop）諾曼 · 拉托夫（Norman Latov）著，由美國神經學會與 Demos 醫療出版社於 2007 年出版。

《足部麻木全書》（THE NUMB FOOT BOOK），作者是 Marc Spitz and Alexander McLellan 兩位醫生，參見 www.footpaincenter.com。

周邊神經病變

　　周邊神經病變是一種痛苦的疾病，症狀是雙腳出現灼熱感，有時候可能是冰冷感。初期只是腳趾輕微刺痛，然後變成劇烈疼痛，甚至於往上延伸到大腿。其他症狀包含刺痛或麻木感，腳上好像套了透明的襪子，戳刺或是電擊般的劇烈疼痛，對於觸摸非常敏感，肌肉無力，失去平衡或協調感等等。

　　這些疼痛是因為末梢神經受損引起，而受損的原因很多，這裡僅列出其中一部分：糖尿病、腎臟病或肝病造成雙腳血液循環不良，甲狀腺機能減退，病毒或細菌感染，維他命缺發症候群，某一條神經受到壓迫。不過，原因通常不明。之所以稱之為神經性疼痛，其實就是因為缺乏危險的刺激也沒有啟動身體的防禦機制在度過危險或傷害痊癒後也不會消退。

治療周邊神經病變

通常得看引起神經病變症狀的原因，才能決定療法。過程可能很令人沮喪，尤其是找不出原因的話。一般的治療方式包括：以成藥或處方止痛藥治療輕微症狀，以三環抗鬱劑治療灼熱感，以抗癲癇藥物治療刺痛感。可惜的是，沒有任何藥物能扭轉神經所受的損害。

自我治療的方法除了好好保養雙腳之外，可以穿著寬鬆的襪子和有襯墊的鞋子。床上裝一個半圓形的圈，不要讓被單壓到腳。用冷水泡腳後，再擦上潤膚乳液。用按摩的方式增加血液循環，刺激神經。保持活躍，以及減少壓力。

詢問一下醫師，看 Neuragen PN 或 Neuragen 凝膠是否有助於改善你的狀況。這些順勢療法外用藥劑不須處方，能直接針對神經疼痛部位起作用，如果需要更多資訊，可查詢 www.neuragen.com 網站。也許你的醫師知道其他值得嘗試的藥物。

神經反射療法（NRT，又稱 Bentley Method），能提供一套完整又自然紓解疼痛的療法，並增加周邊神經病變部位的血液循環。上網搜尋，找出附近能提供神經反射療法的治療師。

要治療周邊神經病變，還可以使用低能量雷射療法（LLLT）。低密度的光波穿透皮膚表層，受損的細胞和組織受到激發，會正常運作並且再生出健康的新細胞。免疫系統受到刺激會促進傷口癒合，減少疤痕組織的形成，也會紓解急慢性疼痛。腳部疼痛中心（www.footpaincenter.com）的研究以及 www.chiroweb.com 網站，都提到慢性神經病變經過治療後，疼痛的症狀得到很大的改善。

雷諾氏症候群

大約有 5% 到 10% 的人口受到雷諾氏症候群影響。手指和腳趾的供血量減少是引起不適的主因，寒冷或壓力也會讓症狀發作。

皮膚變色是雷諾氏症候群的主要症狀，不過發作的程度、時間及頻率則因人而異。患部因缺乏血液循環變得蒼白，漸漸轉藍而且冰冷，最後完全麻痺。等症狀消退之後，患部可能變紅、抽痛、刺痛或腫脹。

雷諾氏症候群的患者受不了濕冷的環境，也容易罹患戰壕足。出現異常的搔癢或灼熱感，而且維持很久的話，就需要讓醫師檢查。

治療雷諾氏症候群

　　做好全身保暖是很好的預防措施。穿戴防風防水的襪子和手套，羊毛或羊毛混紡材質的襪子保暖度佳，SealSkinz 的襪子則能阻斷濕氣。最好能再穿上防水防風的鞋子，稍大的鞋子才能容納比較厚的襪子。鞋襪太緊的話，會讓雙腳受到束縛甚至受傷。要保持手指和腳趾乾爽，可以塗一點滑石粉。感覺症狀快要出現時，立刻進入室內讓手腳升溫。

　　避免傷到患部的皮膚，萬一受傷必須馬上治療。因為患部的血液循環不良，就算是輕微的破皮或擦傷，癒合所需的時間都更長。

　　如果懷疑自己可能有雷諾氏症候群，請醫師幫你檢查，醫師可能會建議服用藥物來對抗這個疾病。對於這個痛苦又令人灰心的病症，美國雷諾氏症醫學會（網站參見 www.raynauds.org）能提供協助和支援。

28

皮膚疾病

常見於雙腳的五種皮膚疾病是：足癬、厚繭、雞眼、裂隙、足底疣。剛出現症狀時就處理的話，能防止症狀更加惡化。

足癬

數據相當驚人：70% 的人感染過足癬，45% 的人感染足癬超過 10 年，而每 10 位感染足癬的人中，有 7 位是男性。

足癬俗稱香港腳，是由真菌引起的一種皮膚病，天氣炎熱加上雙腳流汗常讓運動員感染足癬。鞋子或靴子裡的環境溫暖潮濕，腳部大量出汗，還有皮膚狀況的變化，這些因素結合構成足癬真菌成長的溫床。足癬通常出現在腳趾之間和足弓部位，一般會出現搔癢、皮膚乾裂、發炎及灼熱感、疼痛等症狀。不加以治療的話，接著就可能出現小水泡或腫脹，水泡破裂時，會讓敏感的組織曝露在外，隨著感染繼續擴散，灼熱感和搔癢感會越來越強烈。

另一種真菌感染叫慢性厚皮症，症狀是腳底有紅斑擴散，形狀看似北美土著穿著的平底靴，所以也叫做平底靴足癬。患部的皮膚會乾燥脫皮，這種感染得用處方等級的抗黴菌藥劑治療。

趾甲附近出現足癬的話，應該儘速用抗黴菌藥劑治療，也可參考前面〈灰趾甲〉篇章中提到的治療方法。

預防足癬的方法有：每天用肥皂和水清洗雙腳，然後徹底擦乾，特別注意腳趾之間的乾燥；穿吸濕排汗襪；定時更換鞋襪保持乾爽；塗抹品質好的吸濕足

粉。足癬有傳染力，賽後或健身後使用公共浴室時，應穿上拖鞋，避免赤腳行走。

治療足癬

治療的方法是保持雙腳乾淨、乾燥，常換襪子，使用抗黴菌藥品和足粉。雙腳多汗的人也許可以試試止汗劑。濕襪子是黴菌生長的理想環境，襪子的好壞變得相對重要，就算是穿吸濕排汗襪，雙腳還是可能有濕氣，而 Drymax 的襪子連內層纖維都防水，會是更好的選擇。

一般的藥妝店或藥房應該有治療足癬的藥膏、軟膏、藥水、足粉或噴劑，如果成藥無法改善你的症狀，建議詢問醫師，因為黴菌會產生抗藥性，足癬復發時應該換別種藥劑治療。

可以嘗試使用茶樹精油、松紅梅精油或尤加利精油來治療足癬。在患部塗抹幾滴精油，或用棉花棒塗抹，每天兩到三次效果最佳，也可以用繃帶或貼布黏貼固定。除了能殺死黴菌外，精油也有助於止癢。鄰近的藥店或藥房應該都買得到，先滴一兩滴精油在皮膚上，測試看看會不會過敏。

外用酒精對某些人有效，洗完澡之後，用酒精棉擦拭腳趾甲。

施普樂的液體填充棉棒非常方便攜帶，而且有兩種包裝，一種是裝治療足癬的克黴樂，另一種則是裝妥奈泰殺黴素。只要把棉花棒的一端折彎就能使用（見www.swabplus.com）。

還有很多非處方抗黴菌藥劑或藥水，比如 Dr. Scoll's 灰趾甲再生水及黴菌藥水、克黴樂、療黴舒、Lotrimin、Micatin、施普樂、Tinactin、妥奈泰，一般藥妝店或藥房應該找得到。Zeasorb-AF 是一種足粉，也有乳液狀足粉。

選擇使用酒精或精油的話，每天必須塗抹兩次，而且療程至少持續 90 天。不論使用處方或非處方藥劑，都應該遵守使用指示。

厚繭

厚繭是最多人討論的護腳議題之一。很多人看厚繭不順眼，喜愛它的人卻也很多。厚繭形成的原因是，重複壓迫或摩擦，造成死亡皮膚異常的大量堆積增厚，厚繭也稱為皮膚角化過度。

腳底常有厚繭，腳跟部位最常見，其次是前腳掌或腳趾底下。外觀可能偏黃、多層、甚至於因過度乾燥而脫皮。厚繭是生物力學不良或鞋襪不合的徵兆，因此只要有厚繭就代表不正常。如果問題出在鞋襪，可找出問題點並加以修正。只可惜，絕大多數生物力學問題都是天生自然，只能默默接受。很多情況下，厚

繭沒什麼不好的，既能抵抗摩擦，又能充當吸震墊。不過，要是太厚而影響到皮膚的彈性，或形成異物，就有問題。

有種常見的厚繭稱為頑固性足底角化病（IPK），也就是前腳掌蹠骨頭部位厚繭局部堆積。這種厚繭中心通常有一個硬核，如果出現在壓力區會造成疼痛。

厚繭的成因很多：前足蹠骨排列不整齊、步態異常、扁平足或高足弓、蹠骨過長以及腳底脂肪墊變薄。扁平足的人也比較容易受到厚繭、拇趾外翻及錘狀趾的困擾。

除非厚繭引起不適，否則多數人並不在意厚繭。身體製造厚繭，是為了保護脂肪或緩衝不足的部位。要防止惱人的厚繭復發，就得矯正引起厚繭形成的生物力學問題。某些厚繭可能具有深層核心，叫中心角椎核心，這類厚繭通稱為雞眼，受到壓迫時會很痛。

厚繭會持續增厚、變硬，也會影響鞋子合腳的程度，進而引起水泡。輕微程度的硬皮無傷大雅，不過太厚的皮膚就得小心，比賽前最好處理一下。萬一厚繭底下長出水泡，通常都在皮膚深處，不但很難治療，也很難排出水泡液。只要你長過深層水泡，相信你一定會決心乖乖去除厚繭。因為厚繭底下長水泡時，幾乎無法判定下手的正確位置，前面在〈深層水泡〉篇章中已經有詳細的討論。

我是否對厚繭這件事太小題大作？我當然要小題大作啊！我看過太多選手忍受著治療深層水泡的劇痛，露出極端痛苦的表情；我也看過一些選手跛著走開，表情十分失望。我在比賽場地服務時，會鼓勵選手們儘量去除厚繭，或至少讓厚繭縮小變薄，這樣還是具有保護皮膚的作用，又可以避免底下形成水泡所造成的諸多問題。

治療厚繭

輕輕捏住你腳底正常的皮膚，用大拇指和食指搓揉幾下，你會感覺到皮膚的柔嫩。再用同樣的方式揉捏有厚繭的部位，如果摸起來過硬或不舒服，就有可能引起疼痛或水泡，必須磨平。

溫水裡放入一個洋甘菊茶包，每個星期泡腳一次，有助於軟化厚繭。泡完後，使用磨腳石或厚繭銼刀磨掉死皮。等到皮膚乾燥後，再使用你選擇的乳霜、乳液、藥劑或貼片。如果你的腳皮特別厚，睡前塗好乳液之後，可以用保鮮膜包裹雙腳，也可以穿上襪子，不過襪子會吸收掉一部分的乳液。連續進行幾個星期，直到腳底所有的皮膚都一樣柔嫩。

對運動員來說，粗糙厚繭的皮膚邊緣一旦掀起，會勾到襪子，有引發水泡的風險。皮膚也可能斷裂，形成裂隙。

　　Heel Smoother Pro 是去除厚繭的最佳工具，這把電池供電的修足機有兩段速度，可以磨平厚繭，去除腳跟、腳趾或腳上任何部位的乾燥皮膚。當皮膚受到過大的壓迫時，機器會自動停止，不會過度去除角質傷害皮膚。DuraCrystal 強力研磨頭上的水晶，跟專業微雕療法的一樣，使用過後皮膚非常平滑。也是唯一獲頒美國足部醫療協會認同徽章的電動修足機。

　　看看附近的藥店是否有厚繭銼刀，長度大約 20 公分左右，通常呈現圓弧狀方便配合腳部弧度。有些銼刀同時具有粗細兩種表面。如果附近的商店找不到，可以上網訂購：www.footsmart.com。電視上常看到 PedEgg 蛋形磨腳器，比銼刀便宜，而且很多網站上都訂購得到。不過問題是這兩種工具使用後，會留下粗糙的皮膚表面。

　　超馬選手吉樂丁 • 威爾斯說，她的雙腳容易長出硬厚繭，底下會紅腫起水泡。晚上用銼刀修過厚繭之後，她會在雙腳上塗抹潤膚乳液，保持皮膚柔軟。雞眼和水泡不要磨得太薄，也不要用剪刀修剪，只要用磨腳石或銼刀輕輕磨即可。

　　鞋墊的吸震力強又有足弓支撐的話，能平均分散腳底的重量。在厚繭部位加上襯墊能減少壓迫，矯正鞋墊也有同樣的功效。如果腳跟的厚繭引起不適，可以使用能平均分散體重的足跟杯或足跟護墊。雖然市面上有很多厚繭護墊，不過都只能治標。固定使用潤膚乳液才能讓皮膚保持柔嫩，漸漸消除厚繭。要減少疼痛部位受到壓迫，可以考慮不同的鞋帶綁法。市面上有不少治療足底疣的藥劑，也能用來去除雞眼或厚繭，不過這類藥品含水楊酸，使用時得多加小心，遵照使用說明，才能避免傷害正常組織。這類藥品不適合糖尿病患者使用。

　　有種叫做 Lac-Hydrin 的保濕乳液，頗受跑者歡迎，可讓足部的厚繭和裂隙變得又軟又滑。也可以到附近的藥妝店或藥房尋找類似的商品。

厚繭用產品

關鍵在於每天使用乳液。如果一個星期只用一兩次，再好的乳液都無法發揮神奇的功效。

ANGELFEET 趾甲銼刀：以手術刀等級的不鏽鋼製成，再加上革命性的研磨面，可永久使用，有細、中、粗三種規格。參見 www.angelfeetfile.com

ENGO 貼片：是一種獨特的低摩擦力貼片，用來貼在鞋子、襪子以及運動用品容易引起水泡的位置上，而不是貼在皮膚上，防範水泡更容易也更持久。超薄貼片完全不影響鞋子內部的空間。黏膠強韌不含乳膠，即使泡濕或沾到汗水也牢固不移動。經過科學和實地測試，這款產品的藍色平滑表面能大量減少摩擦，立即使用，立即舒緩。有多種尺寸：小橢圓形適合腳趾，大橢圓形適合前腳掌、足弓以及腳跟等區域，長方形可供自行剪裁。參見 www.goengo.com

FOOTSMART：品牌有完整一整系列專為雙腳設計的皮膚保養產品，去除厚繭的同時，能讓雙腳感覺更柔軟滑順。例如 Total Foot Recovery Cream 有原味、茶樹精油、和乳木果油等三種配方。Callus Treatment Cream with Urethin 可以分解令人痛苦的硬皮。Callex 厚繭藥膏及聚合物護墊都有助於減少厚繭形成。參見 www.footsmart.com

HAPAD：這家廠商推出好幾種預防厚繭生成的產品。蹠骨護墊、蹠骨護條、蹠骨圓墊、可以包住大腳趾根部關節的舞者鞋墊、馬靴型腳跟護墊等，全部都能減少特定部位形成厚繭。IPK 護墊則是專為消除前腳掌厚繭設計。依照腳型定型之後，彈簧般的捲曲羊毛纖維能提供穩固有彈性的支撐力。參見 www.hapad.com

HEEL SMOOTHER PRO：這款修足機是很好的厚繭清除工具，由 Artemis Woman 出品。兩段速度，皮膚受到過大的壓力就會自動停止。DuraCrystal 強力研磨頭能快速處理腳跟、腳趾和其他部位的厚繭。附帶兩個腳部彎曲部位專用的研磨頭，還可選擇電池供電或充電款式。

KATHY'S FAMILY：這個廠牌的足部潤膚膏，足部磨砂膏，以及泡腳浴鹽都是由 100% 天然有機成分製成。參見 www.kathys-family.com

SKINMD NATURAL：是一種隔離乳液，能補充皮膚水分，強化皮膚本身的天然防護因子。塗抹後，會在皮膚上形成透明的保護膜，幫助抵抗刺激和水泡，同時鎖住天然水分。參見 www.skinmdnatural.com

ZIM'S CRACK CREAM：可有效滋潤、舒緩、並軟化乾裂疼痛的皮膚。有兩種配方可供選擇：夜用型的液體或日用型的乳霜。獨特的乳霜配方中含有山金車油和月桂油。到附近的藥店或藥房找找看。參見 www.crackcream.com

雞眼

　　雞眼是一塊硬化增厚的皮膚，通常是因摩擦或壓迫而形成，常出現在腳趾的縫隙、上方或尖端。雞眼看起來又圓又黃，與玉米粒相似。一般而言，腳趾縫隙裡的雞眼比較軟，腳趾表面的雞眼比較硬。雞眼越大，越容易和鞋子產生摩擦，當然也就越痛。雞眼通常呈倒圓錐形，尖端向內生長會壓迫到神經，造成疼痛。

　　鞋襪太緊，腳趾變形，或是腳在鞋子裡滑動，都可能是雞眼形成的原因。腳趾縫隙的骨頭形狀不規則，或有突出，再加上前足容易出汗，形成的雞眼會比較軟。

治療雞眼

　　每星期都用溫水加瀉鹽泡腳，對軟化雞眼很有幫助。泡完腳後塗抹一層潤膚乳液，用保鮮膜把雙腳包起來。15分鐘後，拿掉保鮮膜，再用磨腳石磨掉死皮。

　　鞋子合腳，鞋頭空間充足，可以紓解雞眼的不適。也可以用雞眼貼片墊在雞眼的周圍，或在雞眼上貼一小片膠布或 2nd Skin 水泡貼。有很多種雞眼護墊和腳趾護套可供選擇，也可以用小羊毛包裹並保護腳趾。

　　逛一下附近藥店的護腳專區，看看有什麼新的產品可以選擇，也許有雞眼貼片或藥膏可以去除雞眼。如果雞眼持續困擾著你，找足科醫師商量治療的方法。

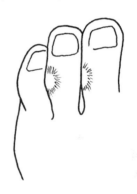

雞眼

　　消除造成雞眼的壓力和摩擦，才能去除雞眼。通常可先從鞋子下手。要減少疼痛部位的壓力，可以考慮嘗試不同的鞋帶綁法，第 315 頁〈拇趾外翻〉段落中有詳細的解說，兩種綁法都能讓鞋子的前足部位更加寬鬆。

雞眼用品

藥妝店或藥房應該都有各種去除雞眼的產品，比如說護創雞眼貼布。Dr. Scholl's 也推出了雞眼護墊、雞眼去除滋潤組以及一次去除雞眼貼布等。

BUNGA 橢圓護墊及凝膠護墊：以醫療級聚合物製成。見 www.bungapads.com

HAPAD 廠牌的產品包含蹠骨圓墊，還有 Pedifix Visco-Gel 雞眼護套，不只能吸收蹠骨部位所受的衝擊，還能減少雞眼和厚繭形成。參見 www.hapad.com

裂隙

裂隙常出現在腳跟處厚繭的皮膚上，有時前腳掌的厚繭也有。裂隙會痛、流血，甚至裂開到更深層的組織。不治療的話，裂隙容易受到感染。

穿著涼鞋或打赤腳容易造成裂隙。某年的暑假，我每天都穿 Tevas 涼鞋，雙腳整天都會碰到水，接著連續幾天在熾熱的陽光下活動。後來我的腳跟出現了好幾道很深的裂隙，我才知道原來這麼痛。

治療裂隙

塗抹乳液以及減少雙腳的厚繭，都有助於預防裂隙。穿涼鞋或打赤腳時，早晚都要擦乳液。前面〈厚繭〉的段落裡，有一些產品也可以用來治療裂隙。第162頁的〈皮膚保養〉段落中，詳列出幾種產品，可用來去除厚繭，保持腳部皮膚柔嫩，也可間接預防裂隙的形成。

有的運動員會在睡前於雙腳上塗抹大量的凡士林，套上塑膠袋，再套上襪子，然後雙腳抬高睡覺。隔天早上起床時，腳跟的皮膚會很濕潤，走路時就不會感覺好像踩到刀片一樣。

砂紙是磨除腳皮的利器。可以把粗的砂紙黏貼在板子上，用來磨掉腳皮，然後於該處皮膚塗上露得清護手霜，有人認為比其他乳液都還好用，而且不需要塗很多。比起磨腳石或脆弱的磨砂棒，砂紙真的是快速有效多了。

一位運動員分享了她處理裂隙的方法：「我和我先生遇到這個問題時，處理的方法就是用快乾膠把皮膚黏在一起，馬上就不會痛，而且癒合得很快。不過要很小心，不要把手指頭黏在腳上。要等到黏膠完全乾掉，才可以穿上鞋襪行走。」如果腳跟乾裂的問題讓你很困擾，記得帶上一條金剛固力膠、瘋狂瞬間膠或快乾膠。

足底疣

足底疣有時會從腳底皮膚探出醜陋的頭部，造成疼痛。一般是皮膚上又小又硬的突起，可能是肉色、白色、棕色、粉紅或灰色，摸起來粗厚又有彈性，還有鱗片狀顆粒。長出足底疣時，你可能會誤以為鞋子裡跑進小石頭。它可能突然出現又突然消失，然後很多年才再次復發。平常站立或行走時壓迫到足底疣就會造成疼痛，運動時更嚴重。

足底疣是常見的病毒感染所引起的良性瘤，禍首大多是人類乳突瘤病毒，一般是由腳底皮膚傷口潛入，潛伏期可長達好幾個月。足底疣分為三種，第一種

單純只出現一顆疣。第二種是中央有一顆較大的疣，常稱為母疣，周圍環繞著數顆較小的子疣。第三種則是多顆小疣叢生，常出現在腳跟或前腳掌。足底疣的形狀不規則，雖然出現在皮膚表面的疣不大，病源卻能深入底層，造成深度疼痛。

潮濕環境、皮膚出現裂隙、水泡破裂或正在癒合時，都很容易感染病毒。要避免病毒上身，必須避免打赤腳在公共浴室裡行走，務必穿拖鞋或夾腳拖。運動鞋裡的環境溫暖濕潤，是足底疣孳生的溫床，有機會就脫掉鞋子讓腳透氣，運動後換上乾爽的鞋襪。

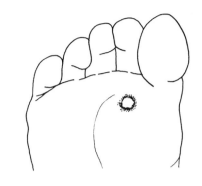

足底疣

治療足底疣

多數足底疣不經過治療，四到五個月就會自動消失。但有時足底疣會造成不便，或是存在的時間很長，就有治療的必要。市面上有不少去除足底疣的成藥，不過多含有水楊酸，使用時要小心，遵照使用說明才不會傷到健康的組織。常見的藥品有 Compound W 除疣凝膠或 Liquid and Freeze Off、Dr. Scholl's 足部水楊酸除疣貼片、DuoFilm 除疣藥水、Wartner 除疣器。治療的方法就是在患部塗上藥劑，再以繃帶覆蓋。糖尿病患者不可使用這些產品。

有人在足底疣的表面貼一片大力膠帶，一直到疣脫落為止。也可以把 moleskin 水泡貼片中間剪一個洞，套在足底疣上減輕壓迫。有些運動員每天晚上取下貼片後，會用剃刀小心翼翼的把表層皮膚刮除，隔天新的貼片就能滲透到皮膚更深處，效果更快更好。

如果治療無效，代表問題不是足底疣，可能是汗腺受到阻塞，或是有中心角椎核心的深層厚繭。快請醫師檢查。

足底疣的療程一般約需一個星期，這段時間內運動可能都得暫停。足科醫師常用液態氮冰凍足底疣，還有一些其他療法，像是電燒、手術割除或以雷射切除。足科醫生比爾．強考克建議先自行嘗試簡單的療法，效果不彰再請醫師處理，或是請醫師建議其他治療的方法。

用封箱膠帶除疣？

根據《小兒與青少年醫學文獻》報導的一項研究，有幾百種用途的多功能封箱膠帶，竟然也能除疣。研究人員指出，一般用液態氮冷凍治療疣，不過相較之下，五金行就買得到的封箱膠帶更有效，而且不痛。研究中，患者在疣的表面貼上封箱膠帶，六天後撕掉膠帶泡水，再用磨砂棒或磨腳石磨除表皮。隔天早上再貼上新的封箱膠帶，療程持續約兩個月，或直到疣消失為止。如果你的疣讓你束手無策，可以考慮試試看。

辛辛那提兒童醫學中心的丁理查 · 弗特醫師是研究團隊的一員，他表示，封箱膠帶會刺激疣，而且會激發免疫系統的反應，對疣進行攻擊。他也說研究團隊沒有測試其他膠帶，所以不確定這種灰色、耐用的封箱膠帶有什麼特別之處。

這項研究是由華盛頓州塔可瑪市近郊的麥迪根陸軍醫療中心執行，26位使用大力膠帶療法的患者中，85% 成功去除疣。而 25 位接受冷凍治療的患者中，成功率只有 60%。

芝加哥兒童紀念醫院小兒皮膚科醫師安東尼 · 曼齊尼也推薦封箱膠帶療法。他請病患塗上市售的除疣藥劑後，貼上封箱膠帶，再上床睡覺。他說：「重點是這個方法不會痛。」

紅疹

運動員的小腿很容易出現紅疹，或稱為微血管炎，而且是在沒有受傷的情況下出現怪異的紅斑，原因是皮下微血管破裂造成紅棕色色斑，對皮膚無害。微血管發炎時，皮膚表面會出現小紅點。這些紅點會形成紅斑，然後顏色轉暗，再慢慢消失。真正的原因不明，只知道好發於運動之後。紅疹經常出現在接觸到襪子或綁腿的部位，也許是對萊卡這種常見的襪子材料產生過敏反應，也可能是皮膚受到其他布料的刺激，另一種可能性是流汗加上體溫而引發紅疹。症狀嚴重的話，皮膚甚至會出現水泡，紅疹可能重複發作多年。

延遲型壓力性蕁麻疹是皮膚受到壓迫後，形成的疹子、水腫或紅腫，可能出現在襪子或綁腿的鬆緊帶部位，也可能因為鞋子太緊而出現在腳上，不適和疼痛的症狀可持續三到七十二小時。塗抹貝咳華納外用藥膏也許有幫助，不過通常必須使用藥效更強的類固醇藥膏。

　　痱子通常是因為皮膚受到衣物覆蓋而大量出汗，汗腺受到堵塞所引起，皮膚會出現紅腫、搔癢、發炎的突起物。

　　其他可能引起紅腫的還有毒藤蔓和毒橡樹，或是對某些香皂、乳液或布料過敏。如果症狀持續的話，可以請醫師幫你做詳細的檢查。

治療紅疹

　　微血管炎經過幾個星期會自動消失，塗抹 1% 的氫皮質酮軟膏能紓解搔癢，如果情況沒有改善，可諮詢皮膚科或家醫科醫師。有一種很好用的乳液叫做 Hand Sense（見 www.handsense.com），塗抹後能與皮膚的天然油脂結合，形成柔軟的保護膜，保護皮膚下層的敏感組織不受刺激。這種產品也能減少排汗，所以能有效降低雙腳紅疹的發生率。

　　極限冒險賽界裡人稱 MA 的瑪德蕾娜・阿肯奇曾經使用三種抗生素、氫皮質酮、綿羊油滋潤膏，再加上茶樹精油或松紅梅精油自行調配出藥方（研究顯示，松紅梅精油的抗菌效果是澳洲茶樹精油的二、三十倍，抗黴菌效果則是五到十倍）。MA 說：

　　　　如果紅疹的狀況嚴重，我會加入 1% 的氫皮質酮和松紅梅精油。如果狀況不算太嚴重，就加入 0.5% 的氫皮質酮和茶樹精油。有些人對抗生素軟膏嚴重過敏，所以我換成 Burt's Bees 的神奇紫草膏，對比賽中出現的各種症狀也都很有療效。我不確定我的做法是不是很特別，不過曾經有個選手的腳底出現了神祕紅斑，沒有其他症狀，有痛的感覺，但他又很想繼續比賽。我把貝咳華納藥膏和神奇紫草膏加在一起，塗在他的腳底，貼上一層裁好形狀的 molefoam 泡棉，再貼上一層 moleskin 水泡貼，最後再用肌能貼布固定所有的材料。他套上雙層襪穿上鞋子後，雖然有點笨重，不過很有效，他可以繼續賽跑，而且紅疹也好了。

　　如果你常起紅疹，試試不同的襪子，襪子底部灑一些足粉，或是先穿上薄的絲質內襪。疹子通常持續幾天後就會自動消失，不過要是濕熱的狀態沒有改變，症狀可能會持續更久。

29

冷熱療法

　　冷熱療法對受傷的部位相當有幫助，也能藉由消腫、止痛、促進血液循環來達到加速復原的目的，所以對傷後復健有其重要性。基本的原則是先冰敷再熱敷，或先冰敷再冷熱交替。

　　破皮的部位避免冰熱敷，應該先治療傷口。如果有風濕、癱瘓、血液循環問題、某些部位有感覺障礙或是對低溫特別敏感等問題，應先請教醫師可否使用冰敷加壓療法。

冷療法

　　冷療法一般也稱為冰敷，不只是受傷後復健過程中重要的一環，也是一種預防問題的方法。冰敷通常會搭配前面提過的「RICE」步驟進行：休息、冰敷、加壓、抬高，四個步驟都很重要，搭配使用能加速傷害的修復。冰敷對於扭傷、拉傷、挫傷、瘀血、肌肉拉傷以及運動後痠痛都很有效。患有雷諾氏症候群或受過凍傷的人，則應避免冰敷患部。

　　冰敷的過程分成四個階段：冰冷、灼熱、刺痛、麻木，整個過程約需20分鐘。必須達到麻木的感覺，才能得到最大的療效。患部開始出現麻木感時，就該停止冰敷。冰敷時間的長短取決於傷害的種類和深度，脂肪和組織較少的部位所需的冰敷時間，會比脂肪和組織較密集的部位來得長，比如說，關節所需的冰敷時間，比大腿肌肉來得長。受傷後，受損的軟組織會開始腫脹，這樣不只會加深傷勢，也會延長復原的時間，所以受傷後立即冰敷，就能減少腫脹、組織受損、瘀血、

肌肉痙攣、發炎和疼痛。

　　冰敷會使受傷部位的組織溫度降低，血管收縮。這些作用能減緩血液流動、減少靜脈和淋巴釋出體液，並減少細胞的代謝，因此能降低受傷部位出血和細胞死亡的機率。冰敷達到麻木的階段時，可以開始小幅度的動作，但在進行冷療法時應避免過度運動。

便宜的冰袋

　　三份的水加上一份的外用酒精，就能做出自製冰袋。將材料倒進冷凍專用的夾鏈袋裡，一次做好兩三個存放在冷凍庫中。成品的觸感應該像硬的冰沙，太硬的話就再加一些酒精，太軟的話就再加一些水。調出正確的觸感很重要，這樣使用冰袋時，才能服貼著腳部、腳踝或身體其他部位的曲線。使用時，在冰袋和皮膚之間墊一條毛巾。因為加了酒精，會讓溫度變得更低，得小心預防皮膚凍傷。

　　不要讓冰塊直接碰觸到皮膚（除非你用的是冰敷杯等可直接冰敷患部的產品），以穩定的動作來回慢慢按摩，直到麻木為止。受傷部位如果包覆著彈性繃帶，就可以直接冰敷。把冰塊裝在塑膠袋裡也是可以，不過碎冰比較能貼合身體。如果是在家裡，就拿一包冷凍豌豆或冷凍玉米冰敷。可以用彈性繃帶將冰袋固定在受傷部位。這種冰敷法適合較深層的組織傷害。

　　效果最好的冰敷法是冰敷 20 分鐘，休息 10 分鐘，然後再冰敷 20 分鐘。受傷後連續三天，每天重複這種方法六到八次。

　　會不會冰敷過度？其實只要你遵守冰敷的原則，而且覺得有幫助，你想要冰敷幾次都沒問題。只要每隔一段時間讓皮膚回溫，就能重複冰敷。

祕訣：按摩冰棒

　　用紙杯或塑膠杯，就能做出按摩冰棒。水結冰之後，把杯子拿掉，就能直接拿冰棒來按摩受傷的部位。每次使用按摩冰棒，最好限制在 6 到 8 分鐘之內，每天三到四次。用冰棒按摩，再加上關節活動度運動和伸展運動，效果最佳。

熱療法

　　熱敷比較少用，而且通常是腫脹和發炎消退後（受傷後 48 到 72 小時），才會建議使用熱敷。如果皮膚泛紅、腫脹、觸摸時會痛，就得避免熱敷。熱敷時，受傷部位的血液流量增加，血液裡的營養素會協助修復組織，還能將堆積的廢物帶走，加速復原。熱敷也能減少肌肉痙攣和痠痛，增加組織的彈性，減少僵硬感。每次熱敷不宜超過 15 至 20 分鐘，破皮的部位不可熱敷。

冷熱交替療法

　　冰敷和熱敷輪流交替，也常稱為冷熱循環療法，可以在受傷後 48 到 72 小時開始使用。方法很簡單，只要每 10 分鐘將冰敷袋和熱敷袋互換即可。另外一個方式是冷熱循環浸泡法，一個水桶或臉盆內裝冰水和冰塊，另一個則是裝不會燙傷皮膚的熱水，輪流浸泡兩分鐘。利用冷熱循環法，冷循環能減少腫脹，熱循環能促進血液循環為受傷的部位帶來養分。

　　受傷的部位應避免使用冷熱交替法，因為熱循環的效果可能會超過冷循環，讓發炎更加嚴重。熱循環應至少維持 1 分鐘，最長 5 分鐘。每次的冷熱循環法都以冷循環作為結束，而且可能的話，儘量維持固定的水溫。

　　馬拉松老手大衛・巴洛斯雙腳有嚴重的肌腱炎，運動科醫師建議他用冷熱循環浸泡，他接受建議後成功的改善了症狀：

> 　　我每天的例行公事之一，就是泡腳 30 分鐘，每日一到兩回。先泡冰水 5 分鐘，馬上換到 40 度的熱水泡 5 分鐘，總共循環 6 次。我把 4.5 公斤的碎冰放在塑膠泡澡桶裡，然後加水。熱水則是裝在浴缸裡，還在家裡的浴缸放了一支溫度計監控溫度。用馬錶計時也很重要。冷熱交替浸泡，讓血液進出雙腳的效果很好，雖然很耗時，不過很值得。連續十天之後，原本我的肌腱炎非常嚴重，症狀改善了非常多。

　　市面上有很多種冰熱敷袋，接下來介紹一些運動員常用的產品。除了冰熱敷袋之外，也有外用的藥膏和凝膠，比如說 Biofreeze（見 www.biofreeze.com）、IcyHot（www.chattem.com）以及 Flex-Power Sports Cream（參見 www.flexpower.com）都可以用來舒緩局部的疼痛。可以到附近的運動用品店、藥妝店或藥房看看有哪些選擇。

冷熱療法用品

ACTIVEWRAPS：專利設計的冷熱敷袋，能貼合腳部或是腳踝特定部位的曲線，進行加壓冰熱敷。搭配柔軟舒適的醫療級彈性繃帶，內附的冷熱敷袋可先放入微波爐或冷凍庫，再裝回本體使用。冷熱敷袋不會凍結，能保持柔軟和彈性，冰敷時，可以舒適的與腳部曲線密合。參見 www.activewrap.com

CONTOUR PAK：這個廠商有一種叫做 Cold & Heat Paks 的多功能冰熱敷袋，能貼合腳部或是腳踝的曲線，也能用在身體其他部位。使用獨特的無毒凝膠配方，不論冷熱都能保持柔軟和彈性，而且溫度可維持 30 到 40 分鐘。有一層柔軟滑順的表布，使用時不需額外墊毛巾，皮膚也不會受到摩擦、燙傷或凍傷。有各種尺寸，可依照需要組合形狀後，再以魔鬼沾黏合使用。參見 www.icewraps.net

CRYOCUP：一種冰敷按摩杯，裝水冰凍後即可使用。參見 www.cryocup.com

CRYO-MAX 可重複使用冰敷袋：外型像是裝著液體的泡泡紙，可持續保持低溫 8 個小時，在附近的藥店或藥房可以買到。參見 www.modularthermaltech.com

MCDAVID 冰袋護套：由潛水衣材質製成的護套，可調整鬆緊固定住冰袋，冰敷的同時也能加壓。www.mcdavidusa.com

PRO-TEC ICE-UP 可攜式冰敷棒：屬於小型冰敷按摩用品，適合隨身攜帶，可保持冷凍的狀態達 10 小時。參見 www.injurybegone.com

THERMACARE 熱敷包：外層是類似於布料的材質，可貼合於身體的曲線，舒適地進行熱敷。每個熱敷包內含天然材質製成的發熱片，一接觸到空氣立即產生作用，可持續發熱 8 小時，針對疼痛部位進行低溫熱敷。有各種形狀和尺寸，可到鄰近的藥店或藥房購買。參見 www.thermacare.com

TOREX 頂級熱敷醫療用品：這個廠牌有一款扁形冷熱敷包，加上另一款腳踝冰敷加壓套，套在腳部或是腳踝，強大的止痛消腫功效可直達關節組織深處。www.torexhealth.com

30

足部護理用品組

　　我們這些喜歡跑步、爬山、極限賽跑、征服步道全程或參加極限冒險賽的人，只要是參加一天以上的活動，幾乎可以肯定是需要帶一套足部護理用品組。若你的腳跟長出水泡，跛著腳回家或回營地，這樣只會讓你痛苦好幾天，卻不會讓你變聰明。有個比較聰明的方法，就是下次事先準備好足部護理用品組。

　　建議可以準備三種足部護理組。第一種是家用基本自我保養組，可以放在家裡隨時使用。第二種是腰包組，出門運動時可隨身攜帶。第三種是比賽用套組，長距離比賽或是多日賽時使用。三種都一樣重要。

　　有人問過我，是否能設計出60公克以下的足部護理用品組。結果我設計出的小套組才43公克，一個小塑膠袋就裝得下：幾片 Spenco 運動水泡貼片、酒精棉、複方安息香酊棉棒、一根別針、一條自黏絨布帶、吸管上纏著好幾英尺的膠布，最後是一小條潤滑劑，沒別的東西了。對於長距離極限冒險賽來說，可能不太夠，不過省著點用，撐一星期應該沒問題。

　　萬一有需要的話，還可以再加進幾樣用品，而且幾乎不占空間和重量。準

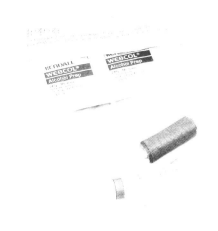

不到60公克的足部護理組

備好一套足部護理用品組，就不會因為腳下出了問題導致隔天無法繼續前進；團隊賽當中也不會因為某位隊員而耽擱全體行程。

　　如果你喜歡極簡風，只帶了一片水泡貼片、一片酒精棉、一英尺膠布加上一根別針，還是可以發揮一定的幫助。只要一個 5x8 公分的小袋子，就能輕易裝進這四樣東西。很多人沒做好事先計畫，讓水泡有機可乘。

　　你可以自己做水泡護理組，也可以買一般的急救包或水泡醫療組。一般急救包的用品適合基本的護理，再加上幾樣東西後，就能變身成水泡護理組。本章稍後所列出的用品都是專為水泡所設計，不管你買到什麼樣的用品套組，還是得依照你的個人需求，調整護理組當中的用品。攜帶的量也要充足。

　　有一位登山友多年來背包裡一直都帶著迷你護理組，自己沒用過，倒是幫了不少步道上遇到的朋友包紮過。他自己做了一種萬用藥膏：三分之一的凡士林，三分之一的尿布疹軟膏（沒錯，這個能防水），三分之一的金縷梅，用冰棒的棍子攪拌好後，分裝在小塑膠瓶裡。

　　出發前，花一些時間準備好雙腳，就能減少對護理組的依賴。出發前的準備包含三個步驟：用銼刀磨掉多餘的厚繭再擦上潤膚乳，把雙腳的皮膚調整到最佳狀態，並把趾甲修剪整齊。

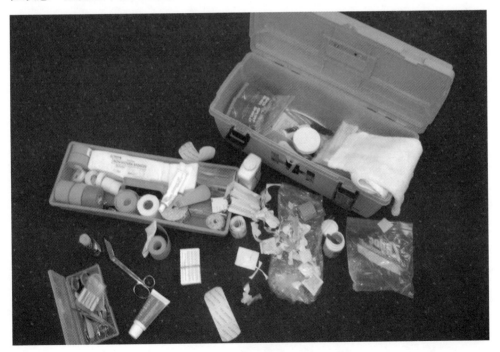

作者本人的比賽用足部護理用品組

如果你自己做足部護理組，最好確認一下材料都正確，也務必告知隊友們每一樣物品的功能和用法。莉莎‧布利斯醫師曾經參加惡水超馬賽，她說：「許多選手跑進醫療處，請我們幫忙治療水泡，好讓他們繼續比賽。我會問一下他們自己攜帶的醫療用品組裡面放了些什麼東西，大部分人都是傻傻看著我問：『什麼醫療用品組？』要不然就像是恍然大悟似的，急忙翻出一堆東西，然後拿出OK繃！甚至還有人帶圓形的 OK 繃！真的是夠了！」

有些人問我自己用什麼樣的足部護理組，請參考前一頁的照片，裡面是一個黃色工具箱，無論參加惡水超馬或美西極限耐力賽，我都是帶這些東西。我很喜歡上方那個可取出的托盤，上面裝著我最常用的物品。工具箱的大小約略是50x23x20 公分，這種品牌的工具箱尺寸很多，可查詢 www.flambeaucases.com。工具箱有一個很方便的鎖扣，鎖起來以後，我就直接把它寄到比賽場地。不過托盤會先用保鮮膜包起來，並把箱子裡的物品固定，再塞一些擦腳布。

家用基本自我保養組

好用的基本自我保養用品組不需要很複雜，建議放入下列用品，也可以依照自己特定的腳部狀況，增加一些項目：

- 用來剪趾甲的趾甲剪
- 用來磨趾甲的銼刀或磨砂棒
- 用來吸收水分的足粉
- 用來軟化乾燥的皮膚、厚繭以及雞眼的潤膚乳
- 用來去除厚繭和死皮的銼刀或磨腳石
- 用來治療傷口的抗菌藥膏

腰包組

你是長期受到腳部問題困擾的運動員嗎？你常在沒有隊友支援的情況下跑長距離嗎？那你可以考慮自行製作一套足部護理腰包組。登山客常會去一些窮鄉僻壤，應該在大型急救箱裡多加一套腰包組。建議放入下列用品：

- 複方安息香酊棉棒或擠壓瓶

- 小包裝的酒精棉
- 刺破水泡用的指甲剪或別針還有火柴
- 用小罐子分裝的足粉
- 用小罐子分裝的潤滑劑
- 在鉛筆上纏一些你喜歡用的膠布
- 用塑膠袋裝治療水泡用的材料，以及幾張衛生紙或面紙
- 附剪刀的童軍刀

　　視需要也可以加上一個護踝、蹠骨墊或足弓支撐墊。如果有腳跟痛的問題，再多放一個足跟杯。

比賽用套組

　　如果參加團隊賽，而且由你負責足部護理，或你和隊友會互相照料，就需要大一點的護理組。比賽用套組該包含什麼用品，得看比賽的距離和類型，不要以為醫護站或醫護人員一定會帶有你需要的用品。下列的用品是必備的，但可依照個人喜好或經驗增減。到五金行買個分層的工具箱，方便收納這些用品。

- 你慣用的潤滑劑
- 你慣用的足粉
- 各種大小的水泡貼片（例如 Spenco 運動水泡貼片）
- Spenco 2nd Skin 或 GlacierGel 等水凝膠貼片
- 你選用的各種寬度膠布
- 複方安息香酊或其他的增黏劑
- 酒精棉
- 一片 DuoDerm 彈性消毒紗布
- 一條氧化鋅
- 10cc 注射針筒，用來注射氧化鋅
- 18 號針頭，用來注射氧化鋅
- 幾支用來排出水泡液的 25 號針頭
- 幾支用來刺破水泡的 11 號手術刀
- 一條 2% 苦息樂卡因凝膠，用來局部麻醉
- 幾片兩吋見方和四吋見方的紗布用來吸收水泡液
- 趾甲剪
- 指甲或趾甲銼刀
- 厚繭銼刀
- 尖頭剪刀
- 萬用剪鉗用來剪膠布或鞋子

- 趾甲鑽孔機
- 鑷子方便在刺破水泡時夾住皮膚
- 鞋拔子
- 碘酒可用來清潔傷口或水泡
- 抗菌藥膏
- 備用的襪子
- 自黏貼布
- 彈性繃帶

- 護踝
- 蹠骨墊、足弓支撐墊、或足跟墊
- 乳膠手套
- 手部殺菌液
- 小的臉盆可用來泡腳
- 海綿可用來洗腳
- 小毛巾用來擦腳
- 裝垃圾用的塑膠袋

足部護理組產品

ADVENTURE MEDICAL KITS：這家廠商生產各種足部護理組。水泡救護組裡有 GlacierGel 自黏貼片、預先裁好的 moleskin 貼片、酒精棉以及抗菌濕巾。見 www.adventuremedicalkits.com

BRAVE SOLDIER 殺菌癒合藥膏：專為運動員所設計的配方。由一位皮膚科醫師所研發，能讓傷口保濕抗菌，也能治療水泡、擦傷、輕微破皮和燙傷。含有茶樹精油的天然抗菌成份，蘆薈膠的天然治療功效，荷荷芭油的天然保濕因子，維他命 E 能重建膠原蛋白和皮膚組織，魚肝油減少疤痕，還有紫草油刺激皮膚細胞生長，加速傷口復原。參見 www.bravesoldier.com

ENGO 水泡救援組：這個用品組放在夾鏈袋中，內含 ENGO 水泡貼片、肌內效貼布、複方安息香酊、刺針、摺疊剪刀以及使用說明書等用品。參見 www.goengo.com

SPENCO 2ND SKIN 水泡組：含有六片一吋見方的小 2nd Skin 貼片、六大片自黏紗布、還有一大片橢圓形壓力貼片，全部都裝在一個可以重複使用的密封袋裡。在登山用品店或運動用品店才買得到。參見 www.spenco.com

SUPER SALVE：是一種抗氧化、抗菌、抗黴菌的萬用藥膏，可舒緩並治療皮膚乾裂、擦傷以及嚴酷氣候中常見的各種皮膚症狀。由各種藥草製作而成，含有：榭樹葉、紫錐花、蛇麻草花以及松蘿蘚。參見 www.supersalve.com

ZOMBIERUNNER：這個跑者網購公司的網站上有賣一套豪華足部護理組，裡面裝滿了各種用品，可預防也可治療水泡，有折疊剪刀、膠布、足粉、膠布增黏劑、酒精棉、2 nd Skin 水泡貼片、ENGO 水泡貼片以及使用說明書等等。參見 www.zombierunner.com

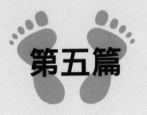

第五篇

資料來源及資源

A

附錄 A：
產品來源

　　市面上的護腳產品琳瑯滿目，隨時都有新的產品開發上市，所以不要把這本書當成唯一的參考。請記得，商店所陳列的商品中，也能看出護腳市場的趨勢。

　　本書提到各種產品，也一併列出廠商的名稱和網站（如果有的話）。一般來說，你應該先詢問運動用品店、跑步用品店、登山露營用品店、藥房或藥妝店、醫療用品店或骨科用品店，是否販售這些產品。如果商店沒有販售某種商品，也許店家願意替你特別訂購。本書所列出的廠商並非都從事零售，可能得請店家或醫療專業人員代為訂購。本書提到的產品當中，有不少來自於以下幾家廠商：

　　ZombieRunner（**www.zombierunner.com/fixingyourfeet**）：由一群超馬好手創設的網購公司，提供越野賽跑、超跑和其他戶外運動用品。市面上很難找到的膠布、膠布增黏劑、潤滑劑、足粉、綁腿、電解質膠囊等等，這個網站上都有。網站上還有足部護理組材料包專區。

　　FootSmart（**www.footsmart.com**）：有多種產品，適用症狀包含扁平足、足弓問題、足底筋膜炎、跟腱炎、趾甲問題、拇趾外翻、錘狀趾、雞眼、皮膚等問題。

　　Medco Sports Medicine（**www.medco-athletics.com**）：這個廠商的商品五花八門，有膠布、自黏貼布、膠布增黏劑、皮膚強韌劑、各種等級的moleskin水泡貼、潤滑劑、足粉、抗黴菌噴劑或足粉、急救用品、酒精、複方安息香酊棉片、冷熱療法用品、物理治療工具、護踝、阿基里斯腱和足底筋膜炎束帶、鞋墊及足跟杯，以及其他廠商如 Cramer、Mueller、Spenco 等的產品，也有嬌生出品的護創水泡貼片、去除雞眼或厚繭的產品等等。

347

　　附錄 C 列出的醫療專家和廠商，也會販售與他們服務或業務相關的產品。關於本書提到的腳部問題和病症，他們或許還能提供你其他處理或治療的方法。

　　除了本書提到的產品，你自己也能找到其他類似產品。多留意一下其他運動員的護腳習慣，就能發現一些好用的新產品，看到新產品時，不妨多問一些問題。

B

附錄 B：
鞋子及其他用品評論

　　下列雜誌常報導鞋子或腳部用品的評價，官方網站上偶爾也會有其他資訊。參考一下雜誌和官方網站，看看它們所涵蓋的內容。很多也會把出版行事曆公布在網站上，你可以看到哪一期會有鞋子或靴子的報導。我的部落格也有護腳新產品的介紹和資訊，歡迎訂閱。見 www.fixingyourfeet.com/blog。

背包客雜誌（Backpacker Magazine）：
www.backpacker.com

Marathon & Beyond 雜誌：
www.marathonandbeyond.com

戶外雜誌（Outside Magazine）；
www.outsidemag.com

跑者世界雜誌（Runner's World Magazine，有簡體中文印刷版）：
www.runnersworld.com

跑步時間雜誌（Running Times Magazine）；
www.runningtimes.com

步道跑者雜誌（Trail Runner Magazine）：
www.trailrunnermag.com

超級跑者雜誌（UltraRunning Magazine）：
www.ultrarunning.com

C

附錄 C：
醫療專家及鞋類專家

美國骨科外科醫學會，
www.aaos.org

美國足科運動醫學會，
www.aapsm.org

美國脊骨神經醫師學會，
www.americhiro.org

美國按摩治療協會，
www.amtamassage.org

美國足踝骨科醫學會，
www.aofas.org

美國義肢裝具學會，
www.aopanet.org

美國物理治療學會，
www.apta.org

美國足科醫學會，
www.apma.org

國際脊椎醫師協會，
www.chiropractic.org

美國國家運動傷害防護師協會，
www.nata.org

美國足部裝具協會，
www.pedorthics.org

D

附錄 D：
腳部相關的網路資源

　　這裡列出一些相關的開業醫師及產品廠商的網站。另外，有一個免費的腳部、腳部產品及護腳議題的部落格：見 www.fixingyourfeet.com。運動員們可以參考部落格上新的護腳技巧，以及新產品的資訊。

　　赤腳跑步和輕便鞋的相關網站，詳列在〈赤腳和輕便鞋〉一章的最後。

About Walking：
參見 **walking.about.com**

The Ambulatory Foot Clinic—Podiatric Pain Management Center：
見 **www.footcare4u.com**

Dr. Pribut's Running Injuries Page：
見 **www.drpribut.com/sports/sportframe.html**

Dr. Todd's Relief for the Feet Products：www.drtodds.com
Eneslow Foot Comfort Center：
參見 **www.eneslow.com**

Feet Fixer.com：
參見 **www.feetfixer.com**

Foot and Ankle Link Library：
參見 **www.footandankle.com/podmed**

Footcare Direct—Target In on Your Foot Care Solutions：
見 **www.footcaredirect.com**

D

附錄 D：
腳部相關的網路資源（續）

Foot Express—Footcare Home Health Products & Treatments：
見 **www.footexpress.com**

Foot Health Network：
見 **www.foot.com**

Foot Pain Center：
見 **www.footpaincenter.com**

Foot Store—Specializing in Foot and Heel Pain Treatment：
見 **www.footstore.com**

Foot Web—Footcare Treatment Information Resource：
見 **www.footweb.com**

HEALTHYFEETSTORE—Your online source for footcare：
見 **www.healthyfeetstore.com**

My Foot Shop—Your Source for Healthy Feet：
見 **www.myfootshop.com**

Sports Injury Clinic：
參見 **www.sportsinjuryclinic.net**

Support Your Feet：
參見 **www.supportyourfeet.com**

詞彙表

Achilles tendon **阿基里斯腱**—從小腿延伸到腳後跟的大肌腱

adventure racing **極限冒險賽**—在崎嶇地面進行多項運動競賽，通常是團隊多日賽

arch **足弓**—腳底彎曲的部位

athlete's foot **足癬**—黴菌感染引發腳趾間搔癢、紅腫、黏稠、脫皮、或龜裂，也可能讓腳底邊緣或腳底板起水泡

biomechanics **生物力學**—人體力學的研究，著重於肌肉和地心引力對骨骼的作用

blister **水泡**—皮膚上的突起物，因為受到摩擦而充滿體液

bone spur **骨刺**—骨頭受到刺激時長出小的鈣化突起物

bruise **瘀血**—受傷導致皮下血管破裂，漏出的血液讓皮膚變色

bunion **拇趾囊腫**—大腳趾根部關節囊腫脹

bunionette **小趾內翻**—小腳趾根部關節囊腫脹

bursitis **滑囊炎**—肌肉或肌腱接觸到骨頭處的滑囊產生發炎

callus **厚繭**—皮膚重複受到摩擦而變厚，常出現在腳底、腳跟、和大腳趾內側

claw toes **爪狀趾**—腳趾根部的關節向上翹，而中間的關節卻向下彎曲

contusion **挫傷**—組織瘀血受傷但皮膚沒有破裂

corn **雞眼**—皮膚受到摩擦增厚，好發於腳趾或腳趾縫

dermis **真皮層**—表皮層底下的敏感結締組織層，含有神經末梢、汗腺、皮脂腺、血管、以及淋巴管

dislocation **脫臼**—骨頭完全脫離關節表面的正常位置

edema 水腫—身體組織因水分過多而腫脹

epidermis 表皮層—覆蓋在真皮層之外具保護作用沒有血管的皮膚

eversion 外翻—腳踝朝向內側翻轉的動作

fibula 腓骨—小腿下段兩根骨頭外側較小的那一根

fissure 裂隙—皮膚的裂痕，常出現在有厚繭和硬皮的腳跟部位

flat foot 扁平足—足弓過低或沒有足弓的腳

forefoot 前足—包含前腳底和腳趾

frostbite 凍傷—皮膚組織凍結

Haglund's deformity 哈格倫氏變形—腳跟後方出現腫塊，位置就在阿基里斯腱與跟骨的連接處

Hallux 拇趾—大腳趾

hallux valgus 拇趾外翻—大腳趾跟部關節向內位移，常會引起拇趾囊腫

hammertoes 鎚狀趾—腳趾中間的關節收縮向上突起，而趾尖卻向下彎曲

heel pad 腳跟墊—腳跟底部的軟組織墊

heel-pain syndrome 足跟痛症候群—過度使用或重複壓迫到腳跟所引起的疼痛

heel spur 足跟骨刺—跟骨上長出一根鈣質的尖刺

hematoma 血腫—血管受傷造成皮膚底下出血腫脹

hot spot 紅腫—皮膚受到摩擦而出現紅色發熱的狀態

hyperhidrosis 多汗症—過度排汗

infection 感染—身體某部位受到細菌或病毒等微生物侵襲

ingrown toenail 趾甲嵌入症—趾甲的一邊或兩邊長到腳趾的肉裡

inversion 內翻—腳踝朝向外側翻轉的動作

last 鞋楦—用來製作鞋子或靴子的模型

lateral 外側—腳部、小腿、或身體的外側

ligament 韌帶—將骨骼連接成關節的強韌纖維結締組織

maceration 浸潤—因長時間泡水而讓皮膚或組織軟化或分解

mallet toes 槌狀趾—腳趾最末端的關節因收縮而彎曲

medial 內側—腳部、小腿、或身體的內側

metatarsal 蹠骨—前腳掌裡面的五根骨頭

metatarsalgia 蹠骨痛—腳部的蹠骨前端造成疼痛

mid-foot 腳中掌—腳底中間涵蓋足弓和五根蹠骨的部位

Morton's neuroma 摩頓氏神經瘤—腳底疼痛，一般好發於第三和第四根腳趾根部

Morton's toe 莫頓趾—第二根腳趾比大腳趾長

neuroma 神經瘤—神經或是周圍的組織因為發炎而腫脹

NSAIDS—非類固醇消炎止痛藥的縮寫，一般用來幫傷患止痛和消腫

orthopedist 骨科醫師—骨科外科醫師專精於骨骼相關的傷害、疾病、及問題的治療和手術

orthotic 矯正鞋墊—以腳底模型製作出來的用品，放進鞋子或靴子底部就能矯正腳部的異常

pedorthist 足型矯正師—受過訓練的專家，可調整鞋子或製作矯正鞋墊，解決患者因腳部疾病、過度使用、或受傷所引發的問題

peripheral neuropathy 周邊神經病變——一種會讓雙腳出現痛苦灼熱感的神經病變

plantar 足底—腳底皮膚表面

plantar fascia 足底筋膜——一條沿著足弓連接腳跟和腳趾的帶狀纖維組織

plantar fasciitis 足底筋膜炎—足底筋膜發炎

plantar warts 足底疣—肉色、白色、或粉紅色的細小顆粒狀腫塊，由病毒引起而且通常出現在腳底

podiatrist 足科醫師—足科醫學的醫師，專精於腳步和腳踝的治療和手術

pronation 內旋—身體承受重量時，腳部往身體內側傾斜

Raynaud's syndrome 雷諾氏症候群—手指或腳趾因供血減少而感到不適

RICE—扭傷或拉傷的處理步驟：休息、冰敷、加壓、抬高的縮寫

sesamoiditis **籽骨炎**—負責掌控大腳趾動作的關節底下有兩根小骨頭發炎

sole **腳底**—腳的底部

sprain **扭傷**—韌帶受損引發關節損傷

sterilization **消毒**—去除細菌的處理過程

strain **拉傷**—過度使用或誤用肌肉而造成損傷

stress fracture **壓力性骨折**—因突來或重複的壓力，通常是未經適當調適卻過度使用，而導致骨頭外殼出現細小裂痕

subluxation **脫位**—不完全脫臼或半脫臼

subungual hematoma **趾甲下血腫**—趾甲底部出血

supination **旋後**—腳步承受重量時往外翻轉的動作

tendinitis **肌腱炎**—肌腱本身或周圍的肌腱鞘產生發炎

tendon **肌腱**—將肌肉連接到骨骼的彈性硬纖維組織

toe box **鞋頭**—鞋子或靴子蓋住腳趾的部分

toenail fungus **灰趾甲**—趾甲通常增厚變形，可能出現棕、白、黃等顏色變化

transient paresthesia **短暫性麻痛**—長時間使用雙腳，導致體液堆積於雙腳造成腫脹，同時使神經受到暫時性的壓迫

trench foot **戰壕足**—雙腳的皮膚長時間暴露在濕冷的環境中，而受到嚴重的非凍傷傷害

turf toe **人工草皮趾**—大腳趾根部關節疼痛，通常是因為撞擊而受傷

ultrarunning **超跑**—跑步的距離比馬拉松更長

virus **病毒**—能引發疾病的小型微生物

wart **疣**—皮膚受到病毒感染增厚而且會痛